临证用药用方笔记

编著

谭同来
周文明

学博通其变 ——— 腕妙于应

本书旨在为青年中医走向临床提供路径，企望青年中医们读后有所帮助，有所裨益。

思精烛其微 ——— 悟彻于玄

山西出版传媒集团
山西科学技术出版社

图书在版编目（CIP）数据

临证用药用方笔记 / 谭同来, 周文明编著 — 太原：
山西科学技术出版社，2024.10

ISBN 978-7-5377-6356-1

Ⅰ.①临… Ⅱ.①谭… ②周… Ⅲ.①中药学②方剂
学 Ⅳ.①R28

中国国家版本馆CIP数据核字（2024）第030584号

临证用药用方笔记
LINZHENG YONGYAO YONGFANG BIJI

出 版 人	阎文凯	
编　　著	谭同来　周文明	
责 任 编 辑	郝志岗	
助 理 编 辑	马　晨	
封 面 设 计	吕雁军	

出 版 发 行　山西出版传媒集团·山西科学技术出版社
　　　　　　　地址：太原市建设南路21号　邮编：030012
编辑部电话　0351-4922072
发行部电话　0351-4922121
经　　销　各地新华书店
印　　刷　山西和众印刷科技有限公司

开　　本　890毫米×1240毫米　1/32
印　　张　12.25
字　　数　285千字
版　　次　2024年10月第1版
印　　次　2024年10月山西第1次印刷
书　　号　ISBN 978-7-5377-6356-1
定　　价　49.00元

序

学习中医，余认为一要博学通览。通过读书，获取古今知识，提升人文精神，培养人格理想。这之中包括经典、各家学说、儒道释、文史哲以及各科知识。只有构建宽厚的知识结构，才能胸有主宰，源流条贯，通其变，腕妙于应。二要悟彻于玄。所谓"悟"，就是把自己读书的所想所得、临床所思所疑，提炼成属于自己的智慧结晶，可供后世验证、探索与应用。这是我们学医、行医、创新的全部目标和最高要求。同时，悟要烛其微，在沉思静心下，悟出中医的玄妙之处，直辟要害；"悟"也是消化实践的过程，是整合、提炼、升华和发现的过程，是学好中医最重要的一步。

古往今来，博学静悟者众。张仲景勤求古训，博采众方，著成了千古绝唱《伤寒杂病论》；李东垣幼时通读儒学经典，成年时跟师习医，循其流而溯其源，察其标而求其本，悟出了补中益气汤；张景岳潜心读书，广览经、史、子、集，总结出了"阳非有余"论；吴鞠通"抗志以希古人，虚心而师百氏"，通过脉案的学习写成《温病条辨》，悟出了银翘散；

近代张锡纯博学包容，衷中参西，悟出了镇肝息风汤等传世之方。

"细推医理常寻乐，不畏浮云遮望眼"。2022年，余久宅家中，由是将自己40余年学医、行医经验及读书笔记，梳理一番，以要药、良药、佳品、将领药、引经药概述中药，以症、证、病及脏腑、药理作用叙述用药，条叙药物的剂量、用法、病证的重用药及慎用药，次陈中药的配伍方法、症状、剂型的配伍、脏腑证候的用药配伍，尔后介绍110首常用名方的释疑及名方的类归、对比，撰写成《临证用药用方笔记》。本书旨在为青年中医走向临床提供路径，企望青年中医们读后有所帮助，有所裨益。

然而要编写一本品位高、质量优的笔记，前无借鉴，况自己一介布衣，学识庸陋，案头资料不多，肯定存在许多纰漏和缺点，敬请青年中医们批评指导，以便再版时完善。

谭同来

癸卯仲夏于汉方神农中医馆

▶ 学临证施护
▶ 看中医典籍
▶ 查用药经验
▶ 知药性功效

扫码查看

目 录
Contents

第一章

应 知 会 用 的 中 药

在我国幅员辽阔的大地和海域内，广布着种类繁多，数量丰富的天然药材资源。据 1995 年全国普查统计达 12807 种，至今研究比较深入的有 500 种以上。临床医生治疗疾病时，不必一一熟记国家卫生健康委员会"十三五"规划教材《中药学》中的 484 味中药的药性特点、功效、适用范围，只要掌握常用的要药、良药、佳品、将领药、引经药，就可以调兵遣将、提纲挈领、有的放矢地组方治疗。

一、常用的要药

（1）辛温解表、宣肺利尿之要药：麻黄。

（2）治鼻渊头痛之要药：辛夷。

（3）治寒饮伏肺之要药：细辛。

（4）治项背强痛之要药：葛根。

（5）治肝胆疾患及少阳证之要药：柴胡。

（6）升阳举陷之要药：升麻。

（7）治气分实热和肺胃实火之要药：石膏。

（8）治肝阳眩晕，目珠夜痛及瘰疬肿结之要药：夏枯草。

（9）清热凉血、养阴生津之要药：生地黄。

（10）治疗一切痈肿疔疮阳证之要药：金银花。

（11）治湿热火郁、湿热泻痢之要药：黄连。

（12）治肝经湿热、实火之要药：龙胆草。

（13）治血热毒盛所致诸证之要药：大青叶。

（14）治肺痈之要药：鱼腥草。

（15）治疗咽喉肿痛之要药：山豆根。

（16）治疗痈肿疔毒之要药：重楼。

（17）治疗梅毒之要药：土茯苓。

（18）治疗肠痈之要药：红藤、败酱草。

（19）治疗阳明腑实证（热结便秘）之要药：大黄。

（20）治肠胃实热内结、燥屎坚硬难下之要药：芒硝。

（21）治疗寒积便秘之要药：巴豆。

（22）治风寒湿痹肢体拘挛或麻木之要药：威灵仙。

（23）久风顽痹、筋脉拘急及吐泻转筋之要药：木瓜。

（24）治风痹或痹证痛重之要药：徐长卿。

（25）治肝肾亏虚胎动不安之要药：桑寄生。

（26）治风寒湿痹、筋骨软弱或四肢拘挛之要药：五加皮。

（27）芳化湿浊之要药：藿香。

（28）治湿阻中焦之要药：苍术。

（29）行气消积除胀之要药：厚朴。

（30）湿热淋证之要药：瞿麦。

（31）诸淋涩痛之要药：海金沙。

（32）治疗膏淋之要药：萆薢。

（33）治砂淋、石淋之要药：金钱草。

（34）治湿热黄疸之要药：茵陈。

（35）补火助阳、回阳救逆之要药：附子。

（36）温中散寒之要药：干姜。

（37）治下元虚冷、虚阳上浮诸证之要药：肉桂。

（38）中寒肝逆或肝寒气滞诸痛之要药：吴茱萸。

（39）胃寒呕逆之要药：丁香。

（40）理气健脾、燥湿化痰，为治痰的要药：陈皮（橘皮）。

（41）治胃肠积滞及痰滞胸痞之要药：枳实。

（42）行气调中止痛之要药：木香。

（43）疏肝理气、调经止痛之要药：香附。

（44）治胸痹之要药：薤白。

（45）止呃之要药：柿蒂。

（46）治油腻肉积之要药：山楂。

（47）消食运脾之要药：鸡内金。

（48）治小儿疳积之要药：使君子。

（49）治血热妄行之要药：大蓟。

（50）治水火烫伤之要药：地榆。

（51）安胎之要药：苎麻根。

（52）收敛止血之要药：白及。

（53）温经止血之要药：炮姜。

（54）血瘀诸痛之要药：五灵脂。

（55）活血行气凉血之要药：郁金。

（56）治烫伤及毒蛇咬伤之要药：虎杖。

（57）治妇科经产病之要药：益母草。

（58）活血调经，凉血消痈，安神，为妇科之要药：丹参。

（59）活血调经，祛风止痛，为妇科活血调经之要药：川芎。

（60）散瘀止痛，接骨疗伤，为伤科接骨续筋之要药：自然铜。

（61）活血行气止痛，消肿生肌，为外伤科之要药：乳香。

（62）治湿痰寒痰之要药：半夏。

（63）治肺胃气逆之要药：旋覆花。

（64）治痰热及胸痹之要药：瓜蒌。

（65）治新久咳嗽之要药：百部。

（66）治疗咳喘之要药：杏仁。

（67）治疗"皮里膜外之痰"之要药：白芥子。

（68）治心火亢盛之心神不安、惊悸失眠之要药：朱砂。

（69）治肝阳上亢及目疾之要药：石决明。

（70）治肝阳、肝风及肝火所致病证之要药：羚羊角。

（71）清热平肝、息风止痉之要药：钩藤。

（72）治肝阳眩晕之要药：天麻。

（73）开窍醒神回苏之要药：麝香、冰片。

（74）大补元气救脱之要药：人参。

（75）肺虚咳嗽、肾虚作喘之要药：蛤蚧。

（76）温补肾阳，补督脉、益精血之要药：鹿茸。

（77）治肾虚腰膝酸痛或筋骨无力之要药：杜仲。

（78）补血活血，调经止痛，为补血调经之要药：当归。

（79）补血滋阴，益精填髓，为补血之要药：熟地黄。

（80）补益肝肾之要药：山茱萸。

（81）治脾寒泻痛或多涎唾之要药：益智仁。

（82）眼科外用之要药：炉甘石。

（83）拔毒化腐，为外科之要药：升药。

（84）疥疮之要药：硫黄。

（85）"能行血中气滞，气中血滞，故专治一身上下诸痛之要药"：延胡索。

二、常用的良药

（1）治热毒血痢之良药：白头翁。

（2）治寒湿中阻、脾胃气滞之良药：砂仁。

（3）治湿热淋痛之良药：滑石。

（4）治乳汁不下及热痹之良药：木通。

（5）理气之良药：沉香。

（6）出血、瘀血诸证之良药：三七。

（7）补肝肾、益精血为滋补之良药：何首乌。

（8）治崩漏带下之良药：海螵蛸。

三、常用佳品

（1）疏肝解郁之佳品：香附。

（2）外用治头虱、体虱之佳品：百部。

（3）治心经热盛神昏谵语之佳品：羚羊角。

（4）活血通经、止痛之佳品：麝香。

（5）平补气阴之佳品：山药、黄精。

（6）阴阳并补之佳品：山茱萸、菟丝子。

（7）肝肾亏虚胎漏或胎动之佳品：杜仲。

（8）肾阳不足、精血亏虚之佳品：蛤蚧。

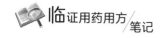

（9）内科补血之佳品：当归。

四、十大将领药

清代医家徐灵胎把病之为患，小则耗精，大则伤命，喻为"一敌国"，指出医者以草木之偏性，攻脏腑之偏性，或断敌之要道，或焚敌之资粮，或捣其中坚……这就是短小严谨的"用药如用兵"。余思忖，有兵必有将领。将领者，带领统帅之意。然而将领药物的筛选，见仁见智。近代名家张山雷根据张仲景《伤寒论》的分析，推崇石膏、大黄、人参、附子四药，他在《籀铪医话》中说："凡病之能起死回生者，唯有石膏、大黄、人参、附子。有此四药之病，一剂可以回春，舍此不能。"明代温补派的张景岳根据平生最善用熟地的经验积累，则将人参、熟地、大黄、附子称为药物四维；近人刘家骅先生著《药对》，根据药物组成的药对方的频次、临床治疗面的深广度，确定为大黄、附子、人参、白术、地黄、当归、黄连、高良姜、香附、半夏等，并说："若能如此一一掌握，则整部本草思过半矣。"

（1）攻阳猛将：大黄。

（2）驱阴枭雄：附子。

（3）补气元帅：人参。

（4）培土大师：白术。

（5）滋水首领：地黄。

（6）养血导师：当归。

（7）泻火统帅：黄连。

（8）温中将领：高良姜。

（9）女科主帅：香附。

（10）化痰主将：半夏。

（11）国老帝师：甘草。

五、引经药

引经药是指药物对于机体某部分具有选择的作用，反映了药物在机体产生效应的部位各有侧重。清代医药学家沈金鳌在其所著《要药分剂》中，把历代的"引经""行经""走""归""入"以及某经药等众多的说法，统一称为"归经"，得到普遍认同。掌握引经药一是可以提高用药的准确性；二是便于根据脏腑经络间的关系及传变规律而选择用药。

（1）引药达额头：白芷。

（2）引药达头两侧：川芎。

（3）引药达目：菊花。

（4）引药达鼻部：苍耳子、辛夷。

（5）引药达巅：藁本。

（6）引药上行于头：蔓荆子。

（7）引药达左上肢：桂枝。

（8）引药达右上肢：桑枝。

（9）引药达颈部：葛根。

（10）引药达背部：姜黄、防风。

（11）引药达腰部：杜仲、川续断。

（12）引药达胸部：木香、砂仁。

（13）引药达少腹部：小茴香、艾叶。

（14）引药达下肢：木瓜、牛膝、鸡血藤、防己。

（15）引药达任脉：龟板。

（16）引药达督脉：狗脊。

（17）引药达入皮肤：蝉蜕。

（18）引药入胃：半夏。

（19）引药入肺：桑白皮。

（20）引药入肝：柴胡、香附、当归。

（21）引药入心：丹参、黄连、石菖蒲。

（22）引药入脾：苍术。

（23）引药入骨：威灵仙。

（24）引药上行：柴胡、升麻、桔梗、蔓荆子。

（25）引药下行：牛膝、代赭石、旋覆花。

扫码查看

▶ 学临证施护
▶ 看中医典籍
▶ 查用药经验
▶ 知药性功效

第二章

症、证、病及脏腑的常用药

　　症，即症状和体征的总称，是疾病过程中表现的个别、孤立的现象，可以是病人异常的主观感觉或行为表现，也可以是医生检查病人时发现的异常征象，是判断疾病、辨识证候的主要依据。证即证候，是对疾病过程中某一阶段或某一类型的病理概括，一般由一组相对固定的、有内在联系的、能揭示疾病某一阶段或某一类型病变本质的症状和体征构成。病，即疾病，是致病邪气作用于人体，人体正气与之抗争而引起的机体阴阳失调、脏腑组织损伤或生理功能障碍的一个完整的生命过程，反映了某一种疾病过程的总体属性、特征和规律。脏腑是指藏于体内的内脏，包括五脏（心、肝、脾、肺、肾）、六腑（胆、胃、小肠、大肠、膀胱、三焦）和奇恒之腑（脑、髓、骨、脉、胆、女子胞）。不仅仅是形态学结构的脏器，而是在其形态学结构的基础上，赋予了某些特殊机能的生理病理学系统。今将症、证、病、脏腑的常用药归纳如下：

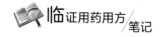

一、主治某一症状的用药

1. 出汗异常

自汗：黄芪、白术、五味子；

盗汗：山茱萸、浮小麦、乌梅；

虚热多汗：秦艽、地骨皮、知母；

掌心多汗：鳖甲、地骨皮、乌梅。

2. 浮肿

阳水：麻黄、紫苏；

阴水：炮附子、肉桂、干姜；

腰以上肿：荆芥、桂枝；

腰以下肿：茯苓、泽泻、防己。

3. 头痛

偏寒：吴茱萸、川芎；

偏热：菊花、桑叶；

后头痛：羌活、蔓荆子、川芎；

前头痛：白芷、葛根、知母；

两侧头痛：黄芩、柴胡、川芎；

巅头痛：吴茱萸、藁本；

顽固性头痛：白附子、僵蚕、全蝎；

头晕：天麻、钩藤。

4. 眼部症状

目眩：枸杞子、菊花、僵蚕、白蒺藜；

视力减退：女贞子、菟丝子、覆盆子；

眼热肿痛：茺蔚子、僵蚕、木贼、黄连；

肝热眼红：石决明、决明子、夏枯草。

5. 耳部症状

耳鸣：石菖蒲、磁石、蝉蜕；

耳聋：核桃仁、山茱萸、金樱子、路路通。

6. 鼻部症状

鼻塞：苍耳子、辛夷、露蜂房；

鼻流涕不止：鹅不食草、藿香、苍术；

鼻干无涕：北沙参、麦冬、玄参。

7. 口腔异味

口苦：龙胆草、茵陈；

口甜：佩兰、茯苓；

口咸：知母、黄柏；

口辣：桑白皮、地骨皮；

口臭：代代花、藿香、升麻；

口黏腻：苍术、薏苡仁、白豆蔻。

8. 口渴

风热：芦根、葛根；

胃热：生石膏、知母；

肠热：大黄、芒硝；

伤阴：玄参、生地黄、石斛、麦冬；

血瘀：赤芍、当归、丹参；

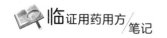

热毒：金银花、蒲公英、白花蛇舌草。

9. 牙痛

肾虚：细辛、骨碎补、熟地黄；

风火：竹叶、生石膏、黄连。

10. 咽喉肿痛

实火：牛蒡子、山豆根、金银花、桔梗；

虚火：盐知母、盐黄柏、熟地黄；

咽干：熟地黄、山茱萸、鳖甲。

11. 声哑

风寒：麻黄、杏仁、甘草；

风热：蝉蜕、胖大海、木蝴蝶；

肺阴虚：梨汁、蜂蜜。

失音：诃子、桔梗、胖大海

12. 食积

肉食：山楂；

米食：谷芽；

面食：麦芽、莱菔子；

酒食：神曲、白豆蔻、葛花；

鱼鳖：紫苏叶、生姜；

豆制品：生萝卜汁。

13. 颈项强痛

风寒：桂枝、葛根、威灵仙；

风湿：羌活、防风、川芎；

破伤风：南星、全蝎、僵蚕。

14. 肩痛

风寒：羌活、桂枝、姜黄；

外伤：土鳖虫、苏木、桂枝、桑枝。

15. 四肢麻木

上肢：当归、威灵仙、桑枝、桂枝、姜黄；

下肢：当归、威灵仙、牛膝、续断、木瓜。

16. 四肢抽搐

僵蚕、蜈蚣、乌梢蛇、全蝎、地龙。

17. 膝痛

桑寄生、独活、牛膝。

18. 膝关节积液

防己、车前子。

19. 手指肿痛胀麻

桂枝、豨莶草、丝瓜络、伸筋草、桑枝。

20. 脊柱痛

肾阳虚：狗脊、杜仲、牛膝、鹿角霜；

寒湿：独活、防风、苍术。

21. 尾骶骨痛

外伤：骨碎补、狗脊、苏木、血竭；

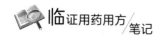

内寒：骨碎补、五加皮、狗脊。

22. 胸痛

虚寒：全瓜蒌、薤白、桂枝；

瘀血：赤芍、红花、郁金、枳壳；

胸口硬块：三棱、莪术、青皮。

23. 胁下痛

刺痛：丹参、红花、延胡索、赤芍；

胀痛：柴胡、白芍、枳壳、香附；

硬痛：鳖甲、穿山甲、龟板；

肝痛：川楝子、合欢皮、白芍。

24. 腰痛

肾虚：杜仲、续断；

外伤：乳香、没药。

25. 胃脘痛

寒痛：高良姜、吴茱萸、乌药；

热痛：黄连、川楝子；

虚痛：黄芪、党参、白术、白芍；

气痛：沉香、砂仁、枳壳、香附；

食痛：炒山楂、神曲、炒麦芽；

虫痛：使君子、炒榧子、苦楝子；

26. 小腹痛

气滞：青皮、延胡索、乌药；

肠痛：大黄、牡丹皮、红藤、败酱草；

寒疝：乌药、荔枝核；

蓄血：丹参、桃仁、赤芍；

热结膀胱：猪苓、茯苓、泽泻。

27. 泛酸

胃热：黄连、吴茱萸、竹茹；

胃寒：海螵蛸、煅牡蛎、肉桂。

28. 咳嗽

风寒：麻黄、紫苏叶、杏仁；

风热：桑叶、菊花、桔梗；

湿痰：半夏、陈皮、厚朴；

阴虚：百合、麦冬、川贝母；

痰饮：干姜、细辛、半夏；

肺痈：苇茎、金荞麦、鱼腥草、桔梗；

久咳：百部、诃子；

咽痒干咳：蝉蜕、钩藤、白蒺藜。

29. 喘促

风寒：麻黄、杏仁、紫苏子；

风热：桑白皮、黄芩、白果；

肺虚：人参、五味子、麦冬、贝母；

肾虚：蛤蚧、冬虫夏草、补骨脂。

30. 咯血

邪在肺卫：沙参、玉竹；

邪在营血：生地黄、玄参；

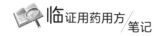

火灼：栀子、黄芩、知母；

燥咳：麦冬、天冬、百合；

肝郁化火：郁金、白芍、牡丹皮；

内伤血络：旋覆花、降香、当归；

烟酒伤肺：葛根、茜草根。

31. 呃逆

虚呃：党参、白术、砂仁、白豆蔻；

实呃：竹茹、炙枇杷叶、旋覆花；

嗳气：厚朴、砂仁、藿香。

32. 恶心呕吐

恶心：半夏、干姜、吴茱萸、陈皮、竹茹；

胃寒呕吐：丁香、生姜、吴茱萸、高良姜、沉香；

胃热呕吐：芦根、竹茹、枇杷叶；

伤食呕吐：神曲、麦芽、陈皮；

痰湿呕吐：半夏、茯苓、陈皮、生姜；

反胃：丁香、沉香、半夏。

33. 食欲差

中气虚：人参、白术、茯苓、陈皮；

湿热中阻：黄连、半夏、陈皮；

食滞不化：焦三仙、炒莱菔子。

34. 大便溏

中气下陷：党参、黄芪、升麻、柴胡；

湿热下注：黄连、白头翁、藿香、车前子；

下焦寒湿：干姜、白术、肉桂；

肝气偏盛：白术、白芍、防风。

35. 大便秘结

肠热：大黄、芒硝；

津枯：肉苁蓉、锁阳、当归；

热秘：火麻仁、郁李仁、决明子；

气秘：沉香、槟榔、枳实；

虚秘：柏子仁、蜂蜜、黑芝麻；

冷秘：炮附子、干姜、肉苁蓉。

36. 矢气

木香、厚朴、莱菔子。

37. 大便带鲜血

内痔出血：槐花、地榆；

肠炎便血：血余炭、仙鹤草。

38. 尿异常症状

尿黄短赤：滑石、通草、木通；

尿频清长：金樱子、覆盆子；

夜尿频数：桑螵蛸、山茱萸、益智仁；

尿道涩痛：石韦、滑石、萹蓄、山栀子；

尿淋漓不尽：肉桂配知母，杜仲配黄柏；

尿带鲜血：白茅根、石韦、血余炭；

尿中潜血：旱莲草、女贞子、大蓟、小蓟、生蒲黄；

尿出不畅：黄柏、知母、生地黄、肉桂；

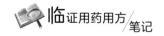

尿失禁：益智仁、山茱萸、桑螵蛸；

尿有蛋白：炒芡实、女贞子、覆盆子、黄芪、玉米须、白茅根；

尿道结石：鸡内金、海金沙、金钱草、核桃仁。

39. 发热

虚热：地骨皮、青蒿、牡丹皮；

潮热：银柴胡、白薇、胡黄连；

掌心热：牡丹皮、栀子；

脚板发热：黄柏、知母、鳖甲；

风寒发热：麻黄、桂枝、紫苏；

风热：桑叶、菊花、板蓝根；

湿热：苍术、薏苡仁、黄芩、藿香；

暑热：香薷、藿香。

40. 胎动不安

气滞胎动：紫苏、砂仁；

胎热胎动：黄芩；

胎热、胎动：苎麻根、竹茹；

脾虚气弱胎动：白术；

肝肾虚亏：杜仲、桑寄生、续断；

肾虚：菟丝子。

41. 白发

何首乌、女贞子、黑芝麻。

二、主治某一病证的用药

（1）主治麻疹药：薄荷、蝉蜕、牛蒡子、胡荽、升麻、柽柳、葛根、樱桃核、淡竹叶、浮萍、红花。

（2）主治暑病药：荷叶、藿香、佩兰、香薷、青蒿、西瓜翠衣、白扁豆、丝瓜皮。

（3）主治鼻渊药：辛夷、藿香、猪胆、藁本、苍耳子、鹅不食草。

（4）主治咽喉肿痛药：山豆根、马勃、射干、青果、玄参、胖大海、牛蒡子、蝉蜕、桔梗、麦冬、甘草、冰片、牛黄、珍珠粉、凤凰衣、木蝴蝶、金荞麦、金银花、连翘、野菊花、板蓝根、紫花地丁、蒲公英。

（5）主治失音药：蝉蜕、胖大海、凤凰衣、木蝴蝶、青果、猴枣。

（6）主治视物昏花药：桑叶、菊花、枸杞子、青葙子、决明子、石决明、谷精草、夜明砂、密蒙花。

（7）主治夜盲药：夜明砂、枸杞子、鸡肝、羊肝、谷精草、菊花、苍术。

（8）主治各种痛证药：制川乌、祖师麻、羊踯躅、天仙子、曼陀罗、延胡索、夏天无、八角枫、两面针、徐长卿、雪胆。

（9）主治痹证药：海桐皮、蜈蚣、僵蚕、全蝎、地龙、白芥子、虎杖、肿节风、防风、羌活、藁本、白芷、苍耳子、桂枝。

风重者：白花蛇、乌梢蛇、狗胫骨、伸筋草、威灵仙；

湿重者：木瓜、油松节、臭梧桐、八角枫、薏苡仁、萆薢、地肤子、防己；

热重者：防己、桑枝、络石藤、豨莶草、忍冬藤、秦艽；

寒重者：独活、油松节、附子、桂枝、白芷、乌头；

虚性痹者：五加皮、桑寄生、千年健、豨莶草、骨碎补、丝瓜络。

（10）主治腰痛药：杜仲、续断、狗脊、怀牛膝、胡桃肉、补骨脂。

（11）主治头痛药：白芷、藁本、防风、川芎、蔓荆子、蜈蚣、全蝎、制草乌、决明子、桑叶、菊花、吴茱萸。

（12）主治高血压药：黄芩、青木香、夏枯草、石决明、天麻、钩藤、罗布麻叶、地龙、珍珠母、臭梧桐、牛膝。

（13）主治失眠药：酸枣仁、夜交藤、合欢皮、秫米、琥珀、朱砂、珍珠母、龙齿、丹参、柏子仁、远志、磁石。

（14）主治牙痛药：细辛、石膏、白芷、蜈蚣、僵蚕、荆芥。

（15）主治胃痛药：高良姜、延胡索、白芷、瓦楞子、海螵蛸、浙贝、胡椒、荜茇、丁香、肉桂、荜澄茄、制川乌、制草乌。

（16）主治食积药：鸡内金、麦芽、谷芽、神曲、山楂、莱菔子、刘寄奴、鸡矢藤。

（17）主治呕吐药：姜半夏、姜汁、紫苏梗、砂仁、代赭石、佛手片、代代花、绿梅花、玫瑰花、灶心土、黄连、生姜。

（18）主治呃逆药：丁香、柿蒂、竹茹、沉香、刀豆子、韭菜子。

（19）主治腹泻药：赤石脂、禹余粮、肉豆蔻、诃子、罂粟壳、乌梅、五倍子、明矾、臭椿皮、茯苓、薏苡仁、车前子。

（20）主治痢疾药：黄连、黄芩、黄柏、秦皮、白头翁、鸦胆子、苦参、马齿苋、槟榔、白头翁、凤尾草、地锦草、仙鹤草、穿心莲、炒金银花、龙胆草、贯众。

（21）主治脱肛药：黄芪、枳壳、槐花、五倍子、升麻。

（22）主治各种出血药：紫珠草、仙鹤草、白及、花生衣、藕节、小蓟、大蓟、鸡冠花、花蕊石、百草霜。

活血止血药：丹参、赤芍、血竭、郁金、苏木、番红花、血余炭、棕榈炭、三七、景天三七。

（23）主治便血药：槐花、仙鹤草、地榆、侧柏叶、紫珠草、灶心土、藕节。

（24）主治尿血药：白茅根、大蓟、小蓟、藕节、仙鹤草、生地黄、茜草。

（25）主治肺痨药：百部、葎草、天葵子、獭肝、鱼腥草、夏枯草、猫爪草、地骨皮、胡黄连、羊胆。

（26）主治自汗、盗汗药：麻黄根、浮小麦、糯稻根、稽豆衣、龙骨、牡蛎、防风。

（27）主治虚热药：青蒿、地骨皮、鳖甲、白薇、银柴胡、胡黄连、秦艽。

（28）主治贫血药：阿胶、当归、何首乌、龙眼肉、黄芪、旱莲草、女贞子、黑枣、黑芝麻、枸杞子、桑椹。

（29）主治气喘药：麻黄、细辛、白果、桑白皮、葶苈子、地龙、羊踯躅、冬虫夏草、胡桃肉、蛤蚧、别直参、紫河车。

（30）主治咳嗽：杏仁、浙贝母、紫菀、款冬花、枇杷叶、百部、百合、南天竺子、五味子、乌梅、诃子、罂粟壳、五倍子。

（31）主治痰证药：

寒痰者，半夏、南星、白附子、白芥子、皂荚、苏子；

湿痰者，半夏、南星、白芥子、皂荚；

风痰者，南星、白附子、天竺黄、竹沥、牡荆沥；

热痰者，瓜蒌、贝母、竹茹、竹沥、天竺黄、海蛤壳、海浮石、荸荠、前胡；

燥痰者，瓜蒌仁、川贝母、甜杏仁、紫苏子、百部、紫菀、款冬花、罗汉果；

顽痰者，皂荚、竹沥、礞石。

（32）主治水肿药：冬瓜皮、地骷髅、车前子、葫芦、萹蓄、瞿麦、冬葵子、益母草、琥珀、泽兰、玉米须、泽泻、大腹皮、浮萍、麻黄、生姜皮。

（33）主治黄疸药：茵陈、金钱草、地耳草、垂盆草、虎杖、马蹄金、天胡荽、郁金、大黄。

（34）主治尿路结石药：金钱草、海金砂、凤尾草、芦根、大黄、赤小豆、益母草、郁金、琥珀、玉米须、滑石、冬葵子、瞿麦、石韦。

（35）主治便秘药：大黄、芒硝、番泻叶、火麻仁、郁李仁、蜂蜜、商陆、黑白丑、乌臼树根皮、巴豆、肉苁蓉、生首乌、芫花、甘遂。

（36）主治肠痈药：红藤、败酱草、冬瓜仁、蒲公英、白毛夏枯草、连翘、白花蛇舌草、金银花、紫花地丁。

（37）主治乳痈药：蒲公英、橘叶、橘核、小茴香、穿山甲、王不留行、郁金、全瓜蒌、鹿角霜、凤尾草、腹水草、紫花地丁、野菊花、漏芦。

（38）主治肺痈药：金荞麦、冬瓜仁、四季青、鱼腥草、人中黄、花蕊石、穿心莲、蒲公英、败酱草。

（39）主治疮痈肿毒药：紫花地丁、蒲公英、野菊花、千里光、四季青、金银花、夏枯草、鸭跖草、夏枯草、连翘、七叶一枝花、赤小豆、桃仁。

（40）主治肿块药：山慈姑、猫人参、海藻、昆布、黄药子、干蟾皮、浙贝母、莪术、三棱、蜈蚣、僵蚕、阿魏、白胶香。

（41）主治湿疹药：地肤子、白鲜皮、车前子、萆薢、野菊花、炉甘石（外用）、滑石（内服、外用均可）、硫黄（外用）、木槿皮（外用）。

（42）主治蛇伤药：半边莲、重楼、天南星、紫花地丁、半枝莲、垂盆草、金钱草。

（43）主治烫火伤药：大黄、地榆、石灰水（一般外用）。

（44）主治胎动不安药：紫苏梗、砂仁、白术、黄芩、桑寄生、续断、苎麻根、菟丝子、艾叶、杜仲、南瓜蒂。

（45）主治白带药：臭椿皮、白槿花、鸡冠花、萆薢、金樱子、白果、石榴皮、乌梅、五倍子、海螵蛸、覆盆子。

（46）主治遗精、遗尿药：金樱子、芡实、刺猬皮、鸡内金、龙骨、牡蛎、覆盆子、桑螵蛸、益智仁、山茱萸、五味子。

（47）主治阳痿药：阳起石、锁阳、肉苁蓉、巴戟天、鹿茸、鹿角片、仙茅、仙灵脾、海狗肾、韭菜子、紫河车。

（48）主治疟疾药：青蒿、常山、鸦胆子、绣球花、马鞭草、盐肤木、天名精。

（49）主治寄生虫药：

蛔虫症：使君子、苦楝皮、槟榔、榧子、鹤虱、芜荑、南瓜子、土荆芥、贯众；

绦虫症：槟榔、雷丸、南瓜子、榧子、鹤虱、芜荑、苦楝根皮、仙鹤草芽、贯众；

蛲虫症：使君子、槟榔、榧子、鹤虱、贯众；

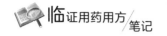

钩虫症；榧子、雷丸、苦楝根皮、土荆芥、贯众。

（50）主治疳积药：干蟾皮、神曲、山楂、雷丸、胡黄连、山药、莱菔子、五谷虫、蟑螂、蚕蛹。

（51）主治小儿腹泻药：炒山楂、炒鸡内金、神曲、炒薏苡仁、山药、炒白术、太子参、炒金银花、炒地榆。

（52）主治小儿疝气药：荔枝核、小茴香、枳壳、黄芪、橘核、升麻、川楝子、乌药、橘核、吴茱萸。

（53）主治小儿口疮药：石菖蒲、冰片（外用）、淡竹叶、甘草、荸荠、吴茱萸（敷脐）。

（54）主治小儿疰夏药：薏苡仁、红枣、银花露、青蒿露、谷芽、西瓜。

三、脏腑的常用药

数千年来，由藏象理论形成的脏腑辨证在中医的治病疗疾中发挥着举足轻重的作用，它充满着古老东方的哲学思辨，蕴含着无数中医先贤的智慧结晶，诠释着在扬弃中医理论对生命科学探索的特色，是中医的精华所在。唐宗海云："业医不知脏腑，则病源莫辨，用药无方，乌睹其能治病哉？"人有五脏六腑：心、肝、脾、肺、肾；胆、小肠、大肠、心包、膀胱、胃。疾病的变化会影响五脏六腑的正常功能。用脏腑辨证指导用药，是中医临床者必备的技能之一，也是中医看病的基础，其特点是准确、有效。

（一）心脏的常用药

心为五脏之一，位于胸中，两肺之间，膈膜之上，外有心包络护卫。其形圆而下尖，如未开的莲花。

心的主要功能是主血脉，主藏神。由于心的主血脉和主藏神功能起着主宰人体整个生命活动的作用，故称心为"君主之官""生之本""五脏六腑之大主"。心的生理特性是为阳脏而主通明。

心在体合脉，其华在面，开窍于舌，在志为喜，在液为汗。手少阴心经与手太阳小肠经相互属络于心与小肠，相为表里。心在五行属火，为阳中之阳，与自然界夏气相通应。

心的病变主要反映在心脏本身及其主血脉功能的失常，心神的意识思维等精神活动的异常。临床以心悸、怔忡、心痛、心烦、失眠、多梦、健忘、神昏、神志错乱、脉结代或促为心病的常见症。此外，某些舌体病变，如舌痛、舌疮等，亦常责之于心。

心病的证候有虚实之分。虚证多由思虑劳神太过，或先天不足，脏气虚弱，久病伤心，导致心血虚、心阴虚、心气虚、心阳虚、心阳虚脱等证；实证多由痰阻、火扰、寒凝、气郁、瘀血等原因，导致心火亢盛、心脉痹阻、痰蒙心神、痰火扰神及瘀阻脑络等证。

心病的治疗原则，虚证分别用温阳、补气、滋阴、养血法。实证宜于清火、涤痰、化饮、行瘀法。若热陷心包者，当清心开窍；心神不安者，宜镇心安神。虚实夹杂者，又需兼顾调治。

心病习用血分药，多用植物果实之心或茎，多用酸收重镇之药，多用芳香开窍之品，宜动不宜静，宜行不宜止。

（1）补心气：多选用黄芪、人参、党参、太子参、炙甘草、五味子；

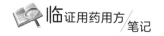

（2）温心阳：多选用肉桂、桂枝、附子、干姜、薤白；

（3）补心血：多选用当归、熟地黄、龙眼肉、酸枣仁、柏子仁、紫河车、阿胶、丹参、夜交藤、桑椹子、淮小麦；

（4）养心阴：多选用生地黄、麦冬、百合、丹参、阿胶、龟板；

（5）安心神：多选用茯神、远志、朱砂、酸枣仁、柏子仁、合欢花、夜交藤、琥珀、龙齿、珍珠母、淮小麦；

（6）清心热：多选用黄连、栀子、连翘心、竹叶、木通、莲子心、水牛角、玳瑁、牛黄、鲜地黄、牡丹皮、紫草、大青叶；

（7）开心窍：多选用石菖蒲、郁金、远志、麝香、苏合香、冰片、安息香、牛黄；

（8）养心敛汗：多选用莲须、浮小麦、麻黄根、煅龙骨、煅牡蛎；

（9）祛心经瘀血：多选用丹参、红花、桃仁、当归尾、赤芍、川芎、三七、降香、蒲黄、郁金、延胡索。

（二）肺脏的常用药

肺位于胸腔，左右各一，覆盖于心之上。肺有分叶，左二右三，共五叶。肺经肺系（指气管、支气管）与喉、鼻相连，故称喉为肺之门户，鼻为肺之外窍。

肺的主要生理功能是主气、司呼吸，主行水，朝百脉，主治节。肺气以宣发肃降为基本运行形式。肺在五脏六腑中位置最高，覆盖诸脏，故有"华盖"之称。肺叶娇嫩，不耐寒热燥湿诸邪之侵；肺又上通鼻窍，外合皮毛，与自然界息息相通，易受外邪侵袭，故有"娇脏"之称。

肺在体合皮，其华在毛，在窍为鼻，在志为悲（忧），在液为涕。手太阴肺经与手阳明大肠经相互属络于肺与大肠，相为表里。肺在五行中属金，为阳中之阴，与自然界秋气相通应。

肺的病变主要反映在肺系，呼吸功能失常，宣降功能失调，通调水道、输布津液失职，以及卫外机能不固等方面。临床以咳嗽，气喘，咯痰，胸痛，咽喉痒痛，声音变异，鼻塞流涕，或水肿等为肺病的常见症，其中以咳喘更为常见。

肺病的证候有虚、实两类。虚证多因久病咳喘，或他脏病变累及于肺，导致肺气虚和肺阴虚。实证多因风、寒、燥、热等外邪侵袭和痰饮停聚于肺而成，故有风寒犯肺、风热犯肺、燥热犯肺、肺热炽盛、痰热壅肺、寒痰阻肺、饮停胸胁、风水相搏等证。

肺病的治疗原则，肺实者，宜疏邪祛痰利气，偏于寒者宜温宣，偏于热者宜清肃，肺虚者，应辨其阴虚、气虚而培补之，阴虚者，滋阴养肺，气虚者，补益肺气；气阴并虚者，治当兼顾。

肺病习用气分药，用药宜轻，多用和缓之药清凉润柔，辛开苦降，以恢复其宣降功能。

（1）补肺气：多选用黄芪、党参、人参、太子参、甘草、山药、紫河车、蛤蚧：

（2）养肺阴：多选用天冬、麦冬、玉竹、黄精、南沙参、阿胶、百合、西洋参、山药、天花粉、冬虫夏草；

（3）清肺热：多选用石膏、黄芩、栀子、知母、芦根、鱼腥草、蒲公英、桑白皮、瓜蒌皮、地骨皮、山豆根、射干、马勃、金银花、冬瓜仁、橄榄、连翘、穿心莲、金荞麦、野菊花；

（4）温肺寒：多选用干姜、细辛、麻黄、五味子；

（5）通鼻窍：多选用辛夷、白芷、细辛、苍耳子；

（6）敛肺止咳：多选用五味子、五倍子、乌梅、罂粟壳、诃子；

（7）宣肺气：多选用麻黄、杏仁、桔梗；

（8）温化寒痰：多选用半夏、款冬花、紫菀、白前、百部、橘红、白芥子、旋覆花、远志、紫苏子、天南星；

（9）清化热痰：多选用浙贝母、瓜蒌皮、桑白皮、前胡、桔梗、枇杷叶、葶苈子、竹茹、冬瓜仁、竹沥、海蛤壳、海浮石、青黛、猪胆汁；

（10）降气平喘：多选用麻黄、杏仁、白芥子、紫苏子、白果、莱菔子、洋金花、砒石、地龙、旋覆花、桔梗、葶苈子、桑白皮、前胡、白前、百部。

（三）脾脏的常用药

脾位于中焦，在膈之下，胃的左方。《素问·太阴阳明论》说："脾与胃以膜相连"。脾的主要生理功能是主运化，统摄血液。脾胃同居中焦，是人体对饮食物进行消化、吸收并输布其精微的主要脏器。人出生之后，生命活动的继续和精气血津液的化生和充实，均赖于脾胃运化的水谷精微，故称脾胃为"后天之本"。脾气的运动特点是主升举。脾为太阴湿土，又主运化水液，故喜燥恶湿。

脾在体合肌肉主四肢，在窍为口，其华在唇，在志为思，在液为涎。足太阴脾经与足阳明胃经相互属络于脾胃，相为表里。脾在五行属土，为阴中之至阴，与长夏之气相通应，旺于四时。

脾的病变主要以运化、升清功能失职，致使水谷、水液不运，消化功能减退，水湿潴留，化源不足，以及脾不统血，清阳不升为主要病理改变。临床以腹胀腹痛、不欲食而纳少、便溏、浮肿、困重、内脏下垂、慢性出血为脾病的常见症状。

脾病的证候有虚、实之分。虚证多因饮食、劳倦、思虑过度所伤，或病后失调所致的脾气虚、脾阳虚、脾气下陷、脾不统血等证；实证多由饮食不节，或外感湿热或寒湿之邪，或失治、误治所致的湿热蕴脾、寒湿困脾等证。

脾病的治疗，虚证可用温中祛寒、补中益气法；实证宜用清化湿热或温化寒湿法；若虚实夹杂，又当祛邪与补脾兼顾。

脾喜燥恶湿，脾病多用芳香流动之品；多用味甘性平的轻灵升清之药。

（1）补脾气：多选用黄芪、人参、党参、太子参、白术、山药、白扁豆、大枣、甘草、饴糖、蜂蜜；

（2）健脾利湿：多选用薏苡仁、茯苓；

（3）健脾止泻：多选用莲子、芡实；

（4）温脾阳：多选用干姜、附子、肉桂、益智仁、高良姜、肉豆蔻、吴茱萸、胡椒、花椒、荜澄茄、丁香、砂仁、白豆蔻；

（5）理中气：多选用木香、枳实、枳壳、陈皮、厚朴、沉香、甘松；

（6）升中气：多选用黄芪、升麻、柴胡、葛根；

（7）祛脾湿：多选用苍术、白术、半夏、厚朴、茯苓、薏苡仁、砂仁、白豆蔻、藿香、佩兰、草果、草豆蔻、白扁豆、陈皮。

（四）肝脏的常用药

肝位于腹腔，横膈之下，右胁之内。

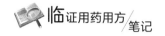

肝的主要生理功能是主疏泄和主藏血。《临证指南案·肝风》有肝"体阴而用阳"之说。肝的生理特性是主升主动,喜条达而恶抑郁,故称之为"刚脏"。《素问·灵兰秘典论》说:"肝者,将军之官,谋虑出焉。"

肝在体合筋,其华在爪,在窍为目,在志为怒,在液为泪。胆附于肝,足厥阴肝经与足少阳胆经相互属络于肝胆,相为表里。肝在五行属木,为阴中之阳,与自然界春气相通应。

肝的病变主要反映在疏泄失常,气机逆乱,精神情志变异,消化功能障碍;肝不藏血,全身失养,筋膜失濡,以及肝经循行部位经气受阻等多方面的异常。其常见症状有精神抑郁,烦躁,胸胁、少腹胀痛,头晕目眩,巅顶痛,肢体震颤,手足抽搐,以及目疾,月经不调,睾丸疼痛等。

肝病的常见证型可以概括为虚、实两类,而以实证为多见。实证多由情志所伤,使肝失疏泄,气机郁结;气郁化火,气火上逆;用阳太过,阴不制阳;阳亢失制,肝阳化风;或寒邪、火邪、湿热之邪侵犯肝及肝经所致,而有肝郁气滞证、肝火炽盛证、肝阳上亢证、肝风内动证、肝经湿热证、寒滞肝脉证等。虚证多因久病失养,或他脏病变所累,或失血,致使肝阴、肝血不足,而有肝血虚证、肝阴虚证等。

肝病的治则,实证治宜疏肝理气、清肝泻火、平肝息风;虚证治宜用滋阴潜阳、养血柔肝、养血祛风等法。若兼见其他脏症状时,分清标本主次,兼顾治疗。

肝病用药注重阴血,顾护脾胃,辛散甘缓酸收为常,滋潜宜重,疏理为要。

(1)补肝血:多选用当归、白芍、熟地黄、何首乌、阿胶、龙眼肉、枸杞子、紫河车、桑椹、酸枣仁、鸡血藤膏、黑芝麻；

（2）滋肝阴：多选用女贞子、枸杞子、桑椹、何首乌、白芍、生地黄、山茱萸、沙苑子、旱莲草、龟板、鳖甲；

（3）疏肝气：多选用香附、郁金、柴胡、川楝子、青皮、橘叶、佛手、香橼、绿萼梅、玫瑰花、娑罗子、延胡索、八月札、枸橼、小茴香、刺蒺藜；

（4）温肝寒：多选用吴茱萸、肉桂、小茴香、橘核、荔枝核、艾叶、乌药、胡芦巴；

（5）散肝经风热：多选用桑叶、黄菊花、刺蒺藜、蔓荆子、谷精草、木贼草；

（6）清肝明目：多选用青葙子、决明子、谷精草、密蒙花、夜明砂、秦皮、夏枯草；

（7）清肝泻火：多选用龙胆草、夏枯草、栀子、黄连、黄芩、苦丁茶、青黛、大黄、芦荟；

（8）平肝潜阳：多选用天麻、钩藤、石决明、代赭石、生龙骨、生牡蛎、刺蒺藜、白菊花、珍珠母、磁石、礞石、铁落、山羊角、羚羊角、玳瑁、罗布麻叶；

（9）息风镇惊：多选用全蝎、蜈蚣、白僵蚕、羚羊角（山羊角代）、山羊角、牛黄、胆南星、猴枣、礞石、熊胆、地龙、玳瑁、天麻、钩藤、紫贝齿、珍珠、白花蛇、乌梢蛇；

（10）清肝息风：多选用水牛角、牛黄、玳瑁、羚羊角（山羊角代）、山羊角、熊胆、钩藤；

（11）退虚热：多选用银柴胡、青蒿、地骨皮、白薇、胡黄连、鳖甲、秦艽；

（12）活血化瘀：多选用川芎、郁金、延胡索、姜黄、三棱、

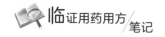

莪术、丹参、乳香、没药、鳖甲、益母草、茜草、鸡血藤、泽兰、红花、桃仁、月季花、五灵脂、穿山甲、王不留行、蒲黄、三七、花蕊石、虎杖、牛膝、土鳖虫、水蛭、虻虫、降香、苏木、自然铜、凌霄花。

（五）肾脏的常用药

肾位于腰部脊柱两侧，左右各一。《素问·脉要精微论》说："腰者，肾之府"。

肾的主要生理功能是：主藏精，主水，主纳气。由于肾藏先天之精，主生殖，为人体生命之本源，故称肾为"先天之本"。肾精化肾气，肾气分阴阳。肾阴与肾阳能资助、促进协调全身脏腑之阴阳，故肾又称为"五脏阴阳之本"。肾藏精，主蛰，又称为封藏之本。

肾在体合骨，生髓，通脑，其华在发，在窍为耳及二阴，在志为怒，在液为唾。足少阴肾经与足太阳膀胱经相互属络于肾与膀胱，相为表里。肾在五行属水，为阴中之阴，与自然界冬气相通应。

肾以人体生长发育迟缓或早衰，生殖机能障碍，水液代谢失常，呼吸功能减退，脑、髓、骨、发、耳及二便功能异常为主要病理变化。临床以腰膝酸软或疼痛，耳鸣耳聋，齿摇发脱，阳痿遗精，精少不育，经闭不孕，水肿，呼吸气短而喘，二便异常等为肾病的常见症状。

肾病多虚，多因禀赋不足，或幼年精气未充，或老年精气亏损，或房事不节，或他脏病久及肾等导致肾的阴、阳、精、气亏损。常见肾阳虚，肾虚水泛，肾阴虚，肾精不足，肾气不固等证。

肾病的治疗,一般说来,肾病以虚证为多,按照"虚者补之"的原则,当以补肾为主。但需辨别肾阳虚和肾阴虚,分别采用温补肾阳或滋养肾阴的方法,并掌握阴阳互根这一规律,予以兼顾。本虚标实者,宜补泻兼施。必要时可以泻实为主。

肾病多用补药,宜五味适当,甘滋、酸涩、辛润、苦坚、咸能补能泄,辅以气药,非重不沉。

(1)滋补肾阴:多选用熟地黄、生地黄、山茱萸、枸杞子、女贞子、旱莲草、桑椹、龟板、鳖甲、龟胶、石斛、黄精、何首乌、黑芝麻、天冬;

(2)温补肾阳:多选用附子、肉桂、鹿茸、鹿角、鹿角胶、鹿角霜、仙茅、淫羊藿、巴戟天、肉苁蓉、胡芦巴、锁阳、补骨脂、杜仲、沙苑子、菟丝子、冬虫夏草、海狗肾、黄狗肾、韭菜子、阳起石、益智仁、蛤蚧;

(3)平补阴阳:多选用沙苑子、菟丝子、覆盆子;

(4)温阳止泻:多选用补骨脂、肉豆蔻、益智仁;

(5)强筋壮骨:多选用杜仲、续断、狗脊、怀牛膝、桑寄生、补骨脂、五加皮、千年健、石楠叶、虎骨、狗胫骨;

(6)涩精缩尿:多选用金樱子、覆盆子、沙苑子、山药、桑螵蛸、益智仁、五味子、山茱萸;

(7)补肾纳气;多选蛤蚧、五味子、紫河车、胡桃肉、紫石英、补骨脂。

(六)胆腑的常用药

胆居六腑之首,位于右胁下,附于肝之短叶间。因其为中

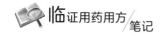

空的囊状器官，内盛胆汁。古人认为胆汁是精纯、清净的精微物质，称为"精汁"，故胆有"中精之府""清净之府"之称。胆的形态结构与其他五腑相同，但因其内盛胆汁，与五脏"藏精气"的功能特点相似，且与饮食水谷不直接接触，只是排泄胆汁入肠道以促进饮食物的消化和吸收，故又为奇恒之腑。胆汁来源于肝，由肝精肝血而化生，或由肝之余气凝聚而成。胆与肝由足少阳经和足厥阴经相互属络，构成表里关系。胆的生理功能主要是贮藏排泄胆汁和主决断。

胆的病变常因湿热侵袭，肝病影响所致，主要反映在影响消化和胆汁排泄、情绪活动等的异常。常见口苦、黄疸、胆怯、易惊等症，常见肝胆湿热、胆郁痰扰等证。

胆病的治疗须分虚实。虚证为胆气虚怯，治以补益；实证以湿热为主，治以清利，虚实相兼者，分清主次，兼顾治疗。

清热利胆退黄：多选用茵陈、栀子、虎杖、金钱草、郁金、蒲公英、垂盆草、地锦草、大黄等。

（七）胃腑的常用药

胃是机体对饮食物进行消化吸收的重要脏器，主受纳腐熟水谷，有"太仓""水谷之海"之称。胃与脾同居中焦，"以膜相连"，由足阳明胃经与太阴脾经相互属络，构成表里关系。胃与脾在五行中皆属于土；胃为阳明胃土，属阳；脾为太阴湿土，属阴。

胃位于腹腔上部，上连食道，下通小肠。胃腔称为胃脘，分为上、中、下三部；胃的上部为上脘，包括贲门；胃的下部为下脘，包括幽门；上下脘之间的部分称为中脘。贲门上连食道，幽门下通小肠，是饮食物出入胃腑的通道。胃的主要生理功能是主受纳和腐熟水谷，生理特性是主通降、喜润恶燥。

胃的病变主要反映在受纳、腐熟功能障碍及胃失和降，胃气上逆。多因饮食失节，或外邪侵袭等所致，病久并可导致胃的阴、阳、气虚。常见食纳异常，胃脘痞胀疼痛，恶心呕吐，嗳气，呃逆等症；常见胃气虚、胃阳虚、胃阴虚、寒滞胃脘、胃热炽盛、寒饮停胃、食滞胃脘、胃脘气滞等证。

胃病的治疗，应根据寒热虚实的不同，审证求因，辨证施治。邪盛以祛邪为急，正虚以扶正为先。虚实夹杂者，则当祛邪扶正并举。采用散寒、消食、理气、泄热、化瘀、益气、养阴、温阳等诸法。

胃喜湿恶燥，胃病习用甘凉润燥药，尤忌呆滞之品。

（1）养胃阴：多选用石斛、北沙参、玉竹、西洋参、麦冬、生地黄、天花粉、竹茹、大黄；

（2）清胃火：多选用石膏、寒水石、知母、黄连、黄芩、竹叶、芦根、天花粉、竹茹、大黄；

（3）温胃寒：多选用高良姜、生姜、干姜、吴茱萸、丁香、肉桂、胡椒、花椒、丁香、荜茇、荜澄茄、小茴香；

（4）降胃逆：多选用旋覆花、代赭石、紫苏梗、生姜、半夏、陈皮、枇杷叶、竹茹、公丁香、柿蒂、沉香；

（5）消食滞：多选用神曲、山楂、麦芽、鸡内金、莱菔子。

（八）小肠的常用药

小肠，包括十二指肠、空肠和回肠，是机体对饮食物进行消化，吸收其精微，下传其糟粕的重要脏器。小肠与心由手太

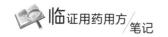

阳小肠经与手小阴心经相互属络而构成表里关系。

小肠位于腹中，其上口与胃在幽门相接，下口与大肠在阑门相连，是一个比较长的、呈迂曲回环迭积之状的管状器官。小肠的主要生理功能是主受盛化物和泌别清浊。

小肠的病变多因寒、热、湿热等邪侵袭，或饮食所伤，或虫体寄生等所致，主要反映在泌别清浊功能和气机的失常。常见腹胀，肠鸣，腹痛，腹泻等症。常见寒滞肠道、小肠实热、小肠气滞、饮留肠道、虫积肠道等证。

小肠病的治疗，根据虚、实的辨证分型，分别采用温通、清热、理气、逐饮、驱虫等诸法。如与其他脏腑兼夹为病者，则应结合实际情况，分清标本缓急而处理。

（1）温小肠：多选用肉豆蔻、乌药、肉桂；

（2）清小肠热：多选用木通、栀子、竹叶、灯芯草、泽泻、车前子、赤小豆、瞿麦、海金沙、冬葵子、滑石、生地黄、赤茯苓、白茅根、半边莲。

（九）大肠的常用药

大肠，包括结肠和直肠，是对食物残渣中的水液进行吸收，形成粪便并有序排出的脏器。大肠与肺由手阳明大肠经与手太阴肺经的相互属络而构成表里关系。

大肠居腹中，其上口在阑门处接小肠，其下端连肛门。大肠的上段称为"回肠"，包括现代解剖学中的回肠和结肠上段；下段称为"广肠"，包括乙状结肠和直肠。大肠亦是一个管腔性器官，呈回环迭积之状，主要有传化糟粕与主津的生理功能。

大肠的病变多因感受湿热之邪，或热盛伤津，或阴血亏虚所致，主要在大便传导功能的失常。常见便秘、腹泻、便脓血以及腹痛、腹胀等症。其常见证为肠道湿热、肠道津亏、肠热腑实等证。

大肠病的治疗原则，辨证以虚实为纲。实证多属寒、热、气、瘀；虚证以阴虚为主。治疗分别采用温通、清热、理气、化瘀、泻下、通腑、固肠、润燥等法，如与其他脏腑兼夹为病者，则应结合具体情况，分清标本缓急而处理。

（1）涩肠止泻：多选用伏龙肝、赤石脂、禹余粮、石榴皮、肉豆蔻、金樱子、罂粟壳、诃子、五味子、五倍子、乌梅；

（2）润肠通便：多选用火麻仁、郁李仁、柏子仁、桃仁、瓜蒌仁、杏仁、蜂蜜、黑芝麻、生首乌、肉苁蓉、胡桃肉；

（3）泻下逐水：多选用大黄、芒硝、番泻叶、芦荟、甘遂、大戟、芫花、巴豆、牵牛子、商陆、千金子；

（4）清利大肠湿热：多选用黄连、黄芩、黄柏、白头翁、秦皮、大黄、马齿苋、地榆、槐花、穿心莲。

（十）膀胱的常用药

膀胱又称"脬"，因是贮存和排泄尿液的器官，故有"州都之官"之谓。膀胱与肾由足太阳膀胱经与足少阴肾经相互属络而构成表里关系。

膀胱位于下腹部，居肾之下，大肠之前，是一个中空的囊状器官。其上有输尿管与肾相连，其下有尿道，开口于前阴。膀胱的生理功能是贮存和排泄尿液。

膀胱的病变多因湿热侵袭，或肾病影响膀胱所致，主要反映在排尿功能的异常。常见尿频、尿痛、尿闭等症。其常见证

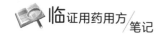

为膀胱湿热证、膀胱虚寒证。

膀胱病的治疗，应分虚实。实证多由湿热，治宜清利湿热为主；虚证常见寒象，每与肾虚并见，治宜温肾固摄；若肾虚而膀胱有热者，则属虚实夹杂，治当益肾清利，分清主次，虚实同治。

利水通淋：多选用茯苓、猪苓、泽泻、车前子、车前草、冬瓜皮、赤小豆、葫芦、川木通、通草、滑石、石韦、萆薢、冬葵子、萹蓄、瞿麦、海金沙、金钱草。

四、根据药理作用选择用药

1. 抗动脉粥样硬化的药物

何首乌、赤芍、牡丹皮、陈皮、龟板、绞股蓝、骨碎补、徐长卿、萆薢、香薷、昆布之类。

2. 抗血栓的药物

灯盏细辛、水蛭、川芎、桃仁、红花、丹参、地龙、当归、乌药、血竭、赤芍、牡丹皮、益母草、钩藤、蜈蚣、豨莶草、天竺黄、升麻、白术、南沙参、党参、干姜、附子、大腹皮、毛冬青、祖师麻、莪术、海藻、昆布、白花蛇、蜂毒、夏天无、茶叶、灵芝、花椒、丁香、小茴香。

3. 扩张血管的药物

人参、刺五加、桂枝、缬草、葛根、银杏叶、桃仁、当归、罗布麻叶、白芍、瓜蒌、杜仲、川乌、桑寄生、蝮蛇等。

4. 提高耐缺氧能力的药物

人参、黄芪、西洋参、女贞子、天麻、丹参、甘松、白芍、瓜蒌、百合、葛根、酸枣仁、旱莲草、鳖甲、龟板、淫羊藿、灵芝、阿胶、灯盏细辛、干姜等。

5. 调节血脂的药物

降胆固醇为主的药物：蒲黄、泽泻、人参、刺五加叶、灵芝、当归、川芎、山楂、沙棘、荷叶、薤白、大豆、陈皮、半夏、怀牛膝、柴胡、漏芦等；

降甘油三酯为主的药物：黄连、黄芩、刺五加叶、甘草等；

降胆固醇、甘油三酯的药物：大黄、何首乌、绞股蓝、银杏叶、女贞子、三七、枸杞子、冬虫夏草、桑寄生、葛根、水蛭、茶叶、大蒜、姜黄、虎杖、决明子、马齿苋、熊胆、月见草等。

6. 调节血糖的药物

降低血糖的药物：山药、山茱萸、金樱子、桑螵蛸、芡实、白术、苍术、黄芪等；

促进胰岛素分泌的药物：太子参、生黄芪、知母、麦冬、生地黄等。

7. 降低血压的药物

汉防己、葛根、钩藤、天麻、三七、臭梧桐、长春花、地龙、萝芙木、杜仲、牛膝、桑寄生、罗布麻叶、青木香、旱芹菜、延胡索、野菊花、藜芦、青葙子、夏枯草等。

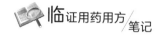

8. 抑制乙肝病毒的药物

大黄、垂盆草、板蓝根、灵芝、连翘、斑蝥、金银花、麦冬、乌梅、紫草、蜈蚣、猪苓、珍珠母、僵蚕、绞股蓝、五味子、山豆根、艾叶、牛黄、龙胆草、黄连、虎杖、柴胡、当归、甘草、金钱草、三七、忍冬藤、白芍、茵陈、土茯苓等。

9. 抗肿瘤的药物

冬虫夏草、人参、莪术、七叶一枝花、仙鹤草、紫河车、冬凌草、绞股蓝、狼毒、三颗针、蟾酥、大蒜、苦参、青黛、雄黄、紫草、升药等。

10. 抗风湿的药物

皂角刺、桂枝、蚂蚁、姜黄、苍耳子、大黄、秦艽、大蓟、小蓟、露蜂房、生地黄、牡丹皮、知母、斑蝥、肉桂、松香、麻黄、硫黄、虎骨、犀角（水牛角代）、马钱子、肿节风、穿山龙、威灵仙、雷公藤、乌梢蛇等。

11. 降低血液黏稠度的药物

人参、川芎、大黄、丹参、灯盏细辛、地龙、黄连、水蛭、玄参、当归、红花、刺五加、党参、灵芝、薤白、酸枣仁、海参、海风藤、葛根、独活、桂枝、防风、辛夷、三七、血竭等。

12. 抗骨质增生的药物

地龙、红花、木瓜、苏木、川芎、威灵仙、皂角刺、葛根、姜黄、王不留行、桂枝、自然铜、鹿衔草等。

13. 抗变态反应的药物

刺五加、芦荟、姜黄、乌梅、益母草、苦参、雷公藤、石韦、汉防己、缬草、熊胆、柴胡等。

14. 增强免疫能力的药物

人参、灵芝、紫河车、刺五加、黄精、西洋参、白芍、罗布麻叶、芦荟、冬虫夏草、卷柏、生地黄等。

扫码查看
- 学临证施护
- 看中医典籍
- 查用药经验
- 知药性功效

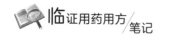
第 三 章

常 用 药 的 用 量 与 用 法

中药的用量一般指每味干燥后的中药饮片在汤剂中成人的一日量，是确保得当、安全、有效的重要因素。用量是根据药材的质量、质地、药物的气味厚薄及有毒无毒而定。一般质优力强者，花叶质轻者，气味浓厚，作用峻猛者，用量宜小；反之，质次力不足者，金石、贝壳质重及鲜品，气味平淡，作用缓和的药物宜大。有毒者更应严格控制剂量。用量应根据方药配伍、剂型及使用目的而定。单味药应用、在方中作为主要药应用、药入汤剂时，用量宜大；反之，药入复方、在方中作辅佐药用、入丸、散剂时用量宜小。同时还应考虑患者体质、年龄、性别、病程、病势及生活习惯与职业情况，考虑地域、季节及气候而增减剂量。

一、常用药的剂量与用法

（1）麻黄：内服，煎汤 2～10 克。发汗解表宜生用，止咳平喘宜蜜炙用，捣绒缓和发汗。小儿、年老体虚者宜用麻黄绒或炙用。麻黄之用自有微妙，则在佐使之间，或兼气药以助力，可得卫中之汗；或兼血药以助液，可得营中之汗；或兼温药以助阳，可逐阴凝之寒毒；或兼寒药以助阴，可解炎热之瘟邪。麻黄配杏仁各9克，一宣一降，能加强肺的宣发肃降功能；麻黄配石膏，生石膏大于麻黄10倍左右才能退热平喘。

（2）紫苏：内服煎汤5～10克，入汤剂不宜久煎。用于理气和中、止咳安胎、发散表邪，用量不可大过；若用于治鱼鳖中毒宜用量稍重，可单用30～60克。

（3）桂枝：桂枝有效成分是挥发油，故用于散寒解表，应后下，用于其他治疗时可随其他药共煎。一般用于解肌发表及调和营卫时，用量为3～9克；治疗心悸、风湿性关节炎时可增大用量，甚至高达30～45克。

（4）葛根：生用偏于解肌退热、透疹、生津；煨用长于升阳止泻。煎汤10～15克，治颈椎痛可用至30～40克；另可开窍，治疗耳鸣、耳聋、脑鸣。

（5）石膏：生用宜打碎先煎，偏于清热泻火；煅石膏偏于敛疮生肌、收湿、止血。煎汤15～60克，常用30克，治疗热痹可用至60克。

（6）栀子：煎汤6～15克。生用多走气分而泻火，偏于清热泻火，凉血解毒；炒用可缓其苦寒，炒焦多入血分，偏于凉血止血。

（7）黄芩：煎汤3～10克。清热多生用、安胎多炒用、止血多炒炭用、清上焦热多酒炒用。枯芩即生长年久的宿根，善清肺火；条芩生长年少的子根，善清大肠之火，泻下焦湿热。

（8）黄连：煎汤2～5克。上以清风火之目病，宜酒炙；中以平肝胃之呕吐，宜姜汁炙；下以通腹痛之滞下宜生用。

（9）黄柏：煎汤3～12克。生用降实火，酒制治阴火上炎，

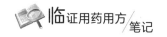

盐制治下焦之火，姜制治中焦痰火，姜汁制治湿热，盐酒炒黑治虚火，阴虚火盛而赤戴阳宜附子汁制。

（10）金银花：味甘性寒，气味芳香。煎汤生用疏散风热用6克，清泄里热用10克，用治瘟症病人，解毒可用至30克；炒炭用于热毒血痢用至15克。

（11）青蒿：苦寒清热，辛香透散。治虚热、骨蒸发热、解暑热，内服6～12克；治疟疾可用20～30克，不宜久煎，鲜品用量加倍，水浸绞汁饮。

（12）使用代赭石30克，治疗肝阳上亢，取其质重平肝潜阳之效，用量宜大；而用于胃气上逆之呃逆时仅用6～10克，取和胃降逆之功，用量宜小。

（13）薄荷用6克以疏肝行气，而清热解毒时用15克。

（14）用柴胡升举阳气及疏肝解郁时，治气陷证和肝气郁结证时用10克，用柴胡和解表里，取其退热之功时用至20克。

（15）用半夏，因其有毒性，常用清半夏，且用量相对较大，用于燥湿化痰时用15克，用治顽固性失眠则用30克。

（16）制川乌：常用量10克，特殊用量20～30克。治疗风寒湿痹痛，根据疼痛程度，一般剂量为10克，随药煎煮即可，用到20克，需先煎半小时，用至30克，需先煎1小时。如用生川乌10克，需先煎半小时，用至20克，先煎1小时，用至30克，先煎2小时。使用时一定要从小剂量开始，逐渐递加，并随时观察病情变化，以防中毒，且见效则止，不可久服。

（17）槟榔：行气消积用3～10克；驱绦虫须用30～60克

（18）桑叶：常用量15克，特殊用60克，降脂减肥（配荷叶）。

（19）荷叶：常用量 15 克，特殊用量 30 克，降脂减肥。

（20）土茯苓：常用量 30 克，治疗皮肤病；特殊用量 60 克，治疗痛风。

（21）玉米须：特殊用量 100 克，代茶饮，治疗糖尿病。

（22）鲜白果：特殊用 7 粒，微波炉高火 1 分钟，治疗尿频需剥皮吃仁。

二、主治某一病证的重用药

（1）重用"苍术治疗顽固水肿"、治疗腹泻。

（2）重用牡蛎治疗亡阴、治疗乳腺增生。

（3）重用赤芍治疗黄疸。

（4）重用生山茱萸救脱。

（5）重用生甘草治疗口腔溃疡、小儿遗尿、解毒。

（6）重用白芍治疗便秘。

（7）重用黄芪消肿胀。

（8）重用生地黄治疗心律失常、热痹。

（9）重用熟地黄治疗老年性慢性支气管炎。

（10）重用天花粉治疗肛裂、异位妊娠。

（11）重用黄连治疗热性心动过速。

（12）重用白头翁治疗尿道灼热痛。

（13）重用半夏、茯苓治疗失眠。

（14）重用土茯苓治疗热痹关节炎、尿蛋白。

（15）重用小茴香治疗盆腔积液。

（16）重用仙鹤草治疗热性消化性溃疡、吐血、腰椎间盘突出称其可治"腰痛"、咳嗽、盗汗。

（17）重用五味子治疗多汗、失眠健忘、疲劳乏力。

（18）重用山药治疗慢性腹泻。

（19）重用薏苡仁治疗带状疱疹、扁平疣、皮下脂肪瘤、热痰不去。

（20）重用浙贝母治疗硬结性痤疮，收效甚捷。

（21）重用生石膏退热。

（22）重用连翘治疗热性痤疮、过敏性紫癜。

（23）重用败酱草治疗胃酸。

（24）重用鱼腥草治疗肺结核。

（25）重用金银花解热毒。

（26）重用鸡血藤治疗重症肌无力；治疗再生障碍性贫血；治疗妇科白斑；治疗血友病。

（27）重用川芎治疗头痛。

（28）重用玄参治疗带状疱疹。

三、主治某一病证的慎用药

1. 肺病

肺寒咳嗽：马兜铃、竹沥药物需慎用。

肺热痰多：白芥子、白附子等药物需慎用。

肺痨：一切助阳温燥、兴阳道、耗阴精的药。如仙茅、阳起石、淫羊藿、补骨脂、肉桂、鹿茸、海狗肾、附子、干姜、羊肉、牛肉等药物需慎用。

2. 气喘痰壅病人

别直参、黄芪、升麻、柴胡、饴糖、龟板胶、阿胶、熟地黄等，升阳补气、黏腻碍胃的药物需慎用。

3. 外感发热病人

熟地黄、阿胶、附子、党参，鹿茸、补骨脂、紫河车、蛤蚧等，温热助阳、滋补碍邪的药物需慎用。

4. 心病胸闷心悸、心律不齐

蟾酥、夹竹桃、万年青、老茶树根、茶叶等药物需慎用。

5. 胃虚脾虚，有呕血者

瓜蒂、常山、胆矾、龙胆草、穿心莲等苦寒之药物需慎用。

6. 脾虚泄泻

石决明、牛蒡子、知母、栀子、鲜生地、玄参、紫草、地骨皮、龙胆草、山豆根、柏子仁、肉苁蓉、桑椹、天冬、胡麻、瓜蒌仁、杏仁等苦寒、降泄、滑润之品需慎用。

7. 习惯性便秘者

茯苓、车前子、泽泻、薏苡仁、赤小豆、滑石、干姜、肉桂、诃子、五倍子、肉果等燥湿利尿药物需慎用。

8. 急性疫毒痢

诃子、赤石脂、禹余粮、五倍子慎用、罂粟壳等收敛固涩药物需慎用。

9. 慢性肝病

慢性肝炎，黄药子药物需慎用；

肝硬化（阴虚型），桂枝、肉桂、附子、吴茱萸、干姜等

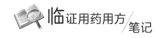

温热药物需慎用；

急性肝炎转氨酶高者，若湿热重，五味子慎用；若肝阴虚者，垂盆草慎用。

9. 肝阳上亢，头晕目眩的病人

麻黄、葛根、桂枝、川芎、防风、肉桂、附子等温阳升提药物需慎用。

10. 吐血、咯血、衄血、便血及崩漏等出血病人

肉桂、附子、补骨脂、桂枝、川芎、桃仁、红花、水蛭、五灵脂、干漆等，温热、活血破瘀的药物需慎用。

11. 肾病

尿蛋白量多，木通、泽泻慎用；红细胞多，肉桂、桂枝、土鳖虫、水蛭慎用；肾炎水肿期忌盐。

12. 阴虚潮热病人

麻黄、桂枝、苍术、厚朴、附子、干姜、肉桂、川芎、吴茱萸等辛温香燥，劫阴之品需慎用。

13. 肾阴亏损、肾阳偏亢、阳事易动者

阳起石、鹿茸、淫羊藿、补骨脂、海狗肾、韭菜子、肉桂、人参等兴阳之品需慎用。

14. 哺乳妇人

麦芽、神曲、大黄、番泻叶、枇杷叶及一切通经药物需慎用。

第四章

临证用药的配伍

中药配伍是中药应用的基本方式，是根据病情的需要和药物的性能特点，按照中医一定的法度，将两种或两种以上药物组合在一起的应用，也是组方中基本、简单、明确、可靠的一种形式，在临证中具有较强的针对性、灵活性和适应性。掌握中药配伍十法、症状用药的配伍、脏腑用药的配伍，是提高临证疗效的主要路径。

一、中药配伍十法

浩瀚的中医文献中蕴藏着极其丰富和宝贵的中药配伍经验，本着"守正创新，去芜存精，融会新知，探幽发微"的原则，我将中药配伍归纳为十法：

1. 同类相求配伍

是指同一类药物每两味配合使用，使疗效增强，而发生协同作用。在临证遣药中，同类相求的配伍主要针对主病、主证主因，也可用于兼病兼证。如麻黄配桂枝、升麻配葛根、黄连配黄芩、火麻仁配郁李仁、防己配秦艽、茯苓配泽泻、附子配

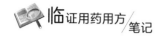

干姜、香附配木香、山楂配麦芽、桃仁配红花、龙骨配牡蛎等。

2.异类相使配伍

是指不属同类的两种药物在一起配用,使之互相增进疗效,或各取所长,达到治疗目的一致的效果。在临证遣药中,异类相使的配伍主要针对表里同病、上下同病,或本虚标实、正虚邪恋、寒热互结,或多种致病因素所致的疑难杂症。它包括如下几种形式:

(1)两种药物性能有共性的配伍:两种药物虽功能不同,但在性能上有可比性,性能上有共性是它们相互沟通之处,这两味药配伍使用,可产生协同作用,而使疗效增强。如木香配黄连、黄芩配白芍、黄芪配当归、麻黄配羌活、赤芍配黄柏、大黄配枳实、生地配木通、半夏配生姜、桂枝配川芎、莱菔子配白芥子等。

(2)两种药物功效有共性的配伍:两种药物虽性能不同,但在功效上有共性是它们相互配伍的前提,配伍应用,可产生协同作用。如黄芪配柴胡、陈皮配甘草、白芍配甘草等。

(3)两种药物性能和功效均有共性的配伍:两种药物在性能和功效有共性的药物,可比性更强,更有许多沟通之处,配伍应用,更能产生多方面的协同作用而增强疗效。如栀子配茵陈、知母配川贝母、黄芪配升麻、枸杞子配菊花、黄柏配苍术、金铃子配延胡索、阿胶配艾叶、半夏配陈皮、丁香配沉香、羌活配川芎等。

(4)两种药物治疗目的一致的配伍:两种药物相互配伍,不是性能上有共性,也不是功效上有共性,而是在治疗目的上一致按相使关系配伍使用。如人参配柴胡、防己配桂枝、茵陈配附子、枳实配肉桂、香附配黄连、桔梗配甘草、黄芩配半夏、枳实配茯苓、陈皮配桑白皮、薏苡仁配杏仁等。

3. 升降相因配伍

指利用药物的升降浮沉的趋向来针对疾病升降出入的病理趋向，采用升药与降药并用，相反相成，从上或下两个方面分消病邪的配伍方法。升降相因的配伍主要用于气机郁滞的病证。如肺气壅滞，肝肺之气升降乖戾、脾胃升降失常和大肠腑气不通等。如①升降肺气的配伍有：麻黄配杏仁、桔梗配枳壳、麻黄配紫苏子、桔梗配前胡等。②升降脾胃配伍的有：苍术配香附、枳实配白术、陈皮配沉香、白术配泽泻等。③升降肠脾配伍的有：升麻配枳壳、升麻配桃仁、羌活配大黄、大黄配荆芥等。④升水降火的配伍有：黄连配肉桂、沉香配茯苓、黄连配茯苓、朱砂配磁石等。⑤行气降气配伍的有：柴胡配黄芩、柴胡配枳实、枳实配瓜蒌、桃仁配杏仁等。⑥开上通下配伍的有：大腹皮配生姜皮、防己配葶苈子、防己配黄芪、黄芩配猪苓等。⑦上病下取配伍的有：黄芩配大黄、石膏配竹叶、黄芩配泽泻、生地黄配牛膝等。

4.寒热相制配伍：寒热相制的配伍包括两个方面：一是针对寒热错杂证，疗寒以热，疗热以寒，寒热并用，并行不悖，相反相成；二是针对药性的过偏，加以监制，其中热药性温燥，有伤阴动血之弊，为防止药性过偏，配用寒凉药加以监制，以防温燥之品耗血动血；而寒凉药性寒，易伤阳气或凝滞碍邪，为制约其副作用，常常配温热药，而不致寒凉药碍邪。如①表

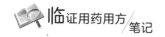

寒里热配伍的有：麻黄配石膏、麻黄配黄芩、黄麻配桑白皮、桂枝配大黄等；②寒热互结配伍的有：黄连配干姜、黄连配附子、大黄配干姜、石膏配川乌等；③寒热错杂配伍的有：栀子配高良姜、栀子配川乌、陈皮配竹茹、黄柏配羌活等；④寒热监制的配伍有：黄连配吴茱萸、知母配附子、黄芩配白术、大黄配肉桂等。

5.刚柔相济配伍

指以辛香苦温的刚燥药配以阴柔药，达到流动气机而不产生耗气伤阴之流弊的方法。它包括温阳药与补阴药参合使用。刚柔相济配伍适用于外感温热病、内伤杂病，落实到脏腑，多适用于肾病者、脾病者。如生地黄配附子、当归配肉苁蓉、白术配山药、白术配白芍、黄柏配知母、吴茱萸配大枣、半夏配麦冬、桃仁配大黄、枸杞子配菟丝子、补骨脂配胡桃肉等。

6.动静相随配伍

是指以通利动走药与涩滞静守药并用的一种配伍方法。也即"走"与"守"的配伍。一般来说，辛散、通下、渗利、行气、活血药等均具有行走的特征；收敛、固涩、补益药等具有静守的特征。通过动静药的配伍，既可防走药伤正之弊，又可防守药留邪为患。动静相随的配伍，临床上主要适用于血虚兼瘀，或血热兼瘀，或感受暑邪，或脾虚痞满，或精虚头昏，或白浊，或淋证，或肾虚腰痛，或血证等等。如当归配白芍、生地黄配赤芍、附子配肉桂、人参配黄芪、黄连配大黄、白术配茯苓、熟地黄配细辛、滑石配甘草、花蕊石配三七、制首乌配刺蒺藜等。

7. 润燥互用配伍

是指辛香苦燥药与阴柔滋润药并用的配伍方法，临床主要适用于：①时病：如湿温病、伏暑病之中后期。一方面湿温不化，气机被阻，不得流通；另一方面，阴津日耗，又不能单纯使用辛香苦燥之药以理气化湿，须润燥互用，才能除疾不伤正。②杂病：主要针对肺、胃、肾的病证，肺为娇脏，胃喜湿恶燥，肾为水火之脏。用药时，宜润燥得宜，方能兼顾脏腑之特性。如黄连配知母、杏仁配厚朴、陈皮配紫苏子、川芎配当归、生地黄配黄连、贝母配半夏、麦冬配黄连、百部配紫菀、苍术配桑椹、黄芩配天冬等。

8. 阴阳互根配伍

指纯阳刚燥药与纯阴滞腻药并用的一种配伍方法。一般来说，临床治疗阳虚证，纯用温燥阳刚之药补阳，刚燥烈之性无所制约，反能伤阴劫津为害；治疗阴虚证，尽用沉阴呆滞的药补阴，则有遏制清阳升发之弊，故滋阴的同时兼顾扶阳，温阳的同时兼顾养阴，才是治疗虚证的上乘之法。正如张景岳所云："善补阳者,必于阴中求阳,则阳得阴助而生化无穷;善补阴者,必于阳中求阴,则阴得阳升而泉源不竭。"阴阳互根的配伍形式包括从阴引阳，从阳引阴，阴中求阳，阳中求阴等四种，主要适用于气虚、血虚、阴虚、阳虚、气血两虚、阴阳两虚的病证。如人参配当归、人参配熟地黄、人参配阿胶、附子配熟地黄、黄芪配山药、龟胶配鹿胶、黄精配当归、锁阳配熟地黄、肉桂配熟地黄等。

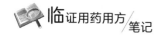

9. 散敛兼顾配伍

是取两种相反作用的药物结合起来，一方面收敛正气，一方面解散邪气，同时并进，取相反相成之意，以治正虚邪恋病证的一种配伍形式。当患者素体亏虚或病程中正气已伤，复感外邪时，单纯使用辛散苦泄之品祛邪，则有耗散阳气与阴液之弊，邪去正愈伤，只宜散敛同用，方可中病之"的"。采用辛散苦泄之品与酸涩收敛之药并施，才能散不伤正，敛不碍邪，相反相成，达到解除疾病的目的。散敛兼顾配伍，临床主要应用于：①外感风寒表虚证。②肺气已虚，又有伏饮的咳喘证。③伤寒挟热，腹痛下痢证。④暑湿为患的呕吐腹泻证。⑤阴虚火旺所致的男子遗精、女子崩漏带下症。如升麻配白芍、细辛配五味子、麻黄配诃子、白果配麻黄、防风配牡蛎、干姜配乌梅、防风配黄芪、葛根配白芍、茯苓配酸枣仁、吴茱萸配木瓜等。

10. 补泻兼施配伍

指扶正药（补药）与祛邪药（泻药）并用的一种配伍方法。主要适用于正气既虚，邪气又盛的虚实夹杂证。当患者素体亏虚或病程中正气已伤而邪尚存时，纯补之则邪气益固，纯泻之则正气不支，只有补泻兼施,方能解除病证。补泻兼施的配伍，包括散补兼施、攻补兼施、清补兼施、消补兼施四种形式，分别适用于正虚邪恋的表证，里实正虚证，阴虚诸症以食积、癥块而又体虚为主的病证。

（1）散补兼施配伍：是指一种补药与一种散药同时并用的一种配伍方法。主要适用于正虚邪恋的表证。补药是指补气、补阳、补阴、补血药；散药是指发散表邪、解除表证为主要作用的药物，多具辛味，性有寒温之别。一般来说，正虚外感风寒之邪，多使用辛温解表药与补药配伍；正虚外感风热之邪，多使用辛凉解表药与补药配伍。按照配伍后的功效，可分为益气解表、助阳解表、滋阴养血解表等几种类型。如紫苏子配人参、麻黄配黄芪、防风配白术、麻黄配人参、羌活配当归、白芷配当归等。

（2）攻补兼施配伍：是指扶正药与泻下药同时并用的一种配伍方法。适用于里实正虚之证。症见大便秘结，腹胀硬满，神疲少气，口舌干燥等。此时，不攻则不能去其实，泻实则正气更虚；不补则无以救其虚，补虚则里实愈壅。唯有攻补兼施的方法，使攻不伤正，补不助邪，才为两全之策。泻下药有攻下、润下、峻下之别，性味多为苦寒，少数有甘平、辛温特性，以归胃、大肠经为主，兼归肺、肾、脾等经，具有通利大便、消除积滞，排除水饮和其他有害物质的功效，部分药物兼有清热泻火、解毒消肿等作用；扶正药为补益气血，滋阴增液之品，具有补充人体物质亏损，增强机体活动能力、消除虚弱病证的功效。临证使用攻补兼施配伍，里实兼有气阴两虚者，常选用泻下药如大黄、芒硝，补气养血滋阴药如人参、当归、生地黄、玄参等；里实兼有阴亏者，多以泻下药配伍滋阴药，如大黄、芒硝配生地黄、玄参等。如大黄配人参、火麻仁配当归、葶苈子配人参、大黄配阿胶等。

（3）清补兼施配伍：是指一种清热药与养阴药同时并用的一种配伍方法。主要适用于阴虚诸证，阴虚证尚有肺肾阴虚、肝肾阴虚、心肾阴虚等区别，但阴虚则阳旺，阴虚则内热，这是阴虚病变的共同趋势。故以甘润药养阴，配寒凉药清热。这

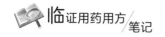

种配伍，养阴是主要的，因为阴长可以制阳，促进阴阳平衡；寒凉药仅是辅助的，不能用量过多。如生地黄配百合、青蒿配鳖甲、黄柏配龟板、生地黄配牡丹皮、知母配天花粉、麦冬配天冬等。

（4）消补兼施配伍：是指消药与补药同时并用的一种配伍方法。消药包括行气活血、祛湿化痰、软坚消癥、消食化积等功效的药物；补药泛指补气、补血、补阴、补阳功效的药物。主要用于食积、肿块、癥瘕且体虚的病证。面对积聚体虚证，非消不能去其积，但正虚又不任攻伐；非补不能扶其虚，但易致气机壅滞。只有消法和补法结合运用，各展其长，才能消积顾正。如枳实配人参、厚朴配白术、金银花配黄芪、莪术配当归、皂角刺配黄芪等。

二、症状常用药的配伍

任何病、证都必然会反映出一定的"症"，诊病、辨证就是要通过"症"而认识疾病的病理本质。主症是病人的主要依据。临证时，要善于抓住和确定主症，作为诊断的主要线索。治疗时，也要围绕主症选择针对性强的配伍药。

（一）发热

发热是疾病中常见症状之一，是机体对病邪的一种全身性反应，是机体正气与病邪相争，阴阳失调的必然现象。发热常见有发热恶寒、寒热往来、身热夜甚、午后潮热、壮热、长期低热等几种。

1. 发热恶寒

指病人恶寒与发热同时出现，是表证的特征性症状。其机理是外邪侵袭肌表，正气与邪气相互斗争，卫气宣发失常所致。

（1）麻黄配桂枝：发汗解表，通阳和营。适用于治疗风寒表实所致的恶寒发热、无汗、头身疼痛等症。麻黄常用3～9克，桂枝为3～9克。然两药配伍辛温，发汗作用较强，对于表虚自汗、外感风热、体虚外感等均忌用。

（2）麻黄配羌活：散风寒，祛湿痛。适用于治疗风寒湿邪所致的恶寒发热、头身疼痛等症。麻黄常用3～9克，羌活为3～9克，用治感冒宜轻；治风湿，用量稍重，一般不宜过多。然两药配伍味苦性温，胃肠型感冒忌用，因羌活用量较大时，脾胃虚弱者易致呕吐，此外血虚痹痛者忌用。

（3）羌活配生地黄：解表散寒，兼清内热。适用于治疗湿邪伤阴所致的恶寒发热、寒多热少、头身皆痛、无汗、口苦口渴、舌苔薄白、脉浮等症。羌活常用3～9克，生地黄为9～30克。然两药配伍，生地黄用量偏重，性寒质腻，故风热表证、脾虚湿滞者、腹满便溏者忌用。

（4）菊花配薄荷：疏散风热，清泻肝火。适用于治疗外感风热所致的发热恶寒、头痛、舌红口渴、脉浮数等症。菊花常用6～15克，薄荷为3～9克，鲜品15～30克。然两药配伍芳香辛散，故发汗耗气，体虚多汗、阴虚发热者忌用。

（5）金银花配牛蒡子：疏散风热，解毒利咽。适用于治疗外感风热，或温病初起所致发热恶寒、咳嗽咳痰不畅等症。金银花常用10～15克，牛蒡子为5～10克，捣碎煎。然两药配伍

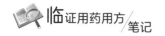

性寒，脾胃虚寒的泄泻及疮疡已溃者忌用。

（6）生地黄配淡豆豉：清热凉血，养阴透表。适用于治疗热入营分，表证未罢，仍出现发热重、恶寒轻等症。生地黄常用10～15克，淡豆豉为3～6克。然两药配伍性寒滋润，故阳虚发热、阴虚潮热复感外邪者忌用。

（7）藿香配豆卷：化湿外达，化浊辟秽。适用于治疗暑湿、湿温初起所致的身重倦怠、恶寒发热、脘痞不舒、舌苔黏腻等症。藿香常用10～15克，鲜品加倍；豆卷为6～20克。然两药配伍，辛温芳香，阴虚内热者忌用。

（8）川芎配细辛：相须为用，祛风散寒止痛。适用于治疗感冒风寒引起的头痛如刺、鼻塞流涕、恶寒发热等症。川芎常用6～10克，细辛为1.5～3克。然两药配伍，辛香温燥，阴虚阳亢、内热之证忌用。

（9）川芎配白芷：辛香走散，祛风止痛。适用于治疗外感风寒引起的恶寒发热、头痛如刺等症。川芎常用6～10克，白芷为10～12克。然两药配伍，辛温香燥，故气虚、阴虚之证忌用。

（10）附子配细辛：温阳气，散寒凝，蠲痰饮。适用于治疗阳虚外感所致恶寒发热，脉反沉等症。附子常用9克，先煎，细辛为3克。然两药配伍，辛温芳香，阴虚阳热、真热假寒、肺热咳嗽及孕妇忌用。

（11）桂枝配人参：助阳益气，发汗解表。适用于治疗素体阳虚外感风寒，以热轻寒重、头痛无汗、倦怠嗜卧、语声低微、脉搏浮大无力等症为主。桂枝常用3～9克，人参为5～10克。然两药配伍，辛温苦燥，凡骨蒸劳热、血热吐衄、肝阳上亢、目赤头眩等，一切实证应忌用。

（12）桂枝配柴胡：透发少阳，解表退热。适用于治疗太阳、少阳并病所致发热、微恶风寒、肢节烦疼、微呕、心下支结等症。桂枝常用 3～9 克，柴胡为 1.5～10 克。然两药配伍中柴胡主升，肝阳上亢者忌用。

（13）麻黄配生牡蛎：开发腠理，散结消肿。适用于治疗乳痈初起所致的寒热交作、肿硬作痛等症。麻黄常用 3～6 克，生牡蛎为 15～30 克。传统认为牡蛎质地坚硬，难以煎出有效成分，故必须先打碎先煎，有助于有效成分溶出。牡蛎不可多用多服，久服易致纳呆、腹胀和便秘。

（14）柴胡配大豆卷：透邪祛湿，解表退热。适用于治疗感受湿温，腠理郁闭所致的发热、恶寒、纳呆、汗少等症。柴胡常用 3～9 克，大豆卷为 12～15 克。此外，章琴韵认为两药配伍疏郁宣透发散，用治乳痈初期所致的高热，有较好的退热作用。

2. 寒热往来

指病人自觉恶寒与发热交替发作的症状。是正邪相争，互为进退的病理反映，为半表半里证寒热的特征。

（1）柴胡配青蒿：和解少阳，化浊退热。适用于治疗邪在少阳，枢机不利所致的寒热往来等症。柴胡常用 6～9 克；青蒿为 3～10 克，后下，不宜久煎。然两药相伍，其性苦寒，胃阴虚病人忌用。

（2）砂仁配草果：温中化湿，散寒截疟。适用于治疗寒湿偏盛的疟疾所致的寒热往来之症。砂仁常用 3～6 克，后下或研末冲服；草果为 3～6 克。然两药相伍辛温，易耗气伤阴，气虚、

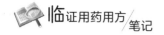

阴虚者不宜使用。

3. 身热夜甚

发热以夜间为甚者，称为身热夜甚。常是温病热入营分，耗伤营阴的表现。

（1）牡丹皮配生地黄：清热养阴，活血补血。适用于治疗热病后期，邪热未尽，阴液已伤所致的夜热早凉、热退无汗等症。牡丹皮常用 9~12 克，生地黄为 15~20 克。然两药配伍性寒，血虚有寒、月经过多及孕妇忌用。

（2）青蒿配知母：清热泻火，滋阴润燥。适用于治疗温热后期所致的夜热早凉、热退无汗等症。青蒿常用 3~10 克，后下，不宜久煎；知母为 6~12 克。然两药配伍，性寒质滑，脾胃虚寒、大便溏泄不宜用。

4. 潮热

指按时发热，或按时热势加重，如潮汐之有定时的症状。

（1）牡丹皮配地骨皮：凉血、泻火、除蒸。适用于治疗阴虚血热所致的午后潮热、两颧发红、手足心热、骨蒸烦躁等症。牡丹皮常用 9~15 克；地骨皮为 6~9 克。然两药配伍性寒，脾虚便泄者忌用。

（2）地骨皮配白薇：滋阴凉血除蒸。适用于治疗温热病传入营分，午后发热或血虚发热所致的骨蒸潮热之症。地骨皮常用 9~12 克，白薇为 6~12 克。陈泽霖经验：对肝硬化并发反复发热，有些是体内类固醇物质堆积太多，引起的类固醇发热，加入此二药即可。〔中医杂志，1985（5）：11〕然两药配伍性寒，脾胃虚寒便溏者忌用。

（3）知母配地骨皮：清泄肺热，凉血退蒸。适用于治疗阴虚发热所致的骨蒸潮热、五心烦热、盗汗遗精症等。知母常用6～9克，地骨皮为6～15克。然两药相伍，味甘性寒，外感风寒发热及脾弱便溏者忌用。

（4）秦艽配鳖甲：滋阴、清热、除蒸。适用于治疗风劳病所致的劳热骨蒸、潮热盗汗等症。秦艽常用6～12克；鳖甲为12～30克，宜久煎。然两药配伍，辛散苦泄，脾胃虚弱者慎用。

（5）青蒿配鳖甲：清虚热，除伏邪。适用于治疗阴虚发热、骨蒸潮热、盗汗、咳喘等症。青蒿常用6～12克；鳖甲为9～15克，宜久煎。然两药配伍性寒，脾胃虚弱者忌用。

（6）银柴胡配胡黄连：凉血清热，除蒸消疳。适用于治疗血虚热伏所致的骨蒸潮热、小儿疳热等症。银柴胡常用3～9克，胡黄连为3～9克。然两药相伍性寒，食欲不佳、大便溏薄的脾胃虚弱者忌用。

5. 壮热

指高热（体温在39℃以上）持续不退，不恶寒只恶热的症状。常兼面赤、口渴、大汗出、脉洪大等症。多因风热内传，或风寒入里化热，正邪相搏，阳热炽盛，蒸达于外所致，多见于伤寒阳明经和温病气分阶段，属里热证。

（1）大黄配生石膏：清热泻火，存阴保津。适用于治疗阳明腑证热盛所致的高热、烦渴、大便秘结、神昏谵语等症。大黄常用6～9克；生石膏为15～60克，打碎先煎。鄂慧认为，凡时邪高热，如属卫气同病，可用二药配伍以折其邪热，如流感高热、小儿痄腮红肿发热，肺胃蕴热之乳蛾及咽喉肿痛、

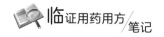

可加速降温除热，存阴保津，泄热防陷。〔上海中医药杂志，1986（5）：30〕然两药配伍皆寒凉之品，脾胃虚寒及阴虚内热者忌用。

（2）石膏配羚羊角：清热泻火，凉肝息风。适用于治疗温热病，邪入心包所致的壮热神昏、谵语狂噪及小儿热盛惊厥等症。石膏常用 15～30 克；羚羊角为 1～3 克，如磨汁或研粉服，每次 0.3～0.5 克。因羚羊角价格昂贵，故临床常以山羊角代之，但药量常用 10～15 倍。然两药配伍性寒，宜热极生风者，血虚生风者忌用。

（3）知母配生石膏：滋阴降火，清热保津。适用于治疗热性病所致的壮热、烦渴、大汗出、脉洪大等症。知母常用 6～9 克；生石头膏为 15～30 克，打碎先煎。然两药配伍性寒，脾胃虚寒证忌用。

（4）大黄配芒硝：破积通便，清热泻下。适用于治疗阳明实热所致的便秘、腹痛拒按、壮热、神昏、谵语、苔黄燥、脉滑数等症。大黄常用 3～10 克，后下；芒硝为 10～15 克，兑入药汁内服，或开水溶化后分服。然两药配伍味苦性寒，攻下破积力大，老人、体虚、津亏便秘者忌用。

（5）石膏配栀子：清热除烦，泻火凉血。适用于治疗温热病所致的壮热面赤、烦渴引饮、汗出恶热等症。石膏常用 6～30 克，打碎先煎；栀子为 3～10 克。然两药配伍味苦性寒，耗气伤津，脾胃虚寒者忌用。

（6）石膏配粳米：祛邪而不伤正，泻火而不伤脾。适用于治疗温病热在气分所致的壮热、烦渴、脉洪大等症。石膏常用 15～30 克，打碎先煎；粳米为 10 克。现代药理证明，石膏内服经胃酸作用，变成可溶性钙盐，吸收入血，对神经、肌肉有抑制作用，并能减低血管渗透性，因而有解热、镇痛及消炎作用。与粳米同煎，则药汤呈混悬状态，石膏粉质不易沉淀，有利于人体吸收，从而协助石膏提高退热效果。

（7）升麻配大青叶：气血双清，清热解毒。适用于治疗小儿外感风热湿毒所致的高热不退、双目微肿多赤等症。升麻常用3～9克，大青叶为15～30克。然两药配伍味苦性寒，脾胃虚寒者忌用。

6.长期低热

指发热不高，体温一般在38℃以下，或仅自觉发热的症状。发热时间一般较长，病因病机较为复杂。多见于温病后期和某些内伤杂病。

（1）知母配黄芪：寒热并用，益气养阴。适用于治疗阴虚所致的身热、劳嗽、脉数等症。知母常用3～9克，黄芪为9～24克。然两药配伍，黄芪用量偏重，性温，实热、肝阳上亢、气火上冲者忌用。

（2）地骨皮配天花粉：清肺润燥，养阴生津。适用于治疗温热病后期所致的余热未尽、低热不退等症。地骨皮常用9克，天花粉为10～15克。然两药配伍性寒，脾胃虚寒，大便滑泄者忌用。

（3）地骨皮配柴胡：清热退蒸。适用于治疗阴虚内热所致的虚劳骨蒸之症。地骨皮常用9克，柴胡为3～10克。然两药配伍性寒，柴胡具升发之性，真阴亏损，肝阳上亢者忌用。

（4）青蒿配白薇：清透并施，清热凉血退蒸。适用于治疗热病后期所致的余热未尽、阴虚发热之症。青蒿常用6～12克，

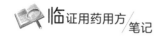

白薇为5~10克。然两药配伍性寒,脾胃虚弱,食少便溏者忌用。

（5）人参配何首乌：补肝肾,益气血。适用于治疗气血不足所致的长期低热之症。人参常用10克,另煎兑服;何首乌为30克。然两药配伍,何首乌用量较重,味涩性滑,大便溏泻、实证、热证、湿痰、阴虚内热、腹胀者忌用。

（6）赤芍配白芍：清热凉血,养血活血,柔肝止痛。适用于治疗血分有热所致的低热久久不退之症。赤芍常用10~15克,白芍为10~15克。施今墨经验（《施今墨对药临床经验集》）：二药妙用,取其善入阴分,补泻结合,敛阴凉血而不恋邪,清退血分之热,柔肝活血兼顾,治疗腹痛坚积、经闭目赤,因于积热者其效更著。然两药配伍性寒,血虚经闭者忌用。

（7）银柴胡配鳖甲：清补结合,除蒸退热。适用于治疗阴虚血热所致的劳热骨蒸或久疟不止、体虚低热等症。银柴胡常用3~9克,鳖甲为15~30克。然两药配伍性寒,外感风寒及血虚无热者忌用。

（8）白茅根配芦根：清热利尿,生津止渴。适用于治疗肺热阴亏所致的低热烦渴,咳嗽咽干等症。白茅根常用10~15克,鲜品加倍;芦根为10~15克,鲜品加倍。施今墨常将二药用于治疗外感或内伤发热,以及原因不明之低热,均收良效。现代临床多用于治疗急性肾炎、尿路感染,症见发热、小便不利、水肿、热淋尿血等。然两药配伍寒凉,脾胃阳虚者忌用。

（二）咳嗽

咳嗽是肺病最主要的症状,由肺气不清,失于宣肃所致。其他脏腑功能失调导致肺气上逆也可出现咳嗽。咳嗽常见有咳声重浊、咳声轻微、干咳无痰、咳痰黄稠、咳声短促等几种。

1. 咳声重浊

为寒痰湿浊停聚于肺，肺失肃降所致，多属实证。

（1）麻黄配杏仁：刚柔相济，止咳平喘。适用于治疗风寒客表，寒饮内停所致的恶寒发热、喘咳、痰多而稀，或痰饮咳喘等症。麻黄常用 3～10 克，杏仁为 4.5～9 克。邵志刚经验：习将二药用于中风偏枯证，所谓益肺之宣发肃降、主治节之功能，每获良效。〔中医杂志，1992（4）：8〕然两药配伍，其平喘止咳之力尤甚，治疗实喘，世人皆知，但麻黄辛温发汗，有耗气之弊，虚喘忌用或慎用。

（2）百部配白前：降气消痰，润肺止咳。适用于治疗感冒日久不愈，肺气肃降失常，肺气上逆，久咳不已，胸闷气喘等症。百部常用 5～15 克，白前为 6～15 克。施今墨临床应用此二药时，多用其蜜制之品。（《施今墨对药临床经验集》）刘韶远经验：将其用于患儿肺气壅实，咳嗽痰多，胸闷气急服用表散之品，虽喘息稍平，而咳嗽较剧，又不再用表散之品，取其温润平和之意。〔中医杂志，1990（8）：20〕然两药配伍主要用于咳嗽日久不愈或肺虚久咳。用于外感咳嗽表证不重，新如表证较重者则非所宜。

（3）陈皮配干姜：健脾燥湿，温肺化饮。适用于治疗寒痰咳嗽，痰多清稀之症。陈皮常用 6～12 克，干姜为 3～10 克。然两药配伍，辛散燥热，孕妇慎用，阴虚有热者忌用。

2. 咳声轻微

多因久病肺气虚损，失于宣降所致，多属虚证。

（1）麻黄配人参：益气解表，止咳平喘。适用于治疗素体气虚，感受风寒湿邪之所致的恶寒发热、头身重痛、咳嗽、脉浮、重取无力等症。麻黄（炙）常用 3 ~ 9 克，人参为 1.5 ~ 9 克，大量时 15 ~ 30 克，宜文火煎熬，将参汁兑入其他药汤服用。然两药配伍为虚咳而设，实证、热证而气不虚者忌用。

（2）人参配紫苏：益气解表，宣肺化痰。适用于治疗小儿禀赋不足所致的咳喘、短气自汗等症。人参常用 10 克，紫苏为 5 克。王伯岳经验：小孩咳喘，胸闷日久，短气自汗者，用紫苏两份，人参一份，煎汤呷服。〔北京中医，1988（5）：12〕然两药配伍性温，实证、热证慎用。

（3）人参配诃子：补益肺气，敛肺止咳。适用于治疗肺气虚损所致的咳嗽无力或久嗽失音等症。人参常用 10 ~ 15 克，文火另煎兑服；诃子 6 ~ 10 克。然两药配伍味酸涩，外有表邪、湿热积滞、实证、热证、阴虚内热、腹胀者忌用。

3. 干咳无痰

多属燥邪犯肺或阴虚肺燥所致。

（1）黄芩配天冬：清热滋阴，润肺止咳。适用于治疗肺热阴伤或肺虚燥热所致的干咳少痰、咽干音哑等症。黄芩常用 6 ~ 9 克，天冬 9 ~ 12 克。然两药配伍，味苦性寒，外感风寒咳嗽、虚寒泄泻忌用。

（2）瓜蒌配天花粉：清热生津，开胸散结。适用于治疗肺燥所致的咳嗽、干咳痰少、日久不愈等症。瓜蒌常用 10 ~ 30 克，天花粉为 10 ~ 30 克。施今墨：将二药联用，治疗肺燥咳嗽甚效。（《施今墨对药临床经验集》）然两药配伍，甘寒而滑，脾虚便溏及寒痰、湿痰者慎用。

（3）知母配五味子：一降一敛，止咳养胃。适用于治疗肺阴虚损所致的久咳不止、干咳无痰等症。知母常用 6～15 克；五味子为 3～12 克，生津止渴用生五味子，滋阴润肺用制五味子。然两药配伍，药性酸涩，外感咳嗽者忌用。

（4）沙参配麦冬：清肺凉胃，养阴生津。适用于治疗阴虚肺燥或热伤肺阴所致的干咳少痰、咽喉干燥等症。沙参常用 10～15 克，麦冬为 10～15 克。然两药配伍，甘寒质润滑肠，脾虚便溏、虚寒证、湿邪留恋者忌用。

（5）麻黄配罂粟壳：一宣一敛，止咳平喘。适用于治疗咳嗽日久、肺气不敛所致的干咳少痰或无痰，咳嗽不止，甚则影响入眠等症。麻黄常用 6～10 克，罂粟壳为 5～10 克（宜醋炒，以加强其收敛作用）。然两药配伍，药性酸涩，咳嗽初起者忌用；罂粟壳不可过量，以免中毒成瘾，婴儿、甲状腺机能不足、孕妇及哺乳期妇女忌用。

（6）黄柏配干姜：辛开苦降，滋阴降火。适用于治疗阴虚火旺所致的咽干久咳、干咳无痰等症。黄柏常用 9 克，干姜为 1.5 克。然两药配伍，味苦性燥，实火喉证忌用。

4. 咳痰黄稠

多因热邪犯肺，肺津被灼所致，多属热证。

（1）知母配川贝母：清热化痰，润肺止咳。适用于治疗痰热壅肺，气逆咳痰，黏稠或黄稠，胸膈满闷者。知母常用 6～15 克，川贝母为 3～10 克。然两药配伍，药性寒凉，寒痰、湿痰者忌用。

（2）石膏配半夏：清泄肺胃，化痰降逆。适用于治疗痰热

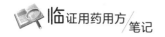

壅肺所致的咳嗽气喘、黄痰黏稠者。石膏常用6～30克，打碎先煎；半夏为3～9克，半夏生用毒性剧烈，一般宜制过用，降逆止呕用姜半夏，燥湿和胃用法半夏，化痰消食用半夏曲。然两药配伍，辛苦大寒，脾胃虚寒、阴虚内热者忌用。

（3）半夏配黄芩：清肺化痰，降逆止咳。适用于治疗痰热壅肺、肺气上逆之咳嗽痰多色黄者。半夏常用6～10克，黄芩为6～10克。然两药配伍，药性苦燥，脾胃虚弱者慎用。

（4）桔梗配鱼腥草：清热解毒，化痰止咳，排脓消痈。适用于治疗肺热咳嗽、痰稠难咯、肺痈、胸膈满闷、咳吐脓痰等症。桔梗常用5～10克，鱼腥草为15～30克。

（5）瓜蒌配海蛤壳：化痰散结，清肺止咳。适用于治疗痰热郁结，肺失宣降，气滞胸胁之咳嗽、咳痰黄稠、胸胁满闷或隐隐胀痛等症。瓜蒌常用10～30克，海蛤壳为9～15克。然两药配伍，性偏寒凉，寒痰、湿痰者忌用。

（6）瓜蒌配青黛：相须为用，清热化痰。适用于治疗肺热咳嗽、痰黄黏稠、面鼻发红等症。瓜蒌常用10～20克；青黛为1.5～3克，本品难溶于水，一般作散剂冲服，或入丸剂服用。然两药配伍性寒，脾胃虚寒者忌用。

（7）黄芩配贝母：清泻结合，清肺化痰止咳。适用于治疗痰火郁肺之咳嗽不止、咳痰黄稠者。黄芩常用10～12克；贝母为10～12克，润肺化痰用甘寒之川贝母，清肺化痰，开郁散结宜苦寒之浙贝母。然两药配伍，味苦性寒，脾胃虚寒及有湿痰者忌用。

5. 咳声短促

咳嗽呈阵发性、痉挛性，连续不断，多因风邪与痰热搏结所致。

（1）紫苏配杏仁：解表散寒，止咳化痰。适用于治疗外感风寒、咳嗽痰多、咳嗽声轻微。紫苏常用 5～10 克，鲜品加倍，不宜久煎；杏仁为 3～10 克，宜后下。然两药配伍中，杏仁有毒，不宜大量使用，过量中毒，婴儿慎用。

（2）杏仁配川贝母：润降结合，气利痰消，喘咳自宁。适用于治疗外感风寒，痰热郁肺，咳嗽不已，咳吐黄痰者。杏仁常用 6～10 克，川贝母为 6～10 克。然两药配伍，药性润降，脾虚泄泻者慎用。

（三）气喘

气喘又称喘促，为许多急、慢性疾病过程中的一个症状，主要与肺气上逆、肾气失纳有关，病变涉及肺、肾和心、肝等脏腑，辨证有虚、实、寒、热等不同。

1. 喘息气粗

（1）葶苈子配桑白皮：泻肺平喘，利尿消肿。适用于治疗肺热喘咳或痰涎壅盛于肺、喘咳不得平卧。葶苈子常用 5～10 克，桑白皮为 5～10 克。然两药配伍性寒，虚寒性咳喘、水肿尤应慎用。

（2）葶苈子配紫苏子：泻肺化痰，止咳平喘。适用于治疗痰涎壅肺、咳嗽气喘。葶苈子常用 5～10 克；紫苏子为 5～10 克，包煎。然两药配伍，寒温并施，调整二药的用量，无论寒痰、热痰之证均可配用，但肺虚咳喘则不宜。

（3）麻黄配黄芩：清肺化痰，宣肺平喘。适用于治疗肺热

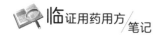

痰喘，症见喘促气粗、咳嗽痰黄而黏、身热汗出、口渴喜冷饮、舌苔黄腻等。麻黄常用 3～9 克；黄芩为 6～12 克，清上焦热多酒炙用。然两药配伍中黄芩苦寒，肺胃虚寒者慎用。

（4）地骨皮配石膏：清泻肺火，养液生津。适用于治疗肺火郁结、气逆不降、咳嗽气喘、皮肤蒸热等症。地骨皮常用 6～15 克；生石膏为 15～20 克，打碎，先煎。然两药配伍性寒，脾胃虚寒及血虚、阴虚发热者忌用。

2. 喘咳气涌

（1）麻黄配生姜：发汗解表，温肺平喘。适用于治疗风寒入肺，气失宣降，咳嗽喘急，痰白而稀等症。麻黄常用 3～9 克，生姜为 6～15 克。然两药配伍，味辛性温，能使血压升高，高血压患者慎用；失血患者及月经量多而感冒者，应忌用。

（2）半夏配干姜：温脾胃，化痰饮。适用于治疗寒痰阻肺之咳嗽气喘，咳痰清稀。半夏常用 6～10 克，干姜为 3～10 克。二药配伍，《金匮要略》卷六为干姜散，主治呕吐逆，吐涎沫；《千金方》卷六的干姜散，二药等份为末少许着舌上，主治悬痈；《普济方》半夏丸，二药用量比例为 2：1，为末，白面糊丸，陈皮汤送下，主治久吐不止。然两药配伍，药性温燥，只宜于寒痰、湿痰，热痰、燥痰忌用。

（3）五味子配细辛：一开一合，止咳定喘。适用于治疗素人宿饮，复感风寒之咳嗽喘急、痰多稀薄者。五味子常用 3～10 克，细辛为 1～3 克。胥庆华认为：临证具体应用时，各自用量应灵活掌握，咳嗽初起，以开宣为主，多用细辛；久咳之后，以敛肺气为要，多用五味子。即前人所谓"新痰多用细辛，久痰多用五味子。"其要旨即在此。(《中药药对大全》)然两药配伍，药性酸涩，表邪未解，内有实热、湿痰泻痢均忌用。

3. 喘咳气逆

（1）麻黄配射干：宣肺利咽，畅通气道。适用于治疗痰涎壅盛，气道不得宣畅，症见气逆而喘，喉中痰鸣如水鸡声。麻黄常用 3 ~ 6 克，射干为 6 ~ 10 克。两药配伍，寒温并用，其性较平，无论证情偏寒偏热，均可选用。

（2）五味子配干姜：利肺气，化痰饮，平喘逆，止咳嗽。适用于治疗寒饮内停之喘咳，症见咳痰清稀、气逆短促、喜唾、苔白滑、脉沉迟。五味子常用 3 ~ 10 克，干姜为 6 ~ 10 克。然两药配伍，药性温燥，故热痰、燥痰忌用。

（3）杏仁配紫苏子：降气消痰，止咳平喘。适用于治疗外感风寒，肺气上逆之咳嗽气喘，胸膈满闷或伴有大便不通者。杏仁常用 6 ~ 9 克；紫苏子为 6 ~ 9 克，包煎。然两药配伍多脂，肠滑易泻者慎用。

（4）杏仁配厚朴：下气降逆，祛痰定喘。适用于治疗湿邪阻遏上、中二焦，气机不利，水湿聚而成痰，上贮于肺之咳嗽、痰多、喘逆、脘闷之症。杏仁常用 5 ~ 10 克，厚朴为 5 ~ 10 克。然两药配伍，味苦性燥，肺气虚或阴虚咳嗽则不宜使用。

（5）陈皮配桑白皮：健脾燥湿，泻肺平喘。适用于治疗肺热咳嗽、喘逆痰多或面肿肢胀、小便不利等症。陈皮常用 10 克，桑白皮为 10 克，行水宜生用，平喘止咳宜炙用。然两药配伍，药性苦辛，阴亏津少者慎用。

（6）陈皮配紫苏子：除喘定嗽，顺气消痰。适用于治疗脾

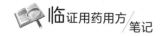

肺气滞,肺失宣降,痰多气逆而见咳喘并作。陈皮常用3～9克,苏子为6～9克,包煎。然两药配伍,药性温燥,热痰、燥痰慎用。

（7）莱菔子配白芥子:温肺化痰，降气平喘。适用于治疗痰涎壅盛、咳嗽喘逆、痰多胸闷、食少难消等症。莱菔子常用3～9克,白芥子为3～9克。然两药配伍,辛燥耗气动火,久嗽肺虚及阴虚火旺者忌用。另白芥子对皮肤黏膜有刺激,易发泡,有消化道溃疡、出血及皮肤过敏者忌用。

（8）莱菔子配杏仁:辛开苦降，止咳平喘。适用于治疗气壅痰盛,咳嗽喘促等症。莱菔子（炒）10～30克,杏仁为3～10克,入丸散剂用量不宜过大,汤剂宜久煎,以降低其毒性。然两药配伍,杨济在《临证用药配伍指南》谓,杏仁配莱菔子等治疗肺气上逆导致的咳嗽,若气痰尚未成壅,咳嗽较轻则应慎用二药,以防耗气。

（9）半夏配枇杷叶:润肺止咳，和胃降逆。适用于治疗咳嗽气喘,日久不愈吐稀痰者。半夏常用6～10克,枇杷叶为6～10克。然两药配伍,辛温苦泄,阴虚燥咳、血证忌用。

4.喘促短气

（1）葶苈子配人参:标本兼顾，泻肺平喘。适用于治疗咳嗽气喘而短,兼气虚体弱之人及一切水肿。葶苈子常用5～10克,人参为5～10克,另煎兑服。二药用量比例为4:1,研末,枣肉为丸,桑白皮汤送下,主治一切水肿,及喘满不可当者（《卫生宝鉴》）;或为2:1,研细末,枣肉为丸,桑白皮汤送下,主治一切水湿气,通身肿痛不可当者（《宣明论方》）。然两药配伍中,葶苈子大剂量可引起心律不齐等强心苷中毒症状,心律不齐的病者忌用。

（2）陈皮配人参：补益肺气，化痰行滞。适用于治疗肺气虚短之气喘促、懒言声微、脉虚自汗等症。陈皮常用6～12克，人参为5～10克，宜文火另煎兑服。另两药配伍，《圣济总录》卷四的橘皮汤，主治霍乱、烦躁、卧不安；《全生指迷方》卷二的参橘丸，主治气病之心下似硬，按之即无，常觉臕胀，多食则吐，气引前后，噫气不除；《太平圣惠方》卷八十四的人参散，主治小儿哕。现代临床多用于肺脾气虚之短气喘促、食少便溏者。

（3）当归配紫苏子：和血止咳，化痰平喘。适用于治疗痰涎壅盛、咳喘短气、胸膈满闷等。当归常用10克，紫苏子为5～10克，包煎。然两药配伍辛温，富含油性，阴虚咳嗽、大便溏泻者不宜使用。

（四）口渴

口渴是热病和消渴病的主要见症。口渴为津伤之象，津伤越甚则口渴越重，同时也有湿饮内阻、气不化津之口渴。口渴的程度有口渴微饮、口渴多饮、渴喜凉饮、渴喜热饮、大渴引饮等几种。

1. 口渴微饮

为津伤不甚，多见于温热病初期。

（1）石膏配竹叶：清心泻热，除烦止渴。适用于治疗邪热初入营血，身热口渴或不渴，谵语舌绛等。石膏常用6～15克，先煎；竹叶为6～12克，后下，不宜久煎。然两药配伍辛寒，阴虚火旺、骨蒸潮热者忌用。

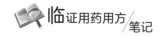

（2）滑石配山药：益气养阴，清热利湿。适用于治疗气阴两虚感受暑湿而见低热自汗、烦渴饮不多、小便不利等症。滑石常用 10～20 克，山药为 20～30 克。滑石能运行上下，开通津液，除垢存新，有吸附肠内毒素，保护肠黏膜等作用，虽滑利但不伤正。然两药配伍味甘性寒，脾胃阳虚者慎用。

2. 口渴多饮

为津伤较甚，多见于消渴病、小儿夏季热。

（1）沉香配石斛：寒温并用，顺气养阴。适用于治疗阴虚气逆所致的干呕不止、口渴、舌红少津等症。沉香常用 1～3 克，后下，或磨汁、锉末，每次 0.5～1.5 克；石斛为 6～12 克，鲜者 15～30 克，鲜石斛清热生津之力尤佳，干石斛较差。若两药配伍中石斛用量偏重，因石斛甘而微寒，《本草拾遗》云"虚而无火者忌用"；徐究仁云："湿温尚未化燥，每见口燥欲漱，苔腻皮干，理宜辛淡之法。若误用石斛，则舌苔立转黑燥，湿遏热蒸，渐入昏谵者有之"。（《百家配伍用药经验采菁》）可供临床参考。

（2）金银花配生地黄：清热解毒，养阴透热。适用于治疗热病津伤口渴、舌红唇燥等症。金银花常用9克，生地黄为15克。肖森茂在《百家配伍用药经验采菁》中谓"二药配对，养阴护心，减轻热毒对心阴的耗伤和心肌的损害，因生地黄含有营养心肌、保护心肌、强心的多种因子。病毒性心肌炎属血热者用之甚宜。"然两药配伍性寒而质腻，脾虚湿滞、便溏者忌用。

（3）知母配黄连：清热泻火，滋阴生津。适用于治疗胃火亢盛所致口渴多饮，消谷善饥者。知母常用6～9克，黄连为3～6

克。《百家配伍用药经验采菁》记载：邹鑫和将两药配合用于治疗肝火犯肺，阵阵剧咳、夜间尤甚、烦躁、两胁震痛、甚则痰中带血者，效佳。对于心火上炎之不寐、口糜等症，亦可配伍应用。然两药配伍，味苦性寒，脾胃虚寒者忌用。

（4）知母配石膏：清中有润，润中有散，清热止渴除烦。适用于治疗阳明气分热盛证，症见壮热、烦渴引饮、汗出恶热、脉洪大有力。知母常用 6～10 克，石膏为 20～30 克，打碎先煎。然两药配伍性寒，脾胃虚寒者忌用。

（5）生地黄配乌梅：酸甘化阴，清热养阴生津。适用于治疗阴虚内热之口渴多饮、烦热。生地黄常用 10～15 克，乌梅为 10 克。因乌梅毕竟为收敛之品，温热初起、邪热亢盛兼见阴伤，或暑热挟湿、中土失运、津不上承所致的口渴，一般不宜选用，恐有恋邪留湿之虞。

（6）乌梅配甘草：酸甘化阴，生津止渴。适用于治疗热伤阴津或气阴两虚之口渴引饮、心烦不安等症。乌梅常用 10～15 克，甘草为 6～10 克，乌梅、甘草配用，还具敛肺止咳、涩肠止泻之功，还可用来治疗久咳气阴两虚之短气乏力、心慌、口渴及脾虚久泻、大肠滑脱不止等症。然两药配伍性收敛，外有表证或内有实热积滞者忌用。

（7）乌梅配麦冬：生津止渴，涩肠固脱。适用于治疗久泻久痢，大肠津脱之口渴引饮之症。乌梅常用 10 克，麦冬为 10 克。然两药配伍酸润性寒，外有表邪，内无虚热者忌用。

（8）知母配天花粉：清热泻火，滋阴生津。适用于治疗消渴病所致的口渴、多饮、多尿等症。知母常用 6～12 克，天花粉为 10～15 克。然两药配伍性寒，脾胃虚寒、大便滑泄者、

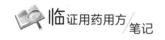

孕妇忌用。

3. 渴喜热饮

多为痰饮内停所致。

（1）黄芪配甘草：相须为用，补中益气。适用于治疗气虚发热、渴喜温饮、自汗出、少气懒言等症。黄芪（炙）常用10～30克，甘草（炙）为6～10克。黄芪、甘草配伍，还具补虚托毒、排脓解毒之功，适用于气血不足，疮疡内陷或久不收口。《太平惠民和剂局方》黄芪六一汤，炙黄芪、炙甘草的用量比例为6：1，主治气虚津伤之肢体劳倦，口常干渴，面色萎黄，不思饮食。《魏氏家藏方》六一散，炙黄芪、炙甘草的用量比例为6：1，共为细末，主治咯血、发寒热等症；《圣济总录》卷一三一，托里黄芪汤，炙黄芪、甘草的用量比例为10：1，主治疮疡、口渴脉虚等症。然两药配伍味甘润，湿盛中满、腹胀水肿、表实邪盛、气滞湿阻、食积内停、内有实热、阴虚阳亢、疮痈初起等均不宜用。

5. 大渴引饮

多为阳明热盛津伤。

（1）石膏配生地黄：清热凉血，养阴生津。适用于治疗温病气血两燔之高热口渴引饮、发斑。石膏常用6～30克，先煎；生地黄为10～20克。然两药配伍性寒且润，脾虚湿滞、胀满便溏忌用。

（2）石膏配寒水石：清热泻火，除烦止渴。适用于治疗温热病邪在气分，症见壮热烦渴、脉洪大。石膏常用15～30克，先煎；寒水石为6～18克，捣碎煎。然两药配伍性寒，脾胃虚寒者忌用。

（3）生地黄配黄连：滋阴泻火，除烦止渴。适用于治疗肺热津伤，烦渴多饮之消渴等症。生地黄常用 10～15 克，黄连为 3～6 克。然两药配伍性寒凉，消渴病中、下消慎用。

（五）腹痛

腹痛指剑突下至耻骨毛际以上的腹部疼痛，或其中某一部位疼痛的症状。多因寒、热、寒湿、湿热、气滞、血瘀、结石、虫积和食积等所致。常见有大腹痛、小腹痛、少腹痛等几种。

1. 大腹痛

脐以上为大腹，属脾胃，多因脾胃气滞、寒湿、食积、虫积所致。

（1）陈皮配木香：行气宽中，燥湿除满。适用于治疗气机不畅所致的脘腹胀满或腹痛泻痢。陈皮常用 9～12 克，木香为 9～12 克。然两药配伍，辛散苦燥，气虚、阴亏者慎用，孕妇忌用。

（2）大黄配厚朴：清泄里实，行气宽中。适用于治疗大便秘结、腹满胀痛之胃热实证。大黄常用 3～10 克，后下；厚朴为 5～12 克。现代临床常将其用于菌痢初起、腹满胀痛、里急后重、便脓血等症，每获效。然两药配伍，味苦性泄，脾胃虚弱者慎用，妇女怀孕、月经期、哺乳期忌用。

（3）苦楝皮配槟榔：驱虫消积，行气燥湿。适用于治疗虫积腹痛。苦楝皮常用 6～15 克，槟榔为 6～15 克。然两药配伍中苦楝皮有毒，且有蓄积作用，不宜持续和过量服用，体虚者

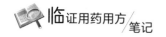

慎用，肝病患者忌用。

2.小腹痛

脐以下至耻骨毛际以上为小腹，属膀胱、大小肠及胞宫。多见于肠痈、肠结、结石、癥瘕等病。多因寒湿、湿热、气滞、血瘀所致。

（1）当归配赤芍：活血通络，化瘀止痛。适用于治疗瘀血所致的痛经、闭经、癥瘕、产后腹痛。当归常用10克，赤芍为10克。然两药配伍，味苦性泄，大便溏泻者不宜用。

（2）香附配白芍：疏肝理气，养血调经。适用于治疗妇女情志不畅、肝气不舒、气血不和所致的经行腹痛、胁胀腹胀等。香附常用10~15克，白芍为10~20克。然两药配伍，苦酸性寒，脾胃虚弱吐酸水者慎用。

（3）香附配乌药：理气散瘀，和血止痛。适用于治疗妇女经期或产后，小腹疼痛属气血不和者。香附常用10克，乌药为10克。现代临床将此二药常用于治疗胃肠神经官能症、轻度肠梗阻、慢性结肠炎、慢性痢疾等。然两药配伍，味辛性温，易耗气伤阴，若已见气虚或气郁化火之象，则当慎用。

（4）小茴香配荔枝核：祛寒散结，行气止痛。适用于治疗小腹寒疝疼痛、慢性附件炎、卵巢囊肿等症。小茴香常用6克，荔枝核为15克。两药配伍，《证治准绳》之荔枝散，主治疝气，阴核肿大，痛不可忍。现代临床仍为治疗疝气疼痛、睾丸肿痛的常用药，用治妇女慢性附件炎、慢性盆腔炎、虚寒带下等症也有一定疗效。然两药配伍，味辛性温，疝气日久，发热者慎用。

（5）肉桂配沉香：温肾壮元，散寒止痛。适用于治疗肝肾阴寒之小腹疼痛、疝气等症。肉桂常用 3 ~ 9 克，沉香为 3 克。寒甚者，可加吴茱萸、干姜；再甚者，加附子。根据寒之轻重，用药亦当相应增减，否则，药不及病，疗效必差。

3. 少腹痛

小腹两侧为少腹，是足厥阴肝经循行的部位。多见于肠痛、月经不调，热邪与水饮结聚所致。

（1）甘遂配大黄：泻热逐饮，逐瘀泻水。适用于治疗热邪与水饮结聚，心下至少腹硬满而痛。甘遂常用 1.5 ~ 3 克，大黄为 5 ~ 15 克。现代临床将此二药常用于治疗渗出性胸膜炎、肠梗阻等病，然二药配伍性峻猛，易伤正气，体虚及脾胃虚寒者慎用，且勿久服。

（2）当归配乌药：行气活血，散寒止痛。适用于治疗感寒受冷，气血不和之痛经、产后腹痛或寒疝、睾丸偏坠冷痛等症。当归常用 10 克，乌药为 10 克。然两药配伍，味辛性温，气血亏虚、内有热邪者慎用。

（3）牡丹皮配丹参：凉血活血，祛瘀生新，清透邪热。适用于治疗血热瘀滞之月经不调、经闭、痛经、腹中包块、产后少腹疼痛等症。牡丹皮常用 10 克，丹参为 10 ~ 15 克。然两药配伍，味苦微寒，月经过多及孕妇忌用。

（4）大黄配桃仁：破血下瘀，破积滑肠。适用于治疗瘀热互结之蓄血证及瘀热致痛经、闭经，产后恶露不下之少腹疼痛等症。大黄常用 3 ~ 10 克，桃仁为 6 ~ 12 克。张琪经验：用治紫癜肾之中期，血热内瘀，迫血妄行之血尿持续不断，除选用清热凉血药外，少量大黄与桃仁配伍，有泄热化瘀之功，对屡

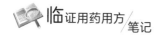

用激素类药物有瘀热之象者尤宜。〔新中医，1991（7）：12〕
然两药配伍，活血祛瘀作用峻猛，易伤正气，如非实证，不宜
妄用，孕妇、月经期、哺乳期应忌用。

（六）胸痛

胸痛指胸的某一部位疼痛的症状。胸居上焦，内藏心肺，
故胸痛多与心肺病变有关。常见有心胸闷痛、心胸刺痛、胸痛
彻背等几种。

1. 心胸闷痛

多因痰湿阻滞心脉。

（1）砂仁配檀香：温中祛痰，行气止痛。适用于治疗寒湿
困阻，湿泛为痰，胸阳不振，气滞不通的胸痹证。砂仁常用
3～6克，入散剂效佳；檀香为1～3克，二者入汤剂均不宜久煎。
然两药配伍，辛温香燥，耗气伤阴，气阴不足者慎用，阴虚火
旺者忌用。

（2）枳实配肉桂：温阳散寒通痹，行气祛痰散痞。适用于
治疗胸阳不振，寒痰内阻之胸痹证。枳实常用6～10克，肉桂
为2～5克，宜后下，或研末冲服。然两药配伍，苦温辛行，
有出血倾向者及孕妇忌用。

（3）香附配黄连：清心热泻火，行气解郁。适用于治疗火
郁胸胁满闷疼痛诸证。香附常用6～12克，黄连为3～6克。
然两药配伍，味苦性寒，脾胃虚弱者慎用。

（4）瓜蒌配半夏：化痰散结，宽胸消痞。适用于治疗痰热
互结的胸气郁结之胸脘痞满，或痰浊胶结所致的胸痹疼痛。瓜
蒌常用10～30克，清半夏为6～10克。然两药配伍，性燥而滑利，

阴虚不足、便溏者忌用。

（5）丹参配葛根：活血化瘀，生津通脉。适用于治疗胸痹心痛。丹参常用 10～20 克，葛根为 10～20 克。丹参、葛根配用，祝谌予经验，对消渴兼有血瘀十分相宜，对改善症状，降血糖、降血脂均有较好疗效，还可用于长期使用胰岛素而合并血管病变者；汪承柏运用二药治疗肝炎所致黄疸、高胆红素血症，有较好疗效。（《中药药对大全》）肖森茂在《百家用药配伍采菁》中谓，二药均为治疗高血压、冠心病、中风偏瘫之要药，不论寒热虚实均可随证选用，颇增效验。

2. 心胸刺痛

多因瘀血阻滞心脉。

（1）三七配丹参：活血化瘀，通络止痛。适用于治疗血瘀所致心腹疼痛、癥瘕、胸痹。三七常用 3～6 克，研末冲服；丹参为 10～15 克。三七、丹参配伍，主要用于治疗冠心病、心绞痛，有良好的化瘀止痛定悸作用，缓解期用之可巩固疗效，改善心肌病损和功能，预防复发。施今墨经验：冠心病、心绞痛之初起，尚无器质性病变者，则重用丹参，少佐三七；反之，病程日久，又有器质性损害者，则主取三七，佐以丹参。（《施今墨对药临床经验集》）张赞臣经验：用丹参、三七以 3：1 剂量，为末 1.5 克，每日 2 次。认为二药不燥不腻，活血止痛，对改善胁痛和肝肿大有一定疗效。（《名老中医医话》）然两药配伍，味苦性温，阴虚口干者慎用。

（2）三七配沉香：行气活血，散瘀止痛。适用于治疗气滞血瘀型冠心病心绞痛者。三七常用 3～6 克，入煎剂捣碎；沉

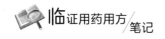

香为1～3克，入煎剂应后下。三七、沉香配伍，肖森茂经验：治疗高血压并气血瘀滞病，证明其具有活血行气而不升提躁动的作用，且可提高适应证方中的疗效。还认为对治疗气滞血瘀型冠心病心绞痛，有改善症状和心电图的变化作用。〔浙江国医杂志，1985（6）：10〕然两药配伍，辛温助热，阴虚火旺、气虚下陷者应慎用。

（3）丹参配檀香：活血行气，通络止痛。适用于治疗气滞血瘀之心腹疼痛。丹参常用10～15克，檀香为3～6克。然两药配伍，药性苦辛，不宜长期大量用，否则耗伤气血。

（4）桃仁配红花：消肿止痛，祛瘀生新。适用于治疗心脉瘀阻之心腹疼痛。桃仁常用6～10克，红花为6～10克。一般而论，用于破血祛瘀，药量宜重；若需调血和血，剂量宜轻，以防过于走散而动血耗血。然两药配伍，味苦性温，活血祛瘀较强，孕妇、血虚及无瘀滞者忌用，月经过多，有出血倾向者不宜用。

（5）赤芍配丹参：活血通经，祛瘀止痛。适用于治疗心血瘀阻，胸痹心痛。赤芍常用6～12克，丹参为5～15克，活血化瘀宜酒炙用。然两药配伍，味苦性寒，血寒经闭者忌用。

（6）人参配琥珀：益心气，通心脉，宁心活血定痛。适用于治疗冠心病心绞痛。人参常用6～10克，另煎兑服；琥珀为3克，研末冲服。人参、琥珀配用，出自岳美中用药经验，常与三七同用，冠心病患者用之有康复体力，增强运动耐量，缓解心绞痛和改善心电图等作用；心绞痛属气虚有瘀血者用之可较好地缓解心绞痛，稳定病情。(《百家配伍用药经验采菁》)袁今奇认为，二药与三七同用，对治疗血清蛋白异常的慢性肝疾患者，对改善慢性肝病异常血清蛋白，降低麝浊和锌浊等方面有比较明显的疗效。〔中医杂志，1990（12）：28〕然两药配伍，味微苦性温，实证、热证、阴虚内热、腹胀者忌用。

3.胸痛彻背

多为心脉痹阻。

（1）瓜蒌配桂枝：理气化痰，散结止痛。适用于治疗痰浊阻痹，胸阳不宣所致的胸痹胁痛、心痛彻背等症。瓜蒌常用 10 ~ 20 克，桂枝为 3 ~ 10 克。然两药配伍苦辛，阴虚阳亢、血热妄行等证忌用。

（2）瓜蒌配枳壳：清热化痰，理气宽胸。适用于治疗胸痹所致的胸痛彻背、短气烦闷、自汗出。瓜蒌常用 10 ~ 20 克，枳壳为 6 ~ 10 克。岳美中经验：咳喘，胸闷痛，痰黄稠而难咯，用之有较好疗效，伴大便秘结者尤宜。(《中药对药大全》)然两药配伍，辛散苦泄性寒，耗散真气，无气聚邪实者忌用，脾胃虚弱及孕妇慎用。

（3）薤白配瓜蒌：通阳行气，祛痰散结。适用于治疗阴邪痰浊，停留胸中，阳气闭阻所致的胸脘痞闷、咳嗽痰多、心痛彻背、短气、不得平卧等症。薤白常用 10 克，瓜蒌为 12 克。然两药配伍，辛散滑利，无滞者忌用，气虚者慎用。

（4）薤白配半夏：化痰散结，理气止痛。适用于治疗胸痹心痛彻背，肺气喘急，胃脘不舒等症。薤白常用 5 ~ 10 克，半夏为 5 ~ 10 克。然两药配伍，味辛性温，痰热阻胸者忌用。

（七）饮食异常

饮食异常是脾胃疾病常见的一个表现，主要反映在食欲和

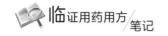

食量的变化上。常见有食少纳呆、多食易饥、饥不欲食、厌食等几种。

1. 食少纳呆

指进食的欲望减退，甚至不想进食的症状。多因食滞胃脘，腐熟不及所致。

（1）山楂配神曲：消食除积，破滞除满。适用于治疗食积不化，湿困脾胃所致的腹泻腹胀、纳差、舌苔厚腻等。山楂常用6～10克，神曲为6～10克，布包煎。然两药配伍，消中有破，久病体虚之人出现食滞腹泻之症应慎用。

（2）陈皮配木香：行气宽中，开胃止痛。适用于治疗脾胃气滞之脘腹胀满、纳呆、吐泻等症。陈皮常用9～12克，木香为3～10克。然两药配伍，辛散苦燥，气虚、阴亏者慎用，孕妇忌用。

（3）鸡内金配槟榔：健脾胃，消积滞，化脂浊。适用于治疗食积内停之腹痛拒按、食少或泄泻等症。鸡内金常用6～10克，槟榔为6～10克。鸡内金、槟榔配伍，洪百年经验，对小儿腹泻，或为蛋花样便，或有不消化食物时，用较大量槟榔12～15克，鸡内金6克，以破脂消积，疗效较好。实践证明：槟榔破脂作用极佳，且剂量大小与疗效有很大关系，一般不超过18克。2～3月小儿可用6～9克。（《上海老中医经验选编》）然两药配伍，性偏"利"，脾虚便溏者忌用。

（4）续断配黄精：补肝肾，强筋骨，健脾胃，益气血。适用于治疗肝肾不足，精血亏损之食欲不振、疲乏无力、腰酸腰痛等。续断常用10～15克，黄精为10～20克。然两药配伍中，黄精质滋黏腻，易助湿滞气，脾虚有湿，咳嗽痰多，中寒便溏及痞满气滞者不宜用。

（5）白芍配木瓜：敛肝气，生胃津，和胃化浊。适用于治疗胃阴不足之纳差或全无食欲、舌红少苔等。白芍常用10～15克，木瓜为10克。白芍、木瓜配用，施今墨经验：胃阴不足，纳差或全无食欲，腹胀，舌红少苔，用二药与乌梅相伍，养肝开胃之效佳。〔中医杂志，1985（12）:8〕杨济在《临证用药配伍指南》中谓：白芍与木瓜、牛膝、甘草，治阴液受伤所致的腓肠肌痉挛及腿足挛缩难伸。然两药配伍酸敛，外有表邪、内有实热积滞者不宜用。

（6）苍术配白术：健脾燥湿，和胃纳运。适用于治疗脾胃不健，运化失常，纳差，纳后腹胀，脘闷呕恶等症。苍术常用6～10克，白术为10～15克。苍术、白术配用，《张氏医通》谓，主治脾虚痰湿不运之证。《祝谌予临证验案精选》用治慢性肝炎，表现为脾胃虚弱，纳运失职，脘腹胀满，每获良效。然两药配伍，苦温燥烈，阴虚内热、气虚多汗者忌用。

（7）苍术配石菖蒲：健脾和胃，升阳化湿。适用于治疗湿浊之邪困阻脾胃所致的脘腹痞满、纳差、舌苔厚腻等症。苍术常用6～10克，石菖蒲为5～10克。苍术、石菖蒲配伍，见于《圣济总录》卷一八六的菖蒲丸，功可补元气，强力益志。《经验方》的菖蒲散，主治耳聋。然两药配伍，苦温且燥，阴虚、无湿邪内阻之证不宜使用。

（8）白术配厚朴：健脾化湿，行气消胀。适用于治疗脾虚湿聚或寒湿困脾，症见胃脘痞满、呕恶纳呆、纳后腹胀或便溏泄泻、舌淡胖、苔白滑、脉沉缓者。白术常用6～12克，厚朴

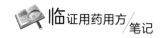

为 6 ~ 10 克。然两药配伍,味苦性温,阴虚内热、胃阴不足、舌苔光剥、口干唇燥、津液亏损者均不宜用。

2. 多食易饥

指病人食欲过于旺盛,进食量多,但食后即感饥饿的症状。多为胃火炽盛,腐熟太过所致。

（1）知母配山药:滋阴清热,补肾益肺。适用于治疗脾胃燥热,多食易饥的中消。知母常用 6 ~ 15 克,山药为 10 ~ 30 克。然两药配伍,甘寒助湿,湿盛中满,热证邪实者忌用。

（2）石膏配黄连:相辅相助,清热泻火除烦。适用于治疗胃火亢盛所致的口渴多饮、消谷善饥、口疮、牙龈肿痛者。石膏常用 6 ~ 30 克,黄连为 2 ~ 10 克。然两药配伍,性大寒,过服久服伤脾胃,脾胃虚寒者忌用。

（3）生地黄配石斛:养阴清热,益胃生津。适用于治疗胃火炽盛,消谷善饥的中消证。生地黄常用 10 ~ 15 克,石斛为 10 ~ 15 克,鲜品 15 ~ 30 克。《百家配伍用药经验采菁》载颜德馨用生地黄、石斛、北沙参三药伍用治肝硬化、阴虚足肿有较好疗效,并有提高血浆蛋白的效果。然两药配伍,性寒润,有敛邪助湿之弊,温热病不宜早用,湿温病未化燥者忌用。

3. 饥不欲食

指病人虽然有饥饿的感觉,但不想进食,勉强进食,量亦很少的症状,多为胃阴虚证及蛔虫内扰所致。

（1）砂仁配陈皮:理气除湿,和胃畅中。适用于治疗湿困中焦,脾气不运之食少不饥。砂仁常用 3 ~ 6 克,后下,陈皮为 3 ~ 10 克。砂仁、陈皮配用,董建华经验,治呕吐,应着眼于"通降"，疏肝理气，和胃通降法，药用陈皮、砂仁加柴胡、白芍、香附等；苦辛通降，和胃止呕法，药用陈皮、砂仁加黄芩、清半夏、黄连、炮姜等。（《中国百年百名中医临床家丛书·董建华》）施今墨经验：若无发热而久咳不止，晨暮吐痰涎，百治不效，须用大剂量四君子汤始得奏效，但方中少加陈皮、砂仁或枳壳类，其效更显。（《中国百年百名中医临床家丛书·施今墨》）然两药配伍，辛温香燥，内有实热或舌赤少津者不宜使用。

（2）乌梅配木瓜：生津止渴，开胃助消化。适用于治疗慢性病，胃阴受损所致的口干津少，食欲不振，舌红脉细等症。乌梅常用 6～10 克，木瓜为 6～10 克。施今墨经验：用此二药治疗热病后期，表现不饥少纳，口干、舌红少苔等，配伍养胃阴之品，效果较佳。（《中国百年百名中医临床家丛书·施今墨》）然两药配伍，性酸敛，湿热内蕴者忌用。

4. 厌食

指厌恶食物，甚至恶闻食臭的症状，或称恶食，多为食滞胃脘或湿热蕴脾所致。

（1）山楂配麦芽：和胃消积，健脾消滞。适用于治疗饮食不节，胃纳过度而口淡无味，苔白厚腻。山楂常用 10～15 克，麦芽为 10～15 克。然两药配伍性甘酸，食痰互结、气痰互结者应慎用。

（2）鸡内金配白术：健脾开胃，消食化积。适用于治疗脾胃虚弱，运化无力食欲不振者。鸡内金常用 3～10 克，入煎剂微炒；白术为 6～12 克。然两药配伍，味甘性燥，实邪内壅、

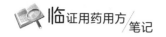

阴虚内热、津液不足者忌用。

（3）鸡内金配麦芽：舒肝健脾，和胃消积。适用于治疗脾胃虚弱之消化不良、食欲不振等症。鸡内金常用 6～10 克，麦芽为 10～15 克。鸡内金、麦芽配用，祝谌予经验：用二味之生品入药，治疗慢性萎缩性胃炎，胃、十二指肠球部溃疡，或热性病后期，胃阴受损，胃气大伤以致食欲不振者，均取得满意疗效。《（名医特色经验精华》）《常用中药精粹便读》谓：鸡内金又可配伍麦芽等药，治疗消化不良、不思饮食、胃脘胀满等症。然两药配伍，味甘性温，妇女哺乳期不宜使用。

（八）汗出异常

汗是阳气蒸化津液经玄府达于体表而成。正常的汗出有调和营卫、滋润皮肤、调节体温的作用。正常人在体力活动、进食辛辣、气候炎热、衣被过厚、情绪激动等情况下出汗，属于生理现象。风邪、热邪袭表、里热炽盛、阳气亏虚、阴虚内热等所致的出汗属病理现象。常见有自汗、盗汗等。

1. 自汗

指醒时经常汗出，活动尤甚的症状。多见于气虚证和阳虚证。因阳气亏虚，不能固护肌表，玄府不密，津液外泄，故见自汗。

（1）黄芪配牡蛎：益气敛阴，固表止汗。适用于治疗阳虚自汗证。黄芪常用 10～15 克；牡蛎为 15～25 克，打碎先煎。《小儿药证直诀》黄芪散，牡蛎与生黄芪同用，主治虚热盗汗。杨济在《临证用药配伍指南》谓：黄芪配牡蛎，治气阴不足，自汗、盗汗，肢体倦怠；黄芪配牡蛎、麻黄根、浮小麦，治表虚自汗之症。然两药配伍，收敛固涩，表实邪盛、气滞湿阻、食积内停者忌用。

（2）黄芪配麻黄根：益气固表，实卫止汗。适用于治疗气虚自汗证。黄芪常用 10～15 克，麻黄根为 6～9 克。《太平圣惠方》麻黄根散，二药与当归等同用，主治产后气随血脱，气血不足而虚汗不止者。然两药配伍，性敛固，有表邪者忌用。

（3）黄芪配浮小麦：益气固表，敛液止汗。适用于治疗气虚自汗证。黄芪常用 10～15 克，浮小麦为 10～15 克。施今墨经验：黄芪、浮小麦与黄芪、牡蛎伍用均可止汗。但各有其不同机理，黄芪与浮小麦伍用，系养心固卫以止汗。汗为心之液，汗出过多，每易影响心气，宜黄芪、浮小麦；黄芪与牡蛎伍用，系敛阴固卫止汗。盖卫气虚不能外固，营阴虚不能内守，宜用黄芪、牡蛎。（《施今墨对药临床经验集》）然两药配伍性收敛，表邪汗出者不宜用。

（4）防风配黄芪：实卫以散风，祛风以固表。适用于治疗气虚易感，表虚自汗，产后身痛酸楚畏风，气虚低热等症。防风常用 6～10 克，黄芪为 10～15 克。防风、黄芪配用，《医宗金鉴》防风黄芪汤，主治中风不能言，脉迟而弱者。《王旭高医书六种》玉屏风散，二药与白术同用，主治气虚表弱，自汗不止或风邪久留不散者；《程门雪医案》三奇散，与枳壳同用，主治痢疾后的虚坐努责和痢疾脱肛不收。然两药配伍性温燥，有升阳助火之弊，凡内膜实热、肝阳上亢、气火上冲者忌用。

（5）防风配白术：健脾舒肝，益气固表。既适用于治疗肝郁乘脾之痛泻证；又可用于治疗表虚卫阳不固的自汗、多汗症。防风常用 6～10 克，白术为 10～15 克。在痛泻要方中，二药

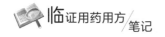

用量比例为1∶2；在玉屏风散中，二药用量比例为1∶2；在升阳除湿防风汤中，二药用量比例为1∶1。与黄芪同用，可治表虚卫阳不固，自汗多汗；与牡蛎同用，可治盗汗、风虚头痛。然两药配伍，苦辛性燥，阴虚发热之盗汗者忌用。

（6）麻黄根配浮小麦：益气养心，收敛止汗。适用于治疗体虚多汗、自汗等症。麻黄根常用6～9克，浮小麦为10～30克。麻黄根、浮小麦配用，见于《太平惠民和剂局方》牡蛎散，与黄芪、牡蛎同用，主治体虚自汗、夜卧尤甚、心悸易惊、短气烦倦、盗汗等症。然两药配伍性敛，有表邪者忌用。

2.盗汗

指睡则汗出，醒则汗止的症状。多见于阴虚证。因阴虚而阳亢故生内热，入睡则卫阳由表入里，肌表不固，内热加重，蒸津外泄而汗出；醒后卫阳由里出表，内热减轻而肌表得以固密，故汗止。

（1）地骨皮配秦艽：相辅相助，清热除蒸。适用于治疗虚劳潮热盗汗、肌瘦食少者。地骨皮常用9～15克，秦艽为3～10克。然两药配伍，性寒且润，有滑肠之弊，久痛虚羸、溲多、便滑者忌用。

（2）酸枣仁配山栀仁：养血敛阴，除烦安神。适用于治疗血虚阴亏，热扰神明之烦热盗汗、失眠多梦。酸枣仁常用10～15克，山栀仁为10克。酸枣仁、山栀仁配用，施今墨经验：处方时习惯以生枣仁、生栀仁配伍应用。酸枣仁生品善清，熟品善补。栀子仁生品入药，取其清心热之长。二药协同为用，清热除烦、安神增眠的力量增强。善治心热火旺的失眠诸症。

不论虚火、实火，均可使用。属虚火者，常与女贞子、旱莲草参合；属实火者，可与黄连、肉桂伍用，但肉桂用量不宜太大，少佐即可。（《施今墨对药临床经验集》）然两药配伍，味苦酸性寒，易伤脾胃，脾胃虚弱者慎用。

（3）黄芪配桑叶：益气固表，轻清止汗。适用于治疗各种虚证的盗汗。黄芪常用 10～30 克，桑叶为 6～12 克。黄芪、桑叶配用，肖森茂在《百家配伍用药经验采菁》中谓："用治各种虚证的自汗、盗汗，不论气血阴阳虚所致汗均可选用。"刘炳凡认为，用桑叶配黄芪，更增益气轻宣止汗之功；〔湖南中医杂志，1984（1）：42〕岳美中在《老中医医案医话选》中说："傅青主加减当归补血汤，黄芪配桑叶有益气摄血、凉血止血之功，用黄芪、桑叶、白芍等组方，其中白芍、桑叶剂量要大，对治疗老年血崩，常有殊效。"然两药配伍，补固大于清宣，表实邪盛、气滞湿阻、食积内停、内有实热、阴虚阳亢者不宜用。

（4）杜仲配牡蛎：补肝益肾，固涩止汗。适用于治疗盗汗。杜仲常用 10～15 克，牡蛎为 10～30 克，打碎先煎。杜仲、牡蛎配用，《肘后备急方》，二药等分为末，治疗病后虚汗及目中流泪。然两药配伍，咸涩，肾阳虚衰、精寒自出者慎用。

（5）白芍配浮小麦：调和营阴，退热敛汗。适用于治疗阴虚之心烦盗汗、骨蒸潮热、身体消瘦等。白芍常用 10～15 克，浮小麦为 15～30 克。白芍、浮小麦配用，《程门雪医案》谓：二药有柔养及调和营卫之意，是治阴虚发热常用配伍。对劳伤发热，阴营虚弱低热，阴虚盗汗、自汗，均可选用。然两药配伍，苦寒酸涩，阳衰虚寒之证、表邪汗出者忌用。

（6）苍术配桑椹：滋阴养血，补脾健胃。适用于治疗阴虚内热，骨蒸潮热，盗汗遗精。苍术常用6～10克，桑椹为10～15克。苍术、桑椹配对，见于《慎斋遗书》卷七的桑椹膏，主治骨蒸。《产宝诸方》苍术散，主治妇人产后，败血冲心。现代临床常将此二药用于治疗阴虚内热，且脾胃虚弱的盗汗、遗精等症。然两药配伍，为治虚热而设，内有实热者忌用。

（7）柴胡配牡丹皮：清热凉血，疏肝解郁。适用于治疗肝郁血虚有热、潮热盗汗、胁肋脘腹胀痛者。柴胡常用6～9克，牡丹皮为6～12克。然两药配伍，辛寒行散，脾胃虚寒，气不摄血，孕妇忌用。

（8）黄柏配知母：清热燥湿，养阴降火。适用于治疗阴虚火旺之骨蒸盗汗等症。黄柏常用6～9克，知母为6～9克。黄柏、知母配用，见于《兰室秘藏》卷上的疗本滋肾丸，主治肾虚目暗。《万氏女科》卷一的补阴丸，主治一月而经再行；《活人心统》卷下的四制黄柏丸，主治上盛下虚，水火偏胜，消中；《岳美中医案集》载：用补中益气汤配伍二药，治清阳下陷之血尿，颇有效验；肖森茂在《百家配伍用药经验采菁》中说：二药对抑制免疫损伤性反应有一定作用。对阴虚火旺型的各种免疫损伤性疾病均可选用，与免疫机制失调有关的一些疾病属阴虚火旺者也可选用，血小板减少性紫癜、红斑性狼疮、肾炎肾病血尿、甲亢、糖尿病等也可选用；湿热下注伤阴诸证用为必备之配伍。然两药配伍性苦寒，脾虚便溏者忌用。

（九）头晕

头晕即病人自觉头部眩晕，轻者闭目即止，重者感觉自身或眼前景物旋转、不能站立的症状。头晕病位在脑，但病机主要涉及肝肾，与风、痰、瘀、虚有关。常见有头晕胀痛、头晕昏沉、头晕眼花、头晕而重、头晕耳鸣等几种。

1. 头晕胀痛

多为风热上攻、肝阳上亢所致。

（1）牡丹皮配桑叶：疏散风热，清泻肝火。适用于治疗风热引动肝阳，气火偏旺之头痛头晕、胸胁灼痛。牡丹皮常用6～12克，桑叶为6～12克。牡丹皮、桑叶配用，徐景藩云：按叶桂之旨，桑叶、牡丹皮配用擅清肝经气血之郁热。凡慢性胃肠炎有肝经郁热而兼形热，手足心热，头额昏痛，性躁，脉弦，妇女更年期较常见。配二药，可有良效。〔中医杂志，1991（5）：13〕《张泽生医案医话集》载：善用二药配伍治疗风热引动肝阳，气火偏旺之头痛头晕，或胸胁灼痛，或目赤畏光。如头部抽掣作痛，用天麻钩藤饮配伍二药，疗效益增。然两药配伍性辛苦，肝火炽盛、肝经湿热忌用。

（2）菊花配川芎：气血两清，祛风止痛。适用于治疗风热上攻之头晕目眩、发热、口苦、苔薄黄、脉浮数等症。菊花常用6～15克，川芎为6～30克。菊花、川芎配用，见于《圣惠方》卷二十的菊花散，主治头风头痛，风毒昏晕。《简便单方》二药与石膏为末茶调服，治风热头痛。然两药配伍，辛温升散，凡阴虚火旺、劳热汗多、女子月经过多及其他出血性疾病忌用。

（3）牛膝配钩藤：清上引下，平肝息风。适用于治疗肝阳上亢所致的头晕目眩、头胀头痛、半身不遂等。牛膝常用10～15克，钩藤为10～15克。然两药配伍，味苦性寒，《本

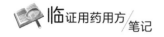

草新编》谓钩藤"最能盗气，虚者勿投。"气虚血弱者慎用。

（4）石决明配紫石英：清肝镇肝，平肝潜阳。适用于治疗肝阳上亢之头晕、头痛、头胀、目眩、失眠等。石决明常用10~15克；紫石英为10~15克，同打碎先煎。石决明、紫石英配用，《临证用药配伍指南》谓：石决明配伍紫石英，治疗肝阳上逆所致的头晕、头胀、头痛、目眩、脉弦。然两药均为重镇金石之品，易伤胃气，脾胃气虚者慎用。

（5）白薇配刺蒺藜：清热平肝，散风除晕，凉血安神。适用于肝经风热上扰所致的头痛、头昏、头胀失眠等症。白薇常用9克，刺蒺藜为9克。白薇、刺蒺藜配用，《施今墨对药临床经验集》载：此二药治疗头昏、头晕头痛诸症，凡证属血虚肝旺者，屡用屡验。血热较甚，以头昏、头痛为主者，多取白薇，少用白蒺藜；若头痛颇著，则多用白蒺藜，少用白薇；昏、晕、痛并存，二者各半为宜。然两药配伍，性苦泄，血虚头昏者忌用。

2. 头晕昏沉

多为痰浊中阻所致。

（1）半夏配天麻：燥湿化痰，息风平肝。《脾胃论》云："足太阴痰厥头痛，非半夏不能疗，眼黑头旋，虚风内作，非天麻不能除。"适用于治疗风痰上扰，症见眩晕头痛，胸闷呕恶，苔白腻，脉弦滑。半夏常用6~10克；天麻为10克，切片另煎兑服。然两药配伍，味甘性温，无补益之功，精血不足，脑髓失养之眩晕者忌用。

（2）半夏配天南星：健脾燥湿，祛风化痰。适用于治疗风痰眩晕、中风仆倒、口眼歪斜等症。半夏常用 6～10 克，天南星为 6 克。半夏、天南星配用，《圣济总录》卷六十五的玉液汤，主治胸膈痰涎。《活人心书》卷下的如意膏，主治风痰停饮，咳嗽喘促；《仁斋直指》卷七的二圣饮，主治风痰；《普济方》卷三七八的天南星丸，主治男子妇女上膈痰壅，头目昏眩，咽喉肿痛；小儿惊痫潮热，一切涎积。现代临床常将此二药用于中风急性期，痰涎壅盛，喉间痰声漉漉，神昏不识人，热象明显者多配以其他清热化痰药使用，疗效确凿。然两药配伍，温燥有毒，阴虚燥咳、血证、热痰、燥痰应慎用，妊娠期忌用。

（3）藿香配佩兰：芳香化湿，清热祛暑。适用于治疗外感暑浊之头晕头胀、身热、恶心呕吐等。藿香常用 6～12 克，鲜者 15～30 克，不宜久煎；佩兰为 6～12 克，鲜者 15～30 克，不宜久煎。然两药配伍，气味芳香，均属化湿之品，阴虚不足者忌用。

（4）钩藤配佩兰：平肝醒脾，息风化浊。适用于治疗夏令感受暑湿引动肝阳之头胀痛、沉重如裹、苔腻者。钩藤常用 10～15 克，不宜久煎；佩兰为 5～10 克，不宜久煎。钩藤、佩兰配用，沈敏南经验：治疗高血压舌苔浊腻而头胀痛者、夏令感受暑湿引动肝阳之头胀痛、沉重如裹，苔腻者，配用二药，每有较好疗效。陈丹华将此二药治疗经行头痛、恶心呕吐、腹痛，有较好疗效。（《中药药对大全》）

3. 头晕眼花

多为气血不足所致。

（1）熟地黄配人参：动静结合，阴阳兼顾，气血双补。《本

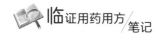

草正》云："且夫人之所以有生者，气与血耳。气主阳而动，血主阴而静，补气以人参为主，而芪、术但可为之佐辅；补血以熟地为主，而芎、归但可必为之佐。然在芪、术、芎、归则又有所当避，而人参、熟地则气血之必不可无，故凡诸经之阳气虚者，非人参不可，诸经之阴血虚者，非熟地不可。"适用于治疗气血两虚之头晕、心慌、失眠、健忘、月经过多等症。人参常用 10～15 克，另煎兑服；熟地黄为 10～15 克。然两药配伍，味甘性滋腻，气滞多痰、脘腹胀痛、食少便溏、实证、热证忌用。

（2）熟地黄配当归：动静结合，养血益阴。适用于治疗血虚精亏之眩晕、心悸、失眠等。熟地黄常用 15 克，当归为 15 克。熟地黄、当归配用，《鸡峰普济方》万病丸，主治失血少气、妇人经病等诸虚不足者。《太平惠民和剂局方》四物汤，二药与白芍、川芎同用，主治一切血虚证。然两药配伍，甘温质润，气滞痰多、湿滞中满、食少便溏者忌用。

（3）陈皮配当归：健脾和胃，调气和血。适用于治疗心肝血虚之面色萎黄、眩晕心悸者。陈皮常用 6～12 克，当归为 5～15克。陈皮、当归配用，《朱氏集验丸》橘归丸，主治妇人怒气伤肝，血失常经，手足俱有血丝者。然两药配伍，调气和血时多行气，当归称之为血中之气药，妇女月经期慎用。

（4）沙苑子配白蒺藜：补肾养肝，疏肝明目。适用于治疗肝肾不足、肝郁风动之腰膝酸痛、头昏目眩、视物不清等症。沙苑子常用 10～20 克，白蒺藜为 6～9 克。沙苑子、白蒺藜配用，《中药药对大全》谓：主治肾虚肝郁，肝阳偏亢之目视昏花，目涩胀痛。然两药配伍性温，阴虚不足，血津枯燥致疾者忌用。

4.头晕耳鸣

多为邪犯清窍、肾精亏虚所致。

（1）石菖蒲配蝉蜕：相辅相助，醒神开窍。适用于治疗邪犯清窍之头晕耳鸣、麻疹神昏等。石菖蒲常用10克，蝉蜕为3~6克。石菖蒲、蝉蜕配用，杨济在《临证用药配伍指南》谓：蝉蜕配菖蒲，治风热挟痰之头晕、耳鸣、耳聋。然两药配伍，味辛性温，阴虚血亏，滑精、表虚自汗者不宜用。

（2）白芍配枸杞子：养血滋阴，柔肝平肝。适用于治疗肝肾阴虚、肝阳上亢之头目眩晕、耳鸣、心悸失眠。白芍常用10~15克，枸杞子为10~30克。白芍、枸杞子配用，见于《太平圣惠方》枸杞子散，与黄芪同用，主治虚劳，下焦虚伤，微渴，小便数等症。何子淮经验：白芍、枸杞伍用，为滋补肝肾而设。用其治疗更年期综合征属肝肾阴血不足者效良。〔上海中医药杂志，1982（4）:24〕然两药配伍，酸寒质润，阳衰虚寒之证、外邪实热、脾虚有湿、泄泻者不宜用。

（3）白芍配龟板：滋肾养肝，补血填精，平肝潜阳。适用于治疗阴虚阳亢之头晕目眩、耳鸣耳聋、烦躁易怒等。白芍常用10~15克；龟板为10~30克，打碎先煎。然两药配伍甘酸性寒，阳衰虚寒，脾虚湿盛者不宜用。

（4）白芍配何首乌：补肝益肾，宁心安神。适用于治疗肝肾不足、心血亏虚之虚烦不眠、头晕耳鸣等。白芍常用10~15克，何首乌为10~30克。肖森茂在《百家配伍用药经验采菁》认为二药："肝肾不足，心血虚亏诸证，如虚烦不眠，心悸不宁，头晕耳鸣等用为要药。对精神分裂症、神经衰弱之

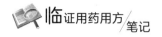

失眠属心血虚亏用之有较好调理作用。高血压、脑动脉硬化属肝肾不足而致头晕健忘用之也有较好疗效。"然两药配伍，味酸涩，湿热内蕴者忌用。

（十）乏力

乏力又称疲乏无力，是许多疾病的常见症状。一般认为乏力主要由气虚或湿困所致，与肝脾关系最为密切。肝为"罢极之本"，脾主四肢肌肉，脾气虚，肝血虚或湿困脾胃，则易见乏力。常见于乏力伴汗出、乏力伴身重头重、乏力伴便溏、乏力而身目皆黄等几种。

1. 乏力伴汗出

（1）人参配白术：益气健脾，补虚固表。适用于治疗脾胃气虚，食少、乏力、汗出等。人参常用 10～15 克，另煎兑服；白术为 10～15 克。然两药配伍，味甘而苦温，实证、邪盛、热证慎用；气滞湿阻、食积内停、阴虚内热、胃阴不足、舌苔光剥、口干唇燥、津液亏损者均不宜用。

（2）人参配黄芪：健脾益胃，益气固表。适用于治疗脾胃虚弱、消化不良、倦怠乏力、动则汗出等症。人参常用 6～10 克，黄芪为 6～10 克。《永类钤方》中以此二药为末，萝卜、白蜜腌炙，用治肾虚脾弱，精不得摄，血不得统之尿血砂淋，痛不可忍。然两药配伍，味苦性温，实证、邪盛、热证慎用，气滞湿阻、食积内停、阴虚内热、腹胀等均不宜用。

2. 乏力伴身重头重

（1）苍术配藁本：祛风散寒，除湿止痛。适用于寒湿困脾之纳呆乏力、身重头重等症。苍术常用6~10克，藁本为5~10克。苍术、藁本配用，《医学入门》藁苍汤，主治大实心痛，大便已利。《疝气证治论》苍术汤，主治诸疝心痛，时痛时止，久不已。现代临床将此药对常用于寒湿困脾见头重身重者。然两药配伍，苦温燥烈，阴虚内热者忌用。

3. 乏力伴便溏

（1）黄芪配山药：健脾益气，渗湿止泻。适用于治疗脾胃气虚之乏力、便溏等。黄芪常用10~30克，山药为10~30克。然两药配伍，味甘性温，表实邪盛、湿盛中满、气滞食阻、食积内停者忌用。

（2）白术配甘草：补中益气，燥湿止泻。适用于治疗脾胃气虚之乏力、便溏等。白术常用10克，甘草为10克。然两药配伍，味甘温燥，湿盛中满腹胀、水肿、阴虚内热、胃阴不足、津液亏损者不宜用。

4. 乏力而身目皆黄

（1）茵陈配栀子：清热利湿，利胆退黄。张景岳在《本草正》茵陈条下云："治黄疸，宜佐栀子，黄而湿者多肿，再加渗利；黄而燥者干涩，再加凉润。"故二药用为治湿热黄疸之要药。适用于湿热黄疸（阳黄）。身目发黄，黄色鲜明如橘子色，食欲不振，乏力等症。茵陈常用20~30克，栀子为10~15克，茵陈、栀子配用，出于《伤寒论》茵陈蒿汤，二药与大黄同用，主治湿热黄疸，一身面目俱黄，黄色鲜明，腹微满，口中渴，小便不利等症。《普济方》卷九栀子酒，主治黄疸；《外台秘要》三物茵陈蒿汤，二药与石膏同用，主治黄疸身皆黄。然两药配

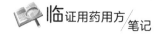

伍，味苦性寒，寒湿阴黄者忌用。

（2）茵陈配大黄：利下兼施，清热利湿退黄。适用于治疗黄疸初起，热重于湿，症见发热、脘腹胀满、乏力、目黄之人。茵陈常用20～30克；大黄为6～10克，便秘者须后下。茵陈、大黄配用，二药与栀子同用，主治湿热黄疸，一身面目俱黄，黄色鲜明，腹微满，口中渴，小便不利等症。《临证用药配伍指南》谓："茵陈配大黄，治黄疸初起，症见发热，小便不利，大便秘结或便溏不爽，脘腹胀满者；配大黄、栀子，治湿热黄疸，身目黄色鲜明，发热，小便短赤，兼有腹满便秘，热重于湿者；配大黄、栀子、黄柏、车前子，治湿热性黄疸；配大黄、栀子、滑石、海金沙、板蓝根，治黄疸型肝炎。"然两药配伍，味苦性寒，寒湿阴黄者忌用。

（3）茵陈配郁金：清利湿热，疏肝活血，利胆排石退黄。适用于治疗湿热黄疸、胆结石所致的身黄目黄、乏力、胁肋疼痛等症。茵陈常用20～30克，郁金为6～12克。茵陈、郁金配用，谭日强经验：治迁延性肝炎、慢性肝炎，日久气血脾胃不足，不耐大苦大寒之品而湿热余邪未尽者，每在适应证方中加配二药，对清利湿热余邪，疏肝活血，改善肝功能有较好疗效，而无伤脾胃之弊端。〔湖南中医学院学报，1983（3）：29〕然两药配伍，芳化疏利，血虚发黄者忌用。

（4）赤芍配黄芩：清肝利胆，凉血散瘀。适用于治疗湿热瘀阻肝胆之目黄、身黄、食欲不振、乏力等症。赤芍常用9克，黄芩为3～10克。赤芍、黄芩配用，《圣济总录》卷六十一的黄芩汤，主治胆黄，病人体上黄绿色，胸中气满或硬，不下饮食。《实用中医对药方》谓："胆黄者，胆道不利，胆汁瘀阻而溢于外也。黄芩清热利胆，芍药凉肝化瘀，二药相须为用，热除瘀通，肝胆疏利，胆汁循常道内泄于肠，而不外溢于经，则无黄疸之患矣。"然两药配伍，味苦性寒，脾胃虚弱，血寒经闭者忌用。

（5）柴胡配金钱草：疏肝调气，排石退黄。适用于胆腑郁热所致身目发黄，右胁剧痛且放射至肩背，壮热，乏力或寒热往来，伴口苦咽干、呕逆、尿黄、便秘等症。柴胡常用9克，金钱草为30～60克。柴胡、金钱草配用，多用于胆道感染、胆石症治疗，确有良效。然两药配伍性寒，脾虚寒湿证的阴黄忌用。

（十一）呕吐

呕吐指饮食物、痰涎从胃中上涌，由口中吐出的症状，是胃失和降，胃气上逆的表现。肝、胆、肺、肾病变有损于胃，皆可发生呕吐。呕吐常见有呕吐物清稀、呕吐酸腐食糜、呕吐呈喷射状等几种。

1.呕吐物清稀

（1）半夏配生姜：半夏、生姜性味相同，辛温燥散，均具降逆、止呕、和胃、化痰之功。二药配伍，协同为用，半夏降逆止呕为主，生姜化水止呕为辅，且又具温中化饮之功，以见"佐"效；半夏降气化痰，"使"意显见，各自兼双职，药半功倍，堪称配伍一绝。另外，半夏为有毒之品，生姜可制半夏之毒，自属相畏配伍，制其所短，展其所功，更好地发挥和胃降逆作用。适用于治疗水饮停胃而见呕吐清水痰涎，苔白腻等症。半夏常

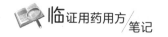

用 6～10 克，生姜为 10 克。半夏、生姜配用，见于《金匮要略》卷中的生姜半夏汤及小半夏汤，前者主治痰饮，头晕目眩，心中闷乱，面目浮肿，喘呕不定；后者主治痰饮内停，呕吐、反胃，呃逆，霍乱，心下痞，不寐。《鸡峰普济方》卷十八的大半夏丸，主治痰涎；《仙拈集》卷一的姜半饮，主治噫气。现代临床将此二药常用于水饮停胃证。然两药配伍，性温燥，热痰、燥痰不宜用。

（2）干姜配丁香：温中健脾，顺气降逆。适用于治疗脾胃阳虚、气逆不顺之呃逆呕吐等症。干姜常用 3 克，丁香为 3 克。干姜、丁香配用，《景岳全书》归气饮，主治呃逆腹痛等症；现代临床仍多用于胃气虚寒引起的呃逆呕吐等症。然两药配伍，辛温性燥，有伤阴助火之弊，热病、阴虚内热、孕妇等不宜使用。

（3）厚朴配白蔻仁：燥湿行气，温中止呕。适用于治疗胃寒呕吐清水。厚朴常用 3～10 克；白蔻仁为 3～6 克，入汤剂宜后下。然两药配伍，辛散温通，湿温以热重于湿轻者慎用，重者忌用。

（4）附子配花椒：通阳散寒，温中止呕。适用于治疗中焦虚寒之胃脘冷痛、泛吐清水。附子常用 6 克，入汤剂应先煎 30～60 分钟以减弱其毒性；花椒为 6 克。附子、花椒配用，《普济本事方》椒附散，主治肾中寒气上攻，项背不能转侧。《圣济总录》煮肾散，主治皮肤瘙痒，皮损呈圆形或椭圆形，边缘清楚，搔之起白屑，久则皮变顽厚之风癣症。现代临床将此二药常用于治疗慢性肠炎、慢性痢疾以及性功能减退、男子不育等症。然两药配伍，辛热性燥，热证、阴虚火旺、孕妇皆忌用。

（5）干姜配厚朴：温中化湿，行气消胀。适用于治疗胃寒时痛，泛吐清水，舌苔白滑，脉濡滑等症。干姜常用 6～10 克，厚朴为 6～10 克。干姜、厚朴配用，《圣济总录》厚朴汤，主治脾胃虚寒之洞泄下痢之症。现代临床将此二药常用于急慢性胃炎、肠炎、消化不良、妇人带下属寒湿气滞者。然两药配伍，辛温辛燥，有伤阴助火之弊，阴虚内热者、孕妇等不宜使用。

（6）吴茱萸配党参：温肝暖脾，降逆止呕。适用于治疗厥阴肝寒犯胃之呃逆吞酸、呕吐清水、胸脘满闷等症。吴茱萸常用 6 克，党参为 10～15 克。吴茱萸、党参配用，《伤寒论》吴茱萸汤，与大枣、生姜同用，主治中焦虚寒，浊阴上逆所致呕吐、头痛、手足逆冷等症。现代临床常将此二药用于治疗慢性胃炎、慢性肠炎、肠道功能紊乱、妊娠呕吐、神经性头痛及梅尼埃病等病，疗效较好。然两药配伍，苦甘性热，表证未解、热证、实证、阴虚有热、中满邪实者不宜使用。

（7）吴茱萸配大枣：温中补虚，降逆止呕。适用于治疗厥阴头痛，干呕、吐涎沫。吴茱萸常用 3～9 克，大枣为 3～5 枚。吴茱萸、大枣配用，《伤寒论》吴茱萸汤，与党参、生姜同用，主治中焦虚寒，浊阴上逆所致呕吐、头痛、手足逆冷等症。然两药配伍辛热，热证、阴虚有热者忌用。

（8）陈皮配生姜：降逆止呕，化痰散饮。适用于治疗寒湿中阻，胃气不降之呃逆，呕吐。陈皮常用 6～12 克，生姜为 6～12 克。陈皮、生姜配用，《伤寒论》橘皮汤，主治干呕哕，若手足厥者；《圣济总录》姜橘汤，主治伤寒干呕，噎膈饮食不下。现代临床常将此二药与枳实同用，治胸痹，胸中气塞短气；与枣肉同用，治反胃吐食；与竹茹同用，治呕吐呃逆，腹胀食少；与厚朴、木香同用，治脾胃气滞所致的脘腹胀满、恶心呕吐、

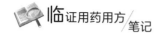

不思饮食。然两药配伍，辛温苦燥，易伤津助热，舌赤少津、内有实热、阴虚燥咳者慎用。

2. 呕吐酸腐食糜

（1）莱菔子配神曲：消食和胃，行滞除胀。适用于治疗食积气滞之脘腹胀满、嗳腐吞酸、呕吐泄泻者。莱菔子常用6～10克，神曲为6～15克。然两药配伍中，莱菔子耗气，对因久病致体虚气弱之证，尤其是脏腑器质性病变所致体虚气弱者慎用。

（2）藿香配香附：芳化畅中，理气和胃。适用于湿郁或气郁致湿，症见胁痛脘胀、呕吐酸水、不思饮食等。藿香常用6～12克，不宜久煎；香附为6～10克。藿香、香附配用，《鸡峰普济方》卷三十的二和散，主治心胃气痞，饮食不进。《魏氏家藏方》卷二的六一汤，主治气郁中外，胸满腹胀、膺中颈痛。现代临床常将此二药与甘草同用，治妊娠呕吐；与砂仁同用，治妊娠呕吐及气滞脘闷的胃纳不佳；与砂仁、苏梗同用，治妊娠呕吐。然两药配伍，辛温香燥，内有热邪、阴虚证不宜使用。

（3）黄连配吴茱萸：清泻肝火，降逆和胃，开郁散结。适用于治疗肝火横逆犯胃之胁痛、嗳腐吞酸、湿热下痢等症。黄连常用3～9克，吴茱萸1～6克。然二药相配之比，应根据肝热之轻重，痰湿之有无斟酌用量。黄连、吴茱萸配用，《丹溪心法》左金丸，主治肝火犯胃之嘈杂吞酸、呕吐胁痛、筋疝痞结、霍乱转筋。《圣济总录》甘露散，主治暑气；《朱氏集验方》戊己丸，主治诸痢腹痛后重；《幼幼新书》卷二十九的赤龙丸，主治冷热痢；叶天士治肝胃病常用二药与白芍同用，能清能降，能散能养，肝胃同治，体用并调。（《中药药对大全》）然两药配伍，味苦性燥，易耗气动火，不宜久用。

3. 呕吐呈喷射状

（1）大黄配生甘草：清泄胃热，降胃止呕。适用于治疗胃热气逆所致胃脘部灼热，得食即吐，汤药难进、口臭便干等症。大黄常用9~12克，甘草为3~6克。大黄、甘草配用，常作为治服食中药即吐者，即拒药反应常用药，也是治疗肾功能衰竭的良药。现代药理研究证明，此二药配用能导致肠道排氮增多，使尿素氮下降，从而改善肾脏微循环。然两药配伍，味苦性寒，"善泻"，气血虚衰者忌用。

（2）藿香配半夏：化湿悦脾，降逆止呕。适用于治疗神经性呕吐。藿香常用6~12克，半夏为6~10克。藿香、半夏配用，《太平惠民和剂局方》的藿香半夏汤，主治胃中停饮呕逆之证；《中药临床应用大全》谓：治疗神经性呕吐，用藿香、半夏各6克，黄连3克。水煎频频饮服，有效。然两药配伍，芳化燥烈，热痰、燥痰、湿热者不宜使用。

（十二）大便异常

大便异常是多种疾病的共有症状，主要与小肠的泌别、大肠的传导及胃气的顺降失常有关。大便异常主要反映在便次、性状及颜色等方面。

1. 便秘

（1）大黄配荆芥：升清降浊，泻下通便。适用于治疗风热内蕴之腹胀且痛、二便不通、肛门肿痛等症。大黄常用3~10克，荆芥为5~10克。大黄、荆芥配用，《赤水玄珠》倒换散，二

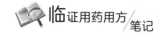

药为末，小便不通大黄减半，大便不通荆芥穗减半，每服 10 克，治癃闭、大小便不通、少腹急痛、肛门肿痛。然两药配伍，辛开苦降，非实热证不可用。

（2）大黄配黄芩：疏风解表，泻火通便。适用于治疗外感风热入里内结，或金疮感染化热耗伤津液，以致阳明腑气不通，大便秘结。大黄常用 5～10 克，黄芩为 5～10 克。《备急千金要方》三黄汤，二药与甘草同用，主治下焦热结，不得大便。现代此二药配用，可用来治疗实热上攻，清窍被扰的偏正头痛以及里热亢盛，迫血妄行之出血证。然两药配伍性苦寒，伤胃、伤阴，脾胃虚寒、阴虚内热者忌用。

（3）大黄配附子：温肾通阳，泄浊解毒。适用于治疗阳气虚弱、阴寒内盛、冷积停滞而致腹中冷痛拒按、便秘、小便数而清、手足厥冷、脉弦紧之症。大黄常用 3～10 克，后下；附子为 3～10 克，先煎。大黄、附子配用，《金匮要略》大黄附子汤，与细辛同用，主治寒邪与积滞互结肠道，胁下或腰胯偏痛，便秘，手足不温等症。章次公用二药取其温阳活血泄浊之功，与桔梗、当归、地榆、马齿苋、炮姜、白芍、杏仁同用，治下痢腹痛里急，颇有疗效。（《中药药对大全》）然两药配伍为温下之品，实热便秘忌用，孕妇忌用。

（4）大黄配肉桂：温清共施，振阳通便。适用于治疗脏腑寒凝积滞之便秘，脘腹冷痛手足不温等症。大黄常用 3～12 克，肉桂为 6～10 克。大黄、肉桂配用，《医学衷中参西录》之秘红丹。主治肝郁多怒，胃郁气逆所致的吐血、衄血屡服他药无效者，无论因寒因热，服之皆有捷效。王少华对寒热错杂的血证，根据其热重寒轻，实甚于虚，或实热真而虚寒假有格拒者，

则大黄用量大于肉桂，而寒重热轻，虚甚于实，或虚寒真而实热假，则颠倒其用量。〔新中医，1987（5）：4〕

（5）大黄配人参：益气活血，泄浊解毒。适用于治疗里热实证而见气血虚弱，腹痛硬满，口渴或素体亏虚而便秘不通，不宜强攻下者。大黄常用 5～10 克；人参为 6～10 克，文火另煎兑服，或研末吞服，每次 1.5～2 克。张伯臾治疗急性心肌梗死，病在下焦，大便秘结，非通下则不能缓解症状，每用二药配伍，以取通腑，扶正益气救脱之用。(《中药药对大全》) 然两药配伍，攻补兼施，邪实而正不虚者忌用或慎用。

（6）番泻叶配陈皮：理气健脾，导滞通便。适用于治疗热结胃肠，腑气不通所致的便秘、腹胀食少等症。番泻叶常用 5～10 克，水泡代茶饮；陈皮为 5～10 克，水泡代茶饮。番泻叶、陈皮配用，水泡代茶饮，既经济，又简便，治疗便秘，疗效确凿。然两药配伍苦泄，不可久服，中病即止。

（7）芒硝配瓜蒌：清热润燥，通便泻下。适用于治疗大便硬结不通，习惯性便秘。芒硝常用 6～10 克，布包煎；瓜蒌为 15～30 克，打碎煎。芒硝、瓜蒌配用，施今墨经验：治疗习惯性便秘以及各种原因引起的大便秘结，腑气不畅等症，均有良效，且无肠蠕动亢进引起的腹痛等副作用，均服 1～2 剂愈。(《施今墨对药临床经验集》)

（8）朴硝配莱菔子：润肠通便，行气导滞。适用于治疗大便燥结久而不通，肠梗阻，身体兼有羸弱者。朴硝常用 10～20 克，入汤剂溶化；莱菔子为 10～30 克。朴硝、莱菔子配用，源于《医学衷中参西录》，张锡纯经验，鲜莱菔五斤，净朴硝四两。将鲜莱菔切片，同朴硝和水煮之。初次煮，用莱

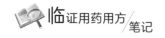

菔片一斤，水五斤，煮至莱菔烂熟捞出。就其余汤，再入莱菔一斤，如此煮五次，约得浓汁一大碗，顿服之。若不能顿服者，先饮一半，停一小时，再温饮一半，大便即通。今人易莱菔为莱菔子，与朴硝同用，治疗粘连性肠梗阻，疗效甚佳。然大便虽有闭结，但时间甚短而身体较为强壮者慎用此二药。

（9）生地黄配白术：养阴生津，润肠通便。适用于治疗顽固性习惯性便秘。生地黄常用 10~30 克，白术为 30~60 克。生地黄、白术配用，《杂病源流》卷十七的白术丸，主治痔漏、脱肛、泻血、面色萎黄、积年不愈者。现代临床常将此二药与黄芪、当归、桃仁、升麻等同用，可治阴血亏虚、大便秘结，食不得下；与黄芪、人参、柴胡、羌活等同用，可治肠澼下血，血出如箭；与升麻同用，可治习惯性便秘。然两药配伍中白术用量独重，热病引起的实热便秘忌用。

（10）蚕沙配皂荚子：升清降浊，润肠通便。适用于治疗大便秘结，排便困难，或大便初硬后溏者。蚕沙常用 6~10 克，布包煎；皂荚子为 6~10 克，打碎煎。近代施今墨称其："二药参合，升清降浊，上能治头晕，中能消胃胀，下能通大便。对于清浊升降失调引起的头晕、腹胀、腹痛以及大便秘结者，或初硬后溏者，用之均有良效。"（《施今墨对药临床经验集》）

（11）火麻仁配紫苏子：养血润燥，顺气通便。适用于治疗老年阴血不足，或产后、病后虚弱之肠燥便秘。火麻仁常用10~15 克，紫苏子为 6~12 克。火麻仁、紫苏子配用，《普济本事方》卷十的麻仁苏子粥，主治诸肠燥便秘。书中云："产后汗多则大便秘，难于用药，惟麻子粥最稳，不惟产后可服，凡老人诸虚、风秘皆得力也。"然两药配伍，质润滑肠，脾虚便溏者忌用。

（12）当归配肉苁蓉：补血益血，润肠通便。适用于治疗年老、气虚、产后津液不足、血虚肠燥之大便秘结。当归常用10~15克，肉苁蓉为15~60克。《临证用药配伍指南》谓：治老年人阳气虚弱，精血不足之便秘；与火麻仁、生地黄同用，治老年人血虚便秘。然两药配伍，柔润性温，阴虚有热的便秘不宜用，肠胃实热之便秘忌用。

（13）火麻仁配枳壳：润肠通便，下气宽中。适用于治疗产后血水俱下，肠虚津液不足，大便秘涩不通，腹中胀闷等症。火麻仁常用6~12克，枳壳为6~12克。然两药配伍，破滞峻烈，孕妇忌用。实热便秘者也不宜用。

（14）火麻仁配何首乌：养血润燥，润肠通便。适用于治疗年老体弱、久病、产后血虚津亏之肠燥便秘。火麻仁常用5~10克，何首乌为10~15克。火麻仁、何首乌配用，《中药临床应用大全》谓：与当归、黑芝麻、肉苁蓉等养血润肠之品同用，治疗老年体弱、久病津亏、产后血虚之肠燥便秘，可增强疗效。然两药配伍，质润滋腻，脾虚便溏者忌用。

（15）火麻仁配当归：滋补血液，润肠通便。适用于治疗老人或妇女产后血虚肠燥便秘。火麻仁常用5~10克，当归为10~15克。二药与生地黄、甘草同用，可治阴血亏虚，大便干燥秘结；与升麻，煨大黄、熟地黄、红花同用，可治阴虚血燥，大便不通。然两药配伍，质润滑肠，湿滞中满、大便滑泄者忌用。

（16）升麻配当归：升举清阳，补血润肠。适用于治疗血虚气弱之大便秘结不通，伴见头晕乏力、气短懒言、舌淡少苔、脉沉细无力等症。升麻常用3~6克，当归为6~12克。然两

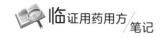

药配伍，性辛散，热结便秘者慎用。

（17）桃仁配杏仁：行气活血，润肠通便。适用于治疗肺气郁闭或老人、虚人津枯肠燥，大便秘结之症。桃仁常用6～12克，杏仁为6～10克，同捣煎服。桃仁、杏仁配用，《圣济总录》卷六十七的双仁丸，主治上气喘急。《世医得效方》五仁丸，二药与柏子仁、松子仁、郁李仁、陈皮同用，主治津枯肠燥，大便艰难，以及老年或产后血虚便秘。二药与冬瓜仁、薏苡仁同用，可治扁平疣；与肉豆蔻、火麻仁同用，可治老年气虚便秘。然两药配伍有较强的润肠通便作用，孕妇便秘者慎用，脾虚便溏者忌用。

（18）半夏配硫黄：补命火，和肠胃，温寒通便。适用于治疗老人虚寒便秘。半夏常用6～10克，硫黄为1～3克，为末，入丸散，或取半夏汁冲硫黄末。半夏、硫黄配用，《太平惠民和剂局方》半硫丸，主治老年人虚冷便秘、寒湿久泄便秘。然两药配伍性温，实热便秘忌用。

2. 便稀水样

（1）苍术配茯苓：健脾调中，利水渗湿。适用于治疗脾失健运，湿邪中阻之胸膈痞闷、心腹胀痛、呕恶泄泻等症。苍术常用6～10克，茯苓为10～15克。苍术、茯苓配用，《摄生众妙方》卷五的苍术丸，二药比例为5∶3为末，东流水煮神曲作糊为丸，功可健脾祛湿，保长生。《临证用药配伍指南》载，二药与金银花同用，主治夏季水泻，湿热较重者。然两药配伍，性燥渗利，胃阴不足忌用。

（2）藿香配陈皮：辟秽化浊，止呕止泻。适用于治疗霍乱吐泻及外感暑湿所致的脘闷痞满、食少纳呆、吐泻并作等症。藿香常用 10～15 克，鲜者加倍；陈皮为 3～10 克。藿香、陈皮配用，《医学从众录》的陈皮藿香汤，主治伤暑急暴，霍乱吐泻；《医略六书》回生散，二药各等份作散，主治孕妇呕泻。《太平惠民和剂局方》卷二的不换金正气散，二药与厚朴、半夏、苍术等同用，主治四时伤寒，头痛壮热，或霍乱吐泻，脏腑虚寒，下痢赤白。然两药配伍，辛温香燥，易耗气伤阴，气虚、阴虚者忌用。

（3）柴胡配泽泻：升清降浊，调脾止泻。适用于治疗小儿泄泻，粪质清薄，泻出水样便伤于风热者。柴胡常用 3 克，泽泻为 5～10 克。柴胡、泽泻配用，秦廉泉认为，二药同用，以升清降浊，分利水道，疗饮食积滞，用于小儿泄泻，有满意疗效。〔上海中医药杂志，1988（12）：21〕《百家配伍用药经验》谓：济川煎用泽泻配升麻以升清降浊助能通便，此配伍用泽泻配柴胡升清降浊治泄泻，同一泽泻，配伍不同，作用迥然有别。然两药配合性寒，虚寒作泻忌用。

（4）吴茱萸配细辛：激发肾阳，驱逐脾中阴寒。适用于治疗脾肾阳虚所致的腹痛、泄泻。吴茱萸常用 3～10 克，细辛为 3 克。吴茱萸、细辛配用，岳美中经验：治肾泻，方用理中汤去甘草，加吴茱萸、细辛为治，此药对可激发肾阳，驱除脾中阴寒浊邪以止泻。(《名老中医医案医话选》)然两药配伍,性热,热证、阴虚阳亢者忌用。

（5）白术配白芍：健脾柔肝，收敛止泻。适用于治疗脾虚肝旺之肠鸣腹痛、大便泄泻或脘腹胀闷、食欲不振等症。白术常用 10 克，白芍为 10 克。《丹溪心法》卷五的白术丸，主治

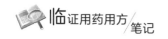

脾虚泄泻；二药与甘草同用，可治脾虚水泻，身重困弱，腹痛甚者。然两药配伍，味甘性燥，阳衰虚寒，阴虚内热，胃阴不足、津液亏损者均不宜用。

（6）黄连配葛根：解肌清热，坚阴止痢。适用于治疗热病里热腹泻、湿热痢疾等症。黄连常用 3～6 克；葛根为 10～15 克，清热生津宜用鲜葛根，剂量可适当增大；升阳止泻用于脾虚腹泻宜煨用。黄连、葛根配用，出自《伤寒论》葛根黄芩黄连汤，主治表证未解，误下，邪陷阳明引起的热痢。然两药配伍，辛开苦降，胃寒者慎用，夏日表虚汗多尤忌。

（7）乌梅配罂粟壳：敛肺止咳，涩肠止泻。适用于治疗脾肾阳虚的久痢久泻。乌梅常用 6～12 克，罂粟壳为 3～10 克。乌梅、罂粟壳配用，《普济方》神圣散，与干姜、肉豆蔻同用，主治虚寒泻痢，日久不止。现代临床常将此二药配伍，与大枣同用，可治水泻不止；与半夏、阿胶、甘草同用，可治肺虚久咳不止。然两药配伍，酸涩收敛，咳嗽及腹泻初起者忌用。

（8）赤石脂配禹余粮：涩肠止泻、止血、止带。适用于治疗下焦不固，肠滑不禁的久泻久痢。赤石脂常用 10～20 克，打碎先煎；禹余粮为 10～20 克，打碎先煎。赤石脂、禹余粮配伍，《伤寒论》赤石脂禹余粮汤，主治伤寒下痢不止。《医宗金鉴》用于治疗久痢不止，大肠虚脱，服理中丸而痢益甚者；明·孙一奎以赤石脂、禹余粮各 60 克，水煎服，治大肠发咳，咳而遗溺。现代临床常将此二药与白术、干姜、党参、牡蛎同用，可治虚寒泄泻或下痢便血；与伏龙肝、海螵蛸、桂心等同用，可治下元不固的崩漏下血；与乌梅、补骨脂同用，可治虚寒性月经过多和便血；与补骨脂、肉豆蔻、吴茱萸等同用，可治肾阳虚所致的形寒肢冷，腰膝酸软。然两药配伍，味涩收敛，湿热泻痢者忌用。

3. 便脓血

（1）黄连配木香：清热燥湿，行气导滞。适用于治疗湿热泻痢、腹痛、里急后重、痢下赤白症。黄连常用3～6克，木香为6～9克。黄连、木香配用，《太平惠民和剂局方》香连丸，主治下痢赤白、里急后重。《寿世保元》观音救子方，二药为末，乌梅肉捣为丸，主治大便下血；《普济方》观音散，主治赤白痢；《太平圣惠方》卷九十三的黄连丸，主治小儿冷热痢。现代临床常将此二药配伍，与黄芩同用，可治湿热痢；与牡丹皮、赤芍、地榆炭等同用，可治血痢；与芍药同用，可治湿热痢而致的腹痛。然两药配伍，味苦性燥，痢疾早期忌用，前人相告，香连治痢，不宜早用，因木香有收敛止涩作用，痢疾早期切忌止涩，先宜通下导滞，选枳实导滞丸，后用香连丸，效果则佳。

（2）赤芍配黄柏：清热解毒，凉血止痢。适用于治疗血分热毒之赤痢腹痛、赤多白少、里急后重者。赤芍常用9克，黄柏为9克。赤芍、黄柏配用，《太平圣惠方》卷五十九的赤芍药散，主治赤痢多、腹痛不可忍。《圣济总录》芍药汤，二药与地榆同用，主治湿热痢疾之腹痛、便脓血、赤白相兼，里急后重、肛门灼热者。然两药配伍，味苦性寒，久痢、虚寒痢忌用。

（3）大黄配皂角子：攻积导滞，泄秽荡浊。适用于治疗湿热痢疾，下痢秽垢不止，里急后重，腹胀痛，顽而不愈者。大黄常用5～10克，皂角子为3～6克。大黄、皂角子配用，《百家配伍用药经验采菁》谓："二药直达病所，所谓'通因通用'，

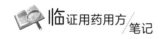

积滞秽浊得以攻逐，下痢可愈，脏腑气血得以安和。"然两药配伍中皂角有小毒，对胃肠有强烈的刺激性，服用过量，可引起呕吐或腹泻，故孕妇及有咯血倾向者，不可使用。

（4）黄柏配黄连：燥湿解毒，清肠止痢。适用于治疗湿热蕴结所致的泻痢、下痢脓血等症。黄柏常用6克，黄连为6克。黄柏、黄连配用，《伤寒论》白头翁汤，以治热痢，确效。故刘完素曰："惟黄柏、黄连性冷而燥，能降火去湿而止泻痢，故治痢以之为君。"现代药理也证实，二药均含小檗碱成分，对痢疾杆菌有显著的抗菌作用，联合应用，其抗菌力远较单味应用为强。然两药配伍，味苦性寒，凡虚寒久痢者禁用，寒湿痢忌用。

（5）黄柏配薤白：清热燥湿，行气止痛。适用于治疗大肠湿热所致气血壅滞，下痢赤白，腹痛里急后重者。黄柏常用9克，薤白为6克。黄柏、薤白配用，《本草拾遗》谓："治疗热痢。"《中华临床中药学》云："以黄柏、薤白与清热燥湿的黄连、秦皮及栀子、豆豉同用，治疗湿热内蕴，下痢脓血，腹痛，里急后重者。"然两药配伍味苦，气虚、胃弱纳呆者忌用。且薤白久服对胃黏膜有刺激性，易发癥气，用时应注意。

（6）龙骨配黄连：清热解毒，燥湿止痢。适用于伤寒热病后，下痢脓血。龙骨常用15~20克，打碎先煎；黄连为5~10克。龙骨、黄连配用，《普济方》普贤丸，与吴茱萸、莪术等同用，主治脾胃虚弱，饮食不化，大便溏泄。然两药配伍，味苦性寒，易伤脾胃。脾胃虚寒者忌用。

（十三）小便异常

小便异常反映出肾与膀胱气化失常和津液代谢失常的病变，因此，小便变化不仅是肾与膀胱病变的主要症状，也是观察体内津液盈亏及病情顺逆的指征。小便异常主要反映在小便次数、量、颜色及小便时的感觉等方面。

1. 小便短黄

（1）赤芍配水牛角：清热凉血，解毒散瘀。适用于治疗热痹、关节红肿灼痛、口渴烦热、小便短黄者。赤芍常用9～12克，水牛角为20～30克，宜先煎3小时以上。赤芍、水牛角配用，董建华经验：治热痹，口渴烦热，小便黄赤，清热毒凉营血，水牛角、赤芍功效显著。(《现代著名老中医临床诊治荟萃》)朱良春经验：二药配牡丹皮，治环形红斑或皮下结节有较好疗效。〔中医杂志，1987（9）:14〕然两药配伍，味苦性寒，脾胃虚寒者忌用。

（2）通草配滑石：相须为用，清利湿热。适用于治疗膀胱湿热之小便淋沥涩痛，或湿温邪在气分，见小便短黄等症。通草常用2～5克，滑石为10～15克，包煎。《世医得效方》通草汤，二药与瞿麦、蒲黄等同用，主治热结膀胱的小便短黄等症。然两药配伍，通利较强，孕妇忌用。

2. 小便频数

（1）桑螵蛸配海螵蛸：补肾益气，固精缩尿，摄血止带。适用于肾虚下元不固之小便频数，甚至失禁。桑螵蛸常用3～10克，海螵蛸为6～12克。桑螵蛸、海螵蛸配用，《普济方》既济丹。与天冬、麦冬、牡蛎、龙骨等同用，主治肾虚水火不济之白浊遗精、腰脚无力、日渐羸弱。现代临床将此二药，与山茱萸、

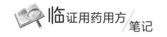

菟丝子、沙苑子同用，可治男子遗精；与远志、当归、人参等同用，可治肾阳不足，膀胱虚冷的遗尿尿频；与白芷、血余炭同用，可治赤白带下。然两药配伍，性温且涩，阴虚火旺、膀胱有热、小便短数者忌用。

（2）金樱子配芡实：益肾涩精，固肠缩尿。适用于治疗脾肾两虚所致的遗精、尿频、久泻、妇女白带。金樱子常用10～15克，芡实为10～15克。金樱子、芡实配用，《洪氏集验方》水陆二仙丹，主治肾虚不摄，男子遗精白浊，女子带下。现代临床将此二药与人参、白术、淮山药等同用，可治脾虚之久泻久痢、少气懒言、面色萎黄等症；与韭菜子同用，可治肾虚遗精、滑精，以及妇女体虚白带过多等病证。然两药配伍，滋补敛涩，有实火热邪，小便不利者忌用。

（3）桑螵蛸配益智仁：温阳补虚，固精缩尿。适用于治疗下焦虚寒引起的尿频、遗尿、遗精等症。桑螵蛸常用10～20克，益智仁为3～6克。桑螵蛸、益智仁配伍，与乌药同用，主治儿童遗尿；与肉桂、肉苁蓉同用，主治神经系统疾患后遗症之小便失禁；与山茱萸同用，主治夜尿多、白带多、早泄、遗精等症；与黑豆、猪脬同用，主治中老年人尿频。

（4）覆盆子配益智仁：益火暖肾，固精缩尿。《得配本草》曰："覆盆子得益智仁，治小便频数。"适用于治疗下元虚冷之尿频、遗尿、滑精等症。覆盆子常用15～25克，益智仁为3～6克。覆盆子、益智仁配用，与桑螵蛸、麻黄同用，主治遗尿；与芡实、菟丝子等同用，主治肾虚遗尿；与桑螵蛸、金樱子等同用，主治遗尿、尿频。然两药配伍性温，肾虚有火，小便短涩者慎用。

3. 小便浑浊

（1）茯苓配黄芪：健脾益气，利水消肿。适用于治疗小便混浊，或如米泔之膏淋、白浊。茯苓常用 10～15 克，黄芪为 10～15 克。茯苓、黄芪配用，《金匮要略》防己茯苓汤，与防己、桂枝同用，主治皮水、四肢肿。《普济方》卷三十引《经验方》的黄芪散，二药用量比例为 2∶1，空心汤送下，主治白浊；《朱良春用药经验》载：二药配山药、台乌、益智仁、苍术、辛夷等药，主治稍受风寒，即喷嚏频频，流清涕如水液样，绵绵不绝，头昏神疲者。然两药配伍，甘温偏补，凡表实邪盛，内有积滞，阴虚阳亢等均不宜用。

（2）苍术配生地黄：燥湿养阴，敛聚脾精。适用于治疗慢性肾炎已久，蛋白尿不消者。苍术常用 6～10 克，生地黄为 10～20 克。《百家配伍用药经验采菁》谓："二药合用，相制相济，各展其长。对消水肿，敛精消蛋白，改善肾功能，平衡阴阳等方面有较好疗效。"然两药配伍，燥润相合，无湿邪或无阴虚之象不宜使用。

（3）苍术配玄参：益脾气，敛脾精，止淋浊。适用于治疗中气虚弱，清浊不分之尿浊、膏淋等症。苍术常用 5～10 克，玄参为 10～15 克。苍术、玄参配用，现代药理证明：降低血糖明显，为治疗糖尿病血糖增高的常用药对。施今墨经验：苍术苦温燥湿，辛香发散，功专健脾燥湿，升阳散郁，祛风明目，确有敛脾精、止漏浊之功，用于糖尿病屡获显效；玄参咸寒，质润多液，功擅滋阴降火，泻火解毒，软坚散结，清利咽喉。苍术突出一个燥字，性燥不宜用之糖尿病；玄参则重一个润字。

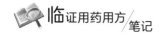
二药伍用，以玄参之润制苍术之燥，又以苍术之温燥制玄参之滞腻。两药参合，一阴一阳，一脾一肾，一润一燥，相互制约相互助进，健中宫、止漏浊、降低血糖甚妙。（《中国百年百名中医临床家丛书·施今墨》）

（4）石菖蒲配萆薢：芳香化湿，分清别浊。适用于治疗尿液混浊、膏淋等。石菖蒲常用6～10克，鲜品加倍；萆薢为10～15克。现代临床将此二药，与白花蛇舌草、黄柏、石韦、马勃、蝎尾等同用，可治因泌尿系感染引起的尿液混浊，尿检白细胞持续不减；与薏苡仁、山药、白扁豆、芡实等份研末冲服，可治乳糜尿。然两药配伍，性"宣利"，阴虚血虚、滑精多汗、元气下陷不能摄精、小便频数者不宜服用。

（5）萆薢配黄柏：清热燥湿，分清泌浊。适用于治疗下焦湿热，小便混浊。萆薢常用10～15克，黄柏为3～10克。萆薢、黄柏配用，见于《丹溪心法》萆薢分清饮，与石菖蒲、车前子、茯苓、白术等同用，主治湿热渗出入膀胱之小便白浊、膏淋、尿频。《中国当代名医名方精选》苓药芡苡汤，二药与土茯苓、生薏苡仁等同用，主治湿热下注的带下。然两药配伍，味苦性寒，脾胃虚寒，腹满便溏少食者忌用。

（6）益智仁配萆薢：固下元，利小便，祛湿浊。适用于治疗肾虚之小便频而少：浑浊不清：淋漓不畅等症。益智仁常用3～6克，萆薢为10～15克。益智仁、萆薢配用，《杨氏家藏方》萆薢分清饮，与石菖蒲、乌药等同用，主治下焦虚寒，小便白浊、浑浊不清，白如米泔，凝如膏糊，舌淡苔白，脉沉。然两药配伍，味苦性温，易伤阴，肾阴亏虚遗精滑泄者慎用。

4. 癃闭

（1）滑石配海浮石：清热渗湿，软坚化石，通淋止痛。适用于治疗尿少，滴沥不尽或癃闭。滑石常用 6 ~ 12 克，海浮石为 10 ~ 15 克，同打碎煎。滑石、海浮石配用，施今墨经验：二药治疗前列腺肥大，并常与丹参、王不留行、牛膝等同用，以提高疗效。（《中国百年百名中医临床家丛书·施今墨》）然两药配伍，性寒质重，无湿热，小便清长者忌用。

（2）黄柏配肉桂：温阳开闭，清热利湿。适用于治疗肾阳不足，气化不行，湿热内停所致的尿闭不通。黄柏常用 10 ~ 15 克，肉桂为 1.5 ~ 3 克。黄柏、肉桂配用，《兰室秘藏》滋肾通关丸，与知母同用，主治湿热蕴结膀胱，癃闭不通，小腹胀满，或尿道不通。二药与知母、香附、川楝子同用，可治湿热壅滞、气机不通的癃闭。然两药配伍，黄柏用量独重，清大于补，淋证日久，体质虚弱之劳淋、气淋忌用。

（3）大黄配黄芪：益气摄精，升清降浊。适用于尿毒症湿热内蕴，小便短小黄赤，甚或全无，全身浮肿等症。大黄常用 5 ~ 10 克，后下；黄芪为 5 ~ 10 克。大黄、黄芪配用，刘树农经验：二药治疗尿毒症屡获效验，刘氏认为肾脏对血液具有留精去粗之功能，尿毒症病因病机系肾脏留精去粗之功能障碍，继而使血液形成陈者当去不去，新者当生不生之局面，二药配伍助肾摄精排浊。二药与白术、益母草、桃仁、泽泻等同用，可治产后癃闭。然两药配伍，攻补兼施，脾肾虚寒，寒湿内蕴者不宜用。

（4）泽泻配附子：温阳利水。适用于治疗阴分虚寒，小便不通者。附子常用 6 ~ 10 克，泽泻为 5 ~ 10 克。然两药配伍，

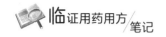

性温且利，易伤津液，阴虚火旺、热结膀胱者忌用。

5.尿道涩痛

（1）滑石配海金沙：清热利湿，通淋止痛。适用于治疗湿热壅滞下焦所致的小便涩滞等症。滑石常用 10～20 克，海金沙为 6～12 克，二药均用布包煎。滑石、海金沙配用，《仁斋直指》卷十六的二神散，多用木通、灯芯、麦冬新水煎，入蜜调下，主治诸淋急痛。《卫生总微》卷十六的如圣散，乳食前，煎灯芯汤调下，主治小儿小便涩痛，滴沥不得通快。二药与金钱草、木通等药同用，可治石淋血尿；与甘遂、牵牛子同用，可治脾湿太过，小便不利，全身水肿，对湿热肿满最为相宜。然两药配伍，均为沉寒滑利之品，内无湿热，阴虚证，小便清长者不宜使用，孕妇忌用。

（2）萹蓄配瞿麦：利尿通淋，清热止痛。适用于治疗湿热淋浊、小便不利、热淋涩痛等症。萹蓄常用 10～30 克，瞿麦为 10～30 克。萹蓄、瞿麦配伍，与金钱草、海金沙同用，可治膏淋混浊者；与丹参、益母草、桃仁等同用，可治气血瘀滞，经闭不通者。然两药配伍，苦寒通利，脾气虚弱者及孕妇忌用。

（3）茯苓配滑石：利水渗湿，解热通淋。适用于治疗热结膀胱之小便不利、淋沥涩痛。茯苓常用 10～30 克，滑石为 10～15 克，包煎。茯苓、滑石配用，《辨证录》滑苓汤。主治胃火热甚，而完谷不化，奔迫直泻。董建华经验：湿热阻滞中焦，通降失调，当以清化湿热、和胃通降为法，药用黄连、黄芩、茯苓、滑石等。(《中国百年百名中医临床家丛书·董建华》)现代临床常将此二药用于热结膀胱之小便不利等症,效果显著。

然两药配伍,皆为甘淡渗利之品,易耗伤阴液,阴亏津少者慎用。

（4）滑石配黄柏：清热祛湿，通淋止痛。适用于治疗膀胱湿热之小便不利、淋沥涩痛。滑石常用 10～20 克，包煎；黄柏为 3～10 克。滑石、黄柏配用，《中华临床中药学》谓：湿热淋证，多为实证，治宜清热利湿，黄柏性味苦寒，入膀胱经，为祛膀胱湿热之要药。用治湿热蕴结膀胱，膀胱气化失司，而致小便频数短涩，滴沥刺痛，欲出未尽，小腹拘急，或痛引腰腹的膀胱湿热证，常配滑石、车前子、木通等清热利尿通淋药同用。董建华经验：热淋日久，肾气已伤，而湿热未尽，形成寒热错杂的局面，症见小便热涩刺痛，遇劳或受寒后即发，腰膝冷痛，治宜温清并用，常用处方用仙灵脾、肉桂、滑石、黄柏等。(《中国百年百名中医临床家丛书·董建华》) 然两药配伍，性燥且利，伤阴，阴亏津少者忌用。

（5）滑石配山栀：清热利湿通淋。适用于治疗急性肾盂肾炎、尿道炎、尿路结石等症见小便赤涩热痛。滑石常用 10～20 克，包煎；山栀为 10～15 克。滑石、山栀配用，《得配本草》云：“山栀，得滑石治血淋溺闭。”杨济在《临证用药配伍指南》谓：“治膀胱热淋，血淋，或急性肾盂肾炎、尿道炎、尿路结石，以小便赤涩热痛者为宜。”然两药配伍，清利性强，阴虚津少者忌用。

（6）通草配瞿麦：清热利湿，行气止痛。适用于治疗膀胱湿热之小便黄赤、淋漓涩痛。通草常用 2～5 克；瞿麦为 10～15 克，鲜者加倍。通草、瞿麦配用，《证治准绳》通草汤，与冬葵子、白茅根、蒲黄、桃仁等同用，主治小便不利、尿急、尿痛、尿血或水肿等症。二药与石韦、蒲公英、白茅根同用，

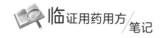

可治血淋。然两药配伍，既破又利，孕妇忌用。

（7）金钱草配海金沙：清热利尿，化石通淋。适用于治疗湿热蕴结所致尿路结石的尿道涩痛、小便不畅。金钱草常用10～30克；海金沙为10～15克，包煎。金钱草、海金沙配用，见于《时振声方》二金排石汤，与石韦、冬葵子、滑石、牛膝等同用，主治泌尿系结石下焦湿热者。祝谌予经验：临床每逢膀胱、输尿管结石，二者必用，且与车前草、旱莲草配伍，其功益彰；治胆道结石等，常与茵陈、柴胡、栀子配用，其效方著。（《中药药对大全》）然两药配伍，咸软性利，孕妇忌用。

（8）海金沙配海浮石：软坚散结，通淋止痛。适用于治疗下焦湿热蕴结之小便淋漓、尿道涩痛、膀胱结石。海金沙常用10～15克，包煎；海浮石为10～15克，打碎煎。海金沙、海浮石配用，施今墨经验：治疗尿路结石、尿路感染，习惯二者并用，确有疗效。（《中国百年百名中医临床家丛书·施今墨》）

（9）赤芍配槟榔：清热凉血，利尿通淋。适用于治疗妊娠子淋、小便涩少、疼痛烦闷。赤芍常用6～12克，槟榔为6～12克。赤芍、槟榔配用，《圣济总录》卷一五六的赤芍药汤。主治妊娠子淋、小便涩少、疼痛烦闷。《幼幼新书》卷三十引《集验方》的抵圣散，主治气淋。然两药配伍性降，脾虚便溏者、劳淋、膏淋忌用。

（10）木通配灯芯草：清降心火，利水泄热。适用于治疗心经有热，下移小肠，或热结膀胱，或湿热下注，但见小便淋沥涩痛者。木通常用3～6克，灯芯草为1.5～2.5克。木通、灯芯草配用，《兰室秘藏》清肺饮，与猪苓、通草、茯苓、琥珀等同用，主治湿热淋病，小便不利，尿频、尿急、尿痛者，伴心烦、口疮等症。

6. 遗尿

（1）茯苓配益智仁：脾肾双补，缩利止遗。适用于治疗肾虚遗溺。茯苓常用 10～30 克，益智仁为 3～10 克。茯苓、益智仁配对，见于《袖珍小儿》卷七的益智仁汤，二药等份为末，每服 1 钱，空心米汤调下，主治小儿遗尿；亦治白浊。《增补内经拾遗》卷三的益智子汤，主治肾虚遗溺。然两药配伍，性温且利，阴亏津少者慎用。

（2）龙骨配桑螵蛸：心肾两调，固肾止遗。适用于治疗产后肾虚肤寒，膀胱失约的遗尿。龙骨常用 10～15 克，打碎包煎；桑螵蛸为 5～10 克。龙骨、桑螵蛸配用，徐树楠主编的《中药临床应用大全》载，二药与锁阳、苁蓉、茯苓各等份研末为丸，治肾虚遗精、阳痿早泄有效。然两药配伍，性收涩，凡湿热、实邪者忌用。

（3）白芍配白薇：清热利尿，养血调肝。适用于治疗产后遗尿。白芍常用 10～15 克，白薇为 5～12 克。白芍、白薇配用，《圣济总录》卷一五七的白薇散，二药等份为末，酒送下，主治妊娠小便多、产后遗尿、血淋、热淋等。然两药配伍性寒，阳虚虚寒、食少便溏者不宜用。

（十四）水肿

水肿是因肺脾肾三脏对水液代谢失调，致体内水湿滞留，泛溢肌肤，引起头面、四肢、腹部，甚至全身浮肿的病证。水肿常见有面睑浮肿、下肢浮肿、全身浮肿等几肿。

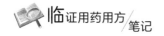

1. 面睑浮肿

（1）麻黄配车前子：宣肺通肾，利水消肿。适用于治疗外邪袭肺，肺气郁闭，水道不通所致的恶寒发热，头面、四肢水肿，兼有胸闷气喘、咳嗽痰多等症。麻黄常用 6 ~ 10 克，车前子为 6 ~ 10 克，布包入煎。麻黄、车前子配伍，尚有平喘止咳之功，还可用来治疗风寒袭肺，郁而化痰之咳嗽，吐黄痰而黏者。此二药配用，现代医学多用于治疗急性肾炎。然两药配伍，辛散滑利，肾虚滑精者忌用。

（2）麻黄配葱白：发汗解表，利尿消肿。适用于治疗风水证。症见头面浮肿，腰以上肿甚伴小便不利属肺气不宣，水气不行者。麻黄常用 3 ~ 9 克，葱白为 6 ~ 15 克，或 3 ~ 5 根。若下肢浮肿，肿势以腰以下为甚，肤色萎黄或晦暗，按之恢复较慢，是为阴水，其机制在脾肾阳虚，应忌用。

2. 下肢浮肿

（1）茯苓配木通：清热利湿，利尿强心。适用于治疗心功能不全所致的小便不利、两足浮肿、全身浮肿等症。茯苓常用 10 ~ 15 克，木通为 3 ~ 6 克。茯苓、木通配用，《太平惠民和剂局方》分心气饮，与紫苏、大腹皮、青皮、陈皮等同用，主治气机不散，停于胸膈等症。《医学入门》万全木通散，二药与滑石、车前子、瞿麦等同用，主治膀胱有热，小便难而黄者。现代常将此二药对用于心性水肿，下肢浮肿者，疗效较佳。然两药配伍性"利"，有伤阴之弊，阴虚津亏者慎用。

（2）赤小豆配赤茯苓：清热利湿，利窍消肿。适用于治疗湿热为患，水肿腹满，下肢浮肿，小便不利，或尿血等症。赤小豆常用 10 ~ 30 克，赤茯苓为 10 ~ 15 克。《常用中药配伍与名方精要》载："用于水肿、小便不利，赤小豆利水消肿，常配伍赤茯苓、泽泻、猪苓等。"

（3）车前子配白茅根：利水通淋，凉血止血。适用于治疗水湿内停所致的小便不利、下肢水肿等症。车前子常用 6 ~ 10 克，久煎，大量可至 30 克；白茅根为 30 克。车前子、白茅根配用，陈维华经验：单用二味煎服，用量各 30 克，治疗某些血尿有良效。（《中药药对大全》）

3. 全身浮肿

（1）防己配茯苓：健脾利湿，散水消肿。适用于治疗脾虚水泛，四肢浮肿，手足不温，体倦身困，甚至面目浮肿，按之凹陷，腹满腹胀，小便少，肌肤色泽光亮等症。防己常用 6 ~ 10 克，茯苓为 15 ~ 18 克。防己、茯苓配用，《金匮要略》防己茯苓汤，与黄芪、桂枝、甘草同用，主治皮水为病，四肢肿，肌肉有轻微跳动者。然两药配伍，其性下行，利水伤阴，故阴血不足者慎用。

（2）陈皮配桑白皮：泻肺健脾，利水消肿。适用于治疗肺热咳嗽，喘逆痰多，或面肿肢胀，小便不利。陈皮常用 10 克，桑白皮为 10 克，行水宜生用，平喘止嗽宜炙用。陈皮、桑白皮配用，《华氏中藏经》五皮饮，与茯苓皮、生姜皮、大腹皮同用，主治皮水。症见一身悉肿，肢体沉重，心腹胀痛，上气喘急，小便不利，以及妊娠水肿等，然两药配伍，性"渗利"，阴亏津少者慎用。

（3）甘遂配大戟：峻下泻水，攻逐水饮。适用于治疗一身

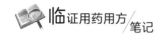

悉肿，腹胀喘满，二便不利。甘遂常用 1.5～3 克，醋制可减低毒性；大戟为 1.5～3 克。甘遂、大戟配用，《伤寒论》十枣汤，与芫花、大枣同用，主治水饮内停之胸胁积水、咳嗽痰唾、胸胁隐痛；二药与白芥子、瓜蒌同用，可治痰涎停积胸膈、胁肋隐痛以及痰迷心窍所致的癫痫发狂；与大黄、槟榔同用，可治湿热相兼之通身肿满、喘急、二便不通；与海藻等软坚药外用，可治急性乳腺炎、骨质增生、鹤膝风等病。然两药配伍，性猛有毒，易伤正气，应中病即止，体虚脾弱及孕妇忌用。

（4）白术配香薷：宣肺健脾，利水消肿。适用于治疗脾虚兼风邪犯肺所致的通身悉肿、小便不利之症。白术常用 10～15 克，香薷为 4～10 克。白术、香薷配用，《外台秘要》卷二十的香薷术丸，主治暴水风，水气水肿，或疮中水，通身皆肿之证。《是斋百一选方》的十味香薷饮，二药与人参、陈皮、白茯苓、木瓜、白扁豆等同用，可治暑湿感冒。然两药配伍，味苦性燥且利，有伤阴之弊，阴虚内热，胃阴不足，舌苔光剥，津液亏损者不宜用。

（5）黄芪配益母草：益气活血，利水消肿。适用于治疗慢性肾炎、肾病综合征属气虚水血瘀滞者。黄芪常用 15 克，益母草为 10～15 克。黄芪、益母草配用，《百家配伍用药经验采菁》载："慢性肾炎、肾病综合征属气虚水血瘀滞者，随证配伍二药，有较好消水肿、消蛋白尿、降血压、改善肾功能等作用。尿毒症属气虚水血瘀滞，湿毒不能排泄也可选用，对改善肾脏利水排毒功能颇有裨益。肝硬化腹水属气虚血瘀水聚者用之有较好疗效。"贾福华认为益母草还有活血抗过敏作用。用二药治疗荨麻疹、气虚血瘀水阻之血管神经性消肿者，有较好疗效。

（《贾福华医话》）然两药配伍，消补结合，表实邪盛、气滞湿阻不宜使用。

（6）黄芪配石韦：补益肺脾，利水消肿。适用于治疗脾肺气虚之肾炎肾病、水肿、蛋白尿等。黄芪常用 10～15 克，石韦为 5～10 克。黄芪、石韦配用，《百家配伍用药经验采菁》载："临床观察，石韦有利湿热，消蛋白尿，降血中 NPN 作用；黄芪有抗肾炎作用。二药配伍，是治疗脾肺气虚之肾炎肾病、湿热未净之水肿、蛋白尿不消等的有效配伍。"然两药配伍，消补结合，表实邪盛、气阻湿阻不宜使用。

（7）白术配红枣：健脾利湿，益气养血。适用于治疗脾虚四肢浮肿、慢性肝炎等。白术常用 10 克，红枣为 5～10 枚。白术、红枣配用，《金匮要略》防己黄芪汤，与防己、黄芪、生姜、甘草同用，主治风水证及湿痹而见肢体重着麻木者。《普济本事方》卷四的大枣汤，二药煎水温服，主治四肢肿满。然两药配伍，味甘性温，湿阻中焦，脘腹胀满者忌用。

（8）丹参配白茅根：凉血止血，清热利尿。适用于治疗慢性肾炎、尿少浮肿，有瘀血阻滞表现者。丹参常用 10～15 克，白茅根为 15～30 克。丹参、白茅根配用，窦国祥经验：治慢性肾炎自拟肾炎丸，方中配伍二药凉血活血，养阴利尿，而有较好疗效。〔中医杂志，1987（3）：37〕章晋根认为：该二药是治疗流行出血热之专药。丹参活血化瘀，能疏通微循环，降低血小板的黏附性，预防弥漫性血管内凝血的发生，对沉积在毛细血管壁的免疫复合物有清除作用。白茅根能降低血管壁的通渗性，减少血浆外渗，缩短出、凝血时间。〔中医杂志，1987（3）：16〕然两药配伍，化瘀利尿，无瘀者慎用。

（9）丹参配益母草：化瘀活血，通经利水。适用于治疗肾炎肾病水肿、突发性水肿、肝硬化腹水属水瘀交阻者。丹参常用10~15克，益母草为10~30克。丹参、益母草配用，朱锡祺经验：益母草行血而不伤新血，养血而不滞瘀血，又能散风降压，活血利水，各种心脏病均可随证选用，二药药性平和，疗效可靠。〔上海中医药杂志，1983（5）：5〕洪淑云临床验证：治疗慢性肾炎，二药与当归、川芎、赤芍同用，疗效显著。〔中医杂志，1983（12）：37〕然两药配伍，为活血祛瘀之品，孕妇、无瘀血者慎用。

（10）陈皮配大腹皮：行气通滞，利水消肿。适用于治疗气滞湿阻之全身水肿。陈皮常用10克，大腹皮为10克。陈皮、大腹皮配用，《华氏中藏经》"五皮饮"，与茯苓皮、姜皮、桑白皮同用，主治全身水肿、胸腹胀满、上气喘促、小便短少以及妊娠水肿等。二药与藿香、厚朴、茯苓等同用，可治湿阻气滞之脘腹胀痛、不思饮食、大便不爽者。然两药配伍，辛苦性温，内有实热、虚胀则忌用。

（十五）神昏

神昏即神志昏迷，不省人事，是危重病的临床表现。在外感、中风、厥脱、水肿、消渴、肺胀等疾病发展到严重阶段时都可出现，是疾病危重的重要指征。神昏一般分为神识恍惚、神志迷蒙、昏迷、昏愦由轻至重的四个层次。

1. 神识恍惚

（1）远志配龙骨：安神定志，涩精补精。适用于治疗心肾不足之心悸不安、精神恍惚、健忘。远志常用3~10克，龙骨为 15～30 克，打碎先煎。远志、龙骨配用，《千金要方》孔圣枕中丹，与龟板、石菖蒲等份为末制丸，主治心肾不足之惊悸不安、精神恍惚、健忘、失眠多梦。二药与琥珀、石菖蒲、细辛、桂枝同用，可治小儿遗尿；与人参、茯苓、朱砂等同用，可治心神不安、惊悸不眠；与龙眼肉、生地黄、天冬等同用，可治思虑过度，伤其神明的癫狂。然两药配伍，质重苦温，阴虚阳亢及痰热者忌用，另远志对胃有刺激，胃炎及胃溃疡病者慎用。

2. 神志迷蒙

（1）莱菔子配皂荚：祛痰通闭，开窍醒神。适用于治疗中风痰涎阻塞神昏窍闭的神志迷蒙证。莱菔子一合（6～30 克，擂碎），皂角灰末 6 克。莱菔子、皂荚配用，《寿域神方》，主治风秘气秘。《丹溪心法》载：莱菔子配牙皂荚各等份，水煎服，主治中风口噤。然两药配伍，辛散走窜，易伤正气，孕妇及有咯血倾向者忌用。

3. 昏迷

（1）黄连配黄芩：清热燥湿，泻火解毒。适用于治疗热病高热烦躁、神昏谵语者。黄连常用 3～9 克，黄芩为 6～12 克。黄连、黄芩配用，《伤寒论》半夏、干姜、甘草三泻心汤，葛根汤，葛根黄芩黄连汤等方，分别用于治疗湿热中阻之胸膈痞闷、湿热泄泻等症。《医宗金鉴》以此药对组方，名曰二黄汤，主治上焦火旺而致的面红目赤、五窍热盛及生疮毒者；《外台秘要》黄连解毒汤，二药与栀子同用，主治三焦火盛证。然两药配伍，味苦性寒，过服久服伤脾胃，脾胃虚寒者忌用。

（2）山栀配牡丹皮：气血两清，凉血化瘀。适用于治疗邪

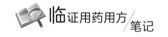

热内犯营血所致的高热神昏谵语及出血证。山栀常用 6~9 克，牡丹皮为 6~12 克。山栀、牡丹皮配用，《内科摘要》丹栀逍遥散，与逍遥散同用，主治肝郁脾虚而兼肝热者。《中药临床应用大全》载：二药与生地黄、白茅根、元参等同用，可治邪热内犯营血所致的高热昏谵及出血证。然两药配伍，苦寒行散，孕妇、气不摄血所致的出血证及脾胃虚寒者忌用。

（3）冰片配天南星：醒脑通窍，祛风开闭。适用于治疗热入心包，中风痰厥、惊痫等出现神志昏迷、牙关紧闭等症。冰片、天南星等份研细末（各 0.03~0.1 克），揩齿，以救急之用。

（4）皂荚配半夏：祛风化痰，降气开窍。适用于中风痰厥之卒然昏迷、口噤不开、喉中痰声漉漉等症。半夏、皂荚等份研末（各 1 克），吹少许入鼻以取嚏，而收开关通窍，清神醒脑之效。

4. 昏愦

（1）石菖蒲配郁金：豁痰开窍，清心醒神。适用于治疗温病热入心包或湿浊蒙蔽清窍而致的神志昏迷、昏愦无语等。石菖蒲常用 10 克，郁金为 10 克。施今墨经验：石菖蒲、郁金为伍治疗冠心病心绞痛诸症，应以痰湿为患，气滞血瘀，经络不畅，而致前胸疼痛为宜。与瓜蒌、薤白、半夏、茯苓、陈皮、甘草相合，其效益彰；(《施今墨对药临床经验集》) 张天认为，二药伍用能化痰浊开下窍而止血，治疗膏淋、血尿较佳；(《百家配伍用药经验采菁》) 张赞臣认为，二药配伍有较好的宣壅开闭之功，对耳聋伴耳内发胀感者效良。〔上海中医药杂志，1988（10）：7〕然两药配伍，辛香开泄，凡阴亏血虚、滑精多汗者不宜服用。

（2）石菖蒲配远志：行气化痰，开窍醒神。适用于治疗痰浊蒙闭心窍所致的神志不清、昏愦不语、惊痫、癫狂等。石菖蒲常用10克，远志为10克。石菖蒲、远志配用，《圣济总录》卷五十五的远志汤，主治久心痛。《千金要方》的孔圣枕中丹，二药与龟板、龙骨同用，主治心血虚弱之精神恍惚、心神不安、健忘、失眠等症；《医学心悟》生铁落饮，二药与朱砂、生铁落同用，主治癫狂痰热内盛之证。然两药配伍，味苦辛温，实热证、阴亏血虚、滑精、多汗者不宜用。

（十六）抽搐

抽搐多由热极生风、阳亢化风，或虚风内动，或风毒内袭经脉所致，以四肢不自主的抽动，甚至颈项强直、角弓反张为特征。病位多与心、肝、肾有关，而以肝为主。一般分为手足蠕动、四肢抽搐、颈项强直、角弓反张几种。

1. 手足蠕动

（1）石膏配牡蛎：清肝泻火，息风止痉。适用于治疗肝阳化火所致的筋脉拘急、四肢不伸。石膏常用30克，牡蛎为30克，二药入汤剂均宜先煎。石膏、牡蛎配用，《金匮要略》风引汤，与龙骨、紫石英同用，主治癫痫、风瘫、昏仆倒地、筋脉拘急、痰鸣等症。《普济方》以石膏、牡蛎同研末，内服外用配合，主治鼻衄头痛心烦；《肘后方》以牡蛎、石膏2：1的用量为末，酒调下，主治口鼻耳出血。《外台秘要》以牡蛎、石膏2：3为末，敷疮上，可治金疮。然两药配伍，性寒，凡病虚而多热者

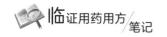

宜之，虚而有寒者忌用。

（2）龟板配鳖甲：滋阴潜阳，清热散结。适用于温热病高热不退，阴伤津耗，虚风内动，手足蠕动。龟板常用 30 克，鳖甲为 30 克，入汤剂，均宜打碎先煎。龟板、鳖甲配用，《温病条辨》大定风汤，与白芍、阿胶、生地黄、鸡子黄等同用，主治虚风内动之神倦抽搐、舌绛苔少等症。二药与地黄、牡蛎等同用，可治热病后期，温邪久留，灼伤真阴，舌干齿黑，手指蠕动等虚风内动证；与熟地黄、牡丹皮、淮山药等同用，可治阴虚骨痨。然两药配伍，味咸性寒，有破血散结之力，故孕妇、脾胃阳虚、食少便溏、胃有寒湿者忌用。

（3）独活配荆芥：散寒解表，祛风止痉。适用于治疗风痉，风客经脉，筋脉失柔，忽然牙关紧闭，手足挛急，目直视。独活常用 5～10 克，荆芥为 5～10 克，二药入汤剂不宜久煎，宜后下。独活、荆芥配用，《景岳全书》十三味羌活丸，与羌活、防风等同用，主治风邪壅滞肌肤，欲发痘疹，恶寒发热，头痛无汗者。《临证用药配伍指南》载，二药与川芎、羌活同用，可治感冒风寒头痛。然两药配伍，辛香温燥，易耗伤阴液，表虚自汗、阴虚头痛者忌用。

2. 四肢抽搐

（1）石膏配全蝎：涤泄肺热，解痉止惊。适用于治疗小儿急惊风，症见高热不退、四肢抽搐。石膏常用 20～30 克，全蝎为 2～5 克。顾兆农经验：治疗热哮，随证配伍全蝎、生石膏二药，颇有涤泄肺热，解痉平喘之功。二药剂量比例为 1∶20。（《顾兆农医案选》）赵锡武经验：加味葛根芩连汤（金银花、白芍、黄芩、甘草、黄连、蜈蚣、全蝎、生石膏）治疗脊髓灰质炎急性期,获得满意疗效。(《赵锡武医疗经验》)然两药配伍,性辛寒,血虚生风者忌用。

（2）羚羊角配钩藤：凉肝息风,清热解痉。适用于治疗温热病壮热、神昏、手足抽搐。羚羊角常用 1~3 克（或用山羊角代,9 克）,钩藤为 9 克,后下。羚羊角、钩藤配用,《重订通俗伤寒论》羚角钩藤汤,与桑叶、川贝母、生地黄、菊花等同用,主治肝经热盛、热极动风证;《医宗金鉴·幼科杂病要诀·初生门》钩藤饮,二药与人参、全蝎、天麻、炙甘草同用,主治小儿天钩属热盛动风兼有气虚者。然两药配伍,性寒气凉,肝风内动,风痰上扰的四肢抽搐慎用。

（3）天麻配钩藤：息风止痉,平肝潜阳。适用于治疗肝风内动、风痰上扰之头痛、眩晕、手足麻木,小儿惊风的四肢抽搐。天麻常用 10 克,另炖兑;钩藤为 10~15 克,后下。天麻、钩藤配用,《杂病证治新义》天麻钩藤饮,与石决明、山栀、黄芩、川牛膝、益母草等同用,主治肝阳偏亢、肝风内扰的头痛、眩晕、失眠。现临床用于治疗高血压病肝阳上亢型疗效较佳。朱小南经验：用此二药配伍,治疗头皮及皮肤瘙痒症属肝风上旋者有殊效。(《朱小南妇科经验选》)然两药配伍,柔润微寒,无风热及实热者慎用。

（4）钩藤配全蝎：平肝息风,通络止痛。适用于治疗肝风内动之惊痫、抽搐。钩藤常用 3~12 克,后下;全蝎为 3~5 克,研末吞服,每次 0.6~1 克。二药与天麻、山羊角同用,可治小儿急惊风;与紫河车等量同用,可治偏头痛;与僵蚕、蜈蚣、白附子、防风等同用,可治面瘫。然全蝎有毒,用量不宜过大;

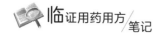

钩藤气寒有伤脾胃之虑，故脾虚慢惊、血虚生风者忌用。

（5）附子配全蝎：温阳通络，息风止痉。适用于治疗阳虚寒痹痛、顽麻、偏头痛、抽搐。附子常用6克，全蝎为3克。附子、全蝎配用，《幼幼新书》安心丸，主治小儿慢惊。肖森茂《百家配伍用药经验采菁》载：二药"阳虚寒湿痹痛顽麻，偏头痛也用为要药。"然两药配伍，有毒且大热，阴虚阳盛、真热假寒、血虚生风及孕妇忌用。

（6）吴茱萸配木瓜：和胃化湿，舒经活络，温中止痛。适用于治疗寒湿为患，见小腿挛急、抽搐等症。吴茱萸常用3~10克，木瓜为10~15克。吴茱萸、木瓜配用，《仁斋直指方》木瓜汤，主治霍乱转筋。《备急千金方》茱萸汤，主治湿毒脚气上攻心腹，困闷腹胀，手足脉绝，风湿胳膊、腰脚不能举动等症。然两药配伍，性热，凡热证、阴虚有热、阴虚腰膝酸痛、伤食积滞者不宜使用。

（7）钩藤配龙胆草：清肝泻火，平肝息风。适用于治疗肝经热盛动风之手足抽搐。钩藤常用10克，龙胆草为6克。钩藤、龙胆草配用，《千金要方》龙胆汤，与黄芩、大黄等同用，主治肝热生风之高热惊厥等症。邹鑫和经验：善用二药配伍治疗流脑、乙脑之高热神昏抽搐，有较好疗效。早期选用对防止或减轻脑水肿有一定作用。并认为本药对有一定的降低颅内压作用，可用于肝火上炎，热毒上冲之头痛呕吐、抽搐等症。（《百家配伍用药经验采菁》）然两药配伍，性寒凉，宜于实热证，若为虚证、寒证，则不宜用。

（8）钩藤配蝉蜕：清热凉肝，息风止痉。适用于治疗小儿高热惊风、神昏抽搐、夜啼，也可用于小儿高热惊风、神昏抽搐、夜啼。钩藤常用 10～15 克,蝉蜕为 5～10 克。钩藤、蝉蜕配用,慕容显经验：与薄荷同用,治疗小儿夜啼效果显著。〔中草药通讯,1979（3）：38〕二药与僵蚕、地龙、甘草同用,可治百日咳。然两药配伍性寒,阴虚内动者不宜用。

（9）钩藤配黄芩：清热平肝,息风定痉。适用于治疗小儿高热抽搐、热厥。钩藤常用 10～15 克,黄芩为 5～10 克。张春涛经验：在辨证方中配用此二药治疗小儿高热抽搐、热厥,取黄芩清热泻火,钩藤息风定痉,合用可收热退风止、风随热平的良好效果。〔中医杂志,1985（3）：25〕然两药配伍,性寒清热,阴虚风动者不宜用。

（10）钩藤配紫草：清热透疹,息风止痉。适用于治疗麻疹不透、高热抽搐者。钩藤常用 10～15 克,紫草为 5～10 克。钩藤、紫草配用,《小儿药证直诀》紫草散,主治小儿麻疹不透、高热抽搐者。《临床大本草》载：钩藤、紫草各等份为末,每服一钱或半钱,温酒服,治斑疹不快。然两药配伍,性寒且滑,有轻微的泻下作用,脾虚便溏者忌用,阴虚风动者不宜用。

（11）全蝎配朱砂：息风止痉,镇惊安神。适用于治疗急、慢性惊风所致的四肢抽搐、项背强直、烦躁不安等症。全蝎常用 2～5 克,研末吞服,每次 0.6～1 克；朱砂为 0.3 克,冲服。全蝎、朱砂配用,《常用中药配伍与名方精要》载：小儿惊风,朱砂配伍全蝎、牛黄、钩藤。《中药药对大全》载：二药配用,可治破伤风。然两药配伍,有毒,用量不可过大,不可久服。孕妇忌用。

（12）全蝎配蜈蚣：息风止痉,解毒散结,通络止痛。适用于治疗急、慢惊风、破伤风所致的手足抽搐、角弓反张等症。

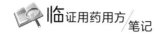

全蝎常用 2.5～5 克,蜈蚣为 1～3 克。全蝎、蜈蚣配用,《方剂学》止痉散,主治痉厥、四肢抽搐、角弓反张以及顽固性头痛、关节痛等症。二药与白附子同用,可治面瘫;与钩藤、僵蚕同用,可治小儿口撮、手足抽搐;与乌头、附子同用,可治破伤风证所致痉挛抽搐;与川乌、草乌、地龙同用,可治风湿顽痹。然两药配伍,性燥且有毒,用量不可过大,孕妇忌用。

(13)蝉蜕配全蝎:平肝息风,定搐止痉。适用于治疗小儿惊风、破伤风等惊痫、抽搐之症。蝉蜕、全蝎等份为末,小儿每服 0.5～1 克,乳汁送下;成人 1～5 克。米饮送下。治疗破伤风,剂量可适当增加。蝉蜕、全蝎配用,《常用中药配伍与名方精要》载:与蜈蚣、僵蚕同用,可治破伤风。然两药配伍,味咸,血虚生风者不宜用。

(14)僵蚕配地龙:息风止痉,通络止痛。适用于治疗高热惊风、抽搐等症。僵蚕常用 10 克,地龙为 10 克。僵蚕、地龙配用,施今墨经验:治疗神经性头痛,有舒展神经之功。……若与天麻、白术、半夏参合,其效更著。(《施今墨对药临床经验集》)章璋铨自拟僵蚕地龙汤,治疗百日咳痉咳期,效果满意。〔湖北中医杂志,1982(6):19〕然两药配伍,含铜量较高,能损害肝细胞,故豆状核变性宜慎用。

(15)牛黄配珍珠:清热解毒,定惊息风,豁痰开窍。适用于治疗热毒风痰,蒙蔽清窍所致的高热神昏、惊悸抽搐等症。牛黄常用 0.2～0.5 克,入丸散;珍珠为 0.3～1 克,入丸散。广州奇星药厂生产的新雪丹,二药与磁石、滑石、石膏、寒水石等同用,主治肺炎、上呼吸道感染、咽炎、扁桃体炎。

3. 颈项强直

（1）麻黄配葛根：升散发汗，解表祛邪。适用于治疗外感风寒所致恶寒无汗、发热、项背强痛者。麻黄常用 3～9 克，葛根为 10～30 克。《寿世保元》的发表丸，二药与苍术、甘草同用，主治外感风寒表证。然两药配伍中，葛根用量大，《景岳全书·本草正》云："其性凉，易于动呕，胃寒者所当慎用。"

（2）柴胡配葛根：疏散和解，轻清开达。适用于治疗外感风热所致发热恶寒、口渴、项背强痛者。柴胡常用 3～10 克，葛根为 3～15 克。柴胡、葛根配用，陈伯庄经验：治温病邪在卫分，有较好退热效果，并谓二药该用不用会误病机。〔浙江中医杂志，1984（6）:250〕章次公经验：治湿温证，外有表邪，苔腻胸满，好以柴葛并用，盖柴胡虽不能发汗，然能疏导少阳，使上焦得通，津液得下，其人濈然汗出；若表证未罢，里热已结，柴胡更属妙品，用其通便祛湿，稳当无比。（《章次公医案》）然两药配合，升散透发之性强，表虚或麻疹已透者忌用。

（3）地龙配葛根：活血通络，清热解痉。适用于治疗高血压之头晕头痛、项强、肢体麻木。地龙常用 10～15 克，葛根为 10～15 克。地龙、葛根配用，严燕翎自拟止痉汤，二药与丹参、白芍同用，治疗面肌痉挛，效果显著；〔中医杂志，1985，26（3）:77〕姚尊华治疗脑血栓，二药与红花同用，疗效满意；〔云南中医药杂志，1982（5）:27〕贾永宽治疗血管神经性头痛，二药与全蝎、僵蚕、鸡血藤、川芎等同用，收效满意。〔黑龙江中医药，1993（1）:13〕然两药配伍，寒凉，气血亏虚之头痛头晕不宜用。

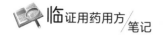

（4）地龙配蝉蜕：清热透疹，凉肝息风。适用于治疗小儿疮疹黑陷、项强、目直视、腹胀喘急、抽搐。地龙常用5～10克，蝉蜕为5～10克。张文明治疗面瘫，二药与僵蚕、蜈蚣、钩藤、当归、川芎、附片、防风同用，疗效满意；〔新中医，1983（12）：27〕陈庚玲治疗百日咳，二药与全蝎、僵蚕、百部、甘草同用，疗效显著。〔陕西中医，1988，9（8）：342〕然两药配伍，性寒，脾胃虚弱，大便溏泄者慎用。

4. 角弓反张

（1）白附子配天南星：燥湿化痰，祛风止痉，散结消肿。适用于治疗破伤风之口噤项强、角弓反张。白附子常用3～5克，天南星为5～10克。白附子、天南星配用，《外科正宗》玉真散，与防风、白芷、天麻、羌活同用，主治破伤风，症见牙关紧闭、口撮唇紧、身体强直、角弓反张、脉弦紧。二药与僵蚕、全蝎、天麻同用，可治小儿脾气虚困，泄泻瘦弱，冷疳洞痢及因吐泻或久病成慢惊抽搐者；与羌活、防风、秦艽等同用，可治口眼㖞斜、仪容不正；与半夏、川乌等药同用，可治风痰阻络的四肢麻痹、半身不遂；与防风、天麻等药同用，可治破伤风的四肢抽搐、角弓反张；与半夏、天麻、川芎等，可治痰厥头痛。然两药配伍有毒，且为辛开苦降温通之品，孕妇忌用。

（2）苍术配草乌：祛风散邪，通络止痉。适用于治疗破伤风之抽搐痉挛、颈项强直、角弓反张。苍术常用6～10克，草乌为3～10克，入煎剂，若作散剂或酒剂，应减为1～2克。苍术、草乌配用，《经效济世方》龙虎丹，主治痛风。《摄生众妙方》治破伤风散，二药为末，温酒送服，主治破伤风；《魏氏家藏方》卷一载：二药等份入碾,白粉糊为丸,空心温酒或盐汤送下,功可去风气、健脾、暖水脏。然两药配伍,辛热燥烈,阴虚津伤者忌用。

（十七）出血

出血为急症,凡血液不循常道,上溢于口鼻诸窍之鼻衄、齿衄、呕血、咯血,下出于二阴之便血、尿血,以及肌肤之间的肌衄（又称发斑）,均属出血范畴。出血原因甚多,其病机实者多由于火热伤络,属虚者多由于气不摄血。出血有衄血、咯血、呕血、便血、尿血和发斑之分。

1. 鼻衄

（1）黄芩配栀子：清肺泻火,凉血止血。适用于治疗血热妄行之鼻衄、吐血、便血。黄芩常用 6～10 克,栀子为 3～10 克。黄芩、栀子配用,《卫生宝鉴》卷十七的黄芩清肺汤,主治肺燥所致的小便不通。《外台秘要》引崔氏方黄连解毒汤,二药与黄连、黄柏同用,主治火邪充斥三焦的大热烦渴、口燥咽干、错语不眠或吐衄发斑；《太平惠民和剂局方》凉膈散,二药与薄荷、连翘、竹叶等同用,主治上中二焦火热证,症见烦躁口渴、面赤唇焦、胸膈烦热、口舌生疮,或咽痛吐衄、便秘溲赤等。然两药配伍,味苦性寒伤胃,脾虚便溏者忌用。

（2）小蓟配葛根：辛散苦降,散火止衄。适用于治疗鼻衄不止。小蓟常用 10～15 克；葛根为 15～25 克。然两药配伍,性寒凉,易伤脾胃之阳气,脾胃虚寒者慎用。

（3）藕节配生地黄：清热凉血,化瘀止血。适用于治疗鼻衄。藕节常用 10～15 克,生地黄为 10～30 克。藕节、生地黄

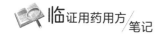

配用,《济生方》的小蓟饮子,与小蓟、滑石、木通、淡竹叶等同用,主治下焦瘀热而致的血淋、尿中带血、小便频数、赤涩热痛或尿血,而见舌红脉数者。《丹溪心法》藕汁膏,二药取汁,与黄连末、天花粉末、牛乳同用,主治胃热消渴。然两药配伍,生地用量独重,性寒味甘,脾胃虚寒者忌用。

(4)白茅根配藕节:凉血止血,收敛止血。适用于治疗多种出血证,如鼻衄、咯血等上部出血,尿血、血淋等下部出血等症。白茅根常用 15～30 克,藕节为 10 克。热证、实证所致的出血,多采用鲜、生白茅根和藕节,取其凉血而止血;虚、寒或寒热不明显所见的出血,多采用茅根炭、藕节炭,取其收敛而止血。

(5)白芍配槐花:清热平肝,凉血止血。适用于治疗血虚肝旺的崩漏、吐血、衄血。白芍常用 10～15 克,槐花为 10 克。何子淮经验:二药相伍治疗血虚肝旺、肝不藏血之血证。如月经先期、月经过多、崩漏、吐血、衄血等均为要药。治肝火上炎之倒经,加配牛膝,可使逆行之血,循经下行血海。白芍用量宜重,用 15～30 克,伴有高血压者尤宜。〔上海中医药杂志,1982(4):24〕《百家配伍用药经验采菁》载:出血性脑卒中属肝火肝阳上逆者也宜选用。既清热平肝,又柔肝凉血止血,而有较好的降血压、止血作用。然两药配伍,性寒,脾胃虚寒、气不摄血者忌用。

2.齿衄

(1)石膏配白芷:祛风清热,消肿止痛。适用于治疗风热入于阳明,循经上攻所致牙龈肿痛、出血、面颊肿胀。石膏常用 15～30 克，白芷为 6～12 克。《仁斋直指方》芎芷散，二药与荆芥、川芎同用，主治风邪上壅，头胀头痛。《全国医药产品大全》牙痛丸，二药与地骨皮、川牛膝同用，主治牙痛出血。然两药配伍性寒，脾胃虚寒者及肾虚牙痛忌用。

（2）生地黄配侧柏叶：凉血止血，清热养阴。适用于治疗血热迫血上行之衄血、咯血、尿血等。生地黄常用 10～15 克，侧柏叶为 10 克。生地黄、侧柏叶配用，《妇人良方大全》四生丸，与生荷叶、生艾叶同用，主治血热所致的吐血、衄血、便血、崩漏下血、血色鲜红者。颜德馨经验：用二药治疗再生障碍性贫血的出血，每获良效。〔中医杂志，1990（7）：18〕胥庆华在《中药药对大全》谓：临床应用中也常以侧柏炭和生地炭合用，凉血作用减弱而收敛止血力增强，适用于热势不著或脾胃虚弱之人。值得注意的是，生地黄味厚滋腻，侧柏叶味苦性寒，有伤中碍运之弊，只能暂用，不可久服。

3. 呕血

（1）大蓟配小蓟：凉血止血，散瘀消肿。适用于血热妄行所致的咯血、吐血、崩漏等症。大蓟常用 10～15 克，鲜品可加至 60 克；小蓟为 10～15 克，鲜品可用 30～60 克。二药与蒲黄炭、莲房炭、红枣同煎服，可治崩漏下血；与蒲黄、木通、滑石等同用，可治尿血；与槐花、地榆同用，可治血热较盛的便血；与百部、紫菀、款冬花、桑白皮同用，可治肺火咯血；与生地、百合、沙参、地骨皮同用，可治肺结核咯血。近来发现，小蓟有利尿作用，大蓟有降压及利胆退黄作用，二药配用可用于高血压及肝炎。然两药配伍，性寒，虚寒性出血忌用。

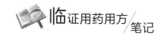

（2）大黄配代赭石：平肝泻火，凉血止血。适用于治疗气火上逆、肝火上冲所致的各种出血证，如咯血、呕血、齿衄、舌衄等。大黄常用 5～10 克，后下；代赭石为 5～12 克，先煎。大黄、代赭石配用，王少华经验：对于胃溃疡之吐血、便血属胃火上逆下迫者，每用有效。〔新中医，1987（5）：5〕王永珍治疗行经吐血，用生赭石细末 18 克，煎汤送服大黄末 3 克，肉桂末 3 克，每天早晚 2 次内服，治愈率 100%。〔山东中医杂志，1987（6）：20〕然两药配伍，味苦性寒，适用于火热迫血妄行的出血，气不摄血及瘀血所致的各种出血证不可应用。

（3）白及配海螵蛸：收敛止血，消肿止痛。适用于治疗肺胃出血的呕血、咯血等症。白及常用 3～6 克，研末冲服；海螵蛸为 6～15 克。白及、海螵蛸配用，《现代中药临床手册》乌及散，治疗肺胃出血。《中药临床应用大全》谓：治疗咯血或吐血、便血者，常用白及与海螵蛸等份配伍为末，温开水冲服，以增强收敛止血之功。然两药配伍，味苦性燥，未出血者应慎之，以防诱发出血；阴虚多热者忌用。

4. 咯血

（1）白及配三七：化瘀止血，消肿定痛。适用于治疗肺组织损伤（肺结核、支气管扩张等）引起的咯血诸症。白及常用 6～10 克，三七为 3～6 克。白及、三七配用，《中药临床应用大全》白及丸，主治痔疮出血。二药与花蕊石、血余炭同用，可治吐衄崩漏；与海螵蛸、煅牡蛎同用，可治疗胃出血；与煅石膏研末外敷，可治外伤出血。《儒门事亲》一书认为白及反乌头，故两药配伍，不能与乌头、附子配用。

（2）白及配青黛：泻肺清肝，清热止血。适用于治疗肺嗽喘息有声及热搏上焦，血液妄行，咳唾血出，咽嗌疼痛，烦渴呕吐，寒热休歇，食减羸瘦等症。白及常用 3 ~ 10 克，青黛为 1.5 ~ 3 克。白及、青黛配用，《中华临床中药学》载：白及和青黛治疗支气管扩张、支气管炎、肺癌等多种原因引起的咯血明显有效。贺兴东经验：青黛 3 克，白及 9 克，每天 1 剂，治疗过敏性紫癜，有奇效。〔中医杂志，1990（5）：32〕然两药配伍性寒，阴虚内热等引起的咳嗽肿痛等应慎用。

（3）白及配阿胶：敛肺止血，滋养养血。适用于治疗肺阴不足之咯血者。白及 12 克研末，陈阿胶 6 克，冲汤调服。白及、阿胶配用，《医学启蒙》白及散，主治肺痿病。《千金翼方》载：白及配阿胶等药，治疗肺破咯血有奇效。然两药配伍，阴柔黏腻滞邪，脾胃虚弱，呕吐泄泻、痰饮内停者忌用。

（4）茜草配紫菀：润肺化痰，凉血止血。适用于治疗肺燥所伤之吐血、咯血、嗽血。茜草常用 10 ~ 15 克，紫菀为 5 ~ 10 克。茜草、紫菀配用，《鸡峰普济方》载：治吐血、咯血、嗽血。真紫菀、茜根等份，为细末，炼蜜为丸，如樱桃子大，含化一丸，不以时。

（5）花蕊石配海螵蛸：化瘀生新，敛肺止血。适用于治疗咯血、吐血。花蕊石常用 15 ~ 25 克，海螵蛸为 15 ~ 25 克，二药配用，与白及、地榆炭等药为细末，炼蜜为丸，治疗瘀血型溃疡病，有明显出血者，疗效显著。（《中西医结合治疗急腹症》）然两药配伍中花蕊石质重而坠，前人有"下死胎"之说，孕妇慎用。

（6）阿胶配海蛤壳：宁络止血，止咳平喘。适用于治疗肺阴亏损，热伤肺络所致的咳嗽咯血。阿胶常用 6 ~ 10 克，烊化冲服；海蛤壳为 10 克，或研末冲服，1 ~ 3 克。《太平圣惠方》卷三十七茜根饮，蛤粉炒阿胶，与茜根、黄芩、侧柏叶、生地、甘草同用，主治衄血不止。然两药配伍中，阿胶性黏腻，有碍消化，脾虚胃弱便溏者宜慎用。

（7）阿胶配仙鹤草：收敛止血，养血补虚。适用于治疗虚劳咳血、咯血等症。阿胶常用 6 ~ 10 克，烊化冲服；仙鹤草为 10 ~ 15 克，必要时可重用 15 ~ 30 克。两药配伍，陈维华等经验用治血小板减少性紫癜，有一定疗效。施今墨经验，阿胶补血养心，仙鹤草能强心，调整心率，伍用则补心强心，调整心率作用增强，主要用治各种心脏病变，属心阴不足者尤宜。(《中药药对大全》) 然两药配伍中，阿胶性黏腻，有碍消化，脾胃虚弱宜慎用。

（8）花蕊石配钟乳石：益气强肺，化瘀止血。适用于治疗肺组织损伤（支气管扩张、肺结核、肺脓疡等）引起的咯血等症。花蕊石常用 3 ~ 9 克，钟乳石为 3 ~ 9 克，捣碎共研细末。温水服。

5. 便血

（1）苍术配地榆：燥湿祛风，消肿止血。适用于治疗风湿搏结的肠风下血者。苍术常用 6 ~ 10 克，地榆为 10 ~ 15 克。苍术、地榆配用，《保命集》地榆汤，主治久病肠风，痛痒不任，大便下血。《临证用药配伍指南》载：苍术配地榆，治脾经湿热，痢疾下血。然两药配伍，味苦性燥，血热妄行的便血则非所宜。

（2）当归配荆芥：养血和血，祛风止血。适用于治疗肠风下血、痔疮便血。当归常用 10 克，荆芥为 6 克。当归、荆芥配用，《妇人大全良方》交加散，主治产后血虚，风动晕仆，不省人事。《临证用药配伍指南》载：当归配荆芥炭，治脏腑血弱，伤及血络，血不归经的肠风下血。然两药味苦性温，阴虚火旺、湿盛中满者不宜用。

（3）石榴皮配茜草：涩肠止泻，活血散瘀。适用于治疗肠风便血不止，甚至脱肛者。石榴皮常用 5～15 克，茜草为 10～15 克。石榴皮、茜草配用，与乌梅、黄连等同用，可治痔疮出血。然两药配伍，酸寒收涩，实证，湿热滞肠初起宜慎用。

（4）槐花配荆芥炭：清利湿热，凉血止血。适用于治疗肠风痔疮便血。槐花常用 10 克，荆芥炭为 10 克。槐花、荆芥炭配用，《本事方》的槐花散，与柏叶、枳壳去瓤同用，主治肠风脏毒下血的便前出血，或便后出血，或粪中带血，以及痔疮出血，血色鲜红或暗红。胥庆华在《中药药对大全》谓：临床应用中，也可取槐花炭和荆芥炭配用，其凉血力弱，收敛止血力强，为痔疮便血而热势不著者所宜。

（5）黄芩配槐花：清热泻火，凉血止血。适用于治疗热伤血络所致的痔血、肠风便血。黄芩常用 10 克，槐花为 10～15 克。黄芩、槐花配用，《女科切要》槐芩丸，主治妇女崩中不止。赵炳南经验：重用槐花 30 克，配黄芩治疗药物过敏性皮肤病属血热者，效果显著。(《赵炳南临床经验集》) 胥庆华在《中药药对大全》中载：据现代药理研究，黄芩、槐花二药均有一定的降压作用，在治疗高血压病时，可在辨证选方基础上加用二药（槐花用量宜大），可提高降压效果。然两药配伍，味苦性寒，易伤脾胃，脾胃虚寒者忌用。

（6）山栀配槐花：清热利湿，凉血止血。适用于治疗湿热或热毒壅遏肠胃，热伤血络所致的便血或痔疮下血。槐花常用 10 ~ 15 克，栀子为 10 ~ 15 克。山栀、槐花配用，《普济方》卷三十引《经验良方》的槐花散，主治脏毒，久病便血。然两药配伍性寒，脾胃虚寒者忌用。

（7）地榆配槐角：凉血止血。适用于治疗热迫血行之痔漏便血、崩漏等。地榆常用 10 ~ 15 克，槐角为 10 ~ 15 克。地榆、槐角配用，《太平惠民和剂局方》的槐角丸，与防风、当归、黄芩、枳壳同用，主治肠风下血。然两药配伍，味苦性寒，虚寒性下血忌用。

（8）侧柏叶配艾叶：侧柏叶为主，辅以艾叶，则增强凉血止血效能，且抑制侧柏叶寒凉伤中碍运之弊，可用于治疗血热妄行之出血证；若艾叶为主，辅之以侧柏叶，则温经止血力增强，适用于治疗虚寒性的便血、崩漏等症。侧柏叶常用 6 ~ 15 克，艾叶为 6 ~ 15 克。侧柏叶、艾叶配用，根据病因，确定二药的用量。侧柏叶、艾叶配用，《妇人良方》四生丸，与生荷叶、生地黄同用，主治血热妄行的吐血、衄血、血色鲜红、口干咽燥，舌红或绛，脉弦数者。二药与川芎、槐花、干姜同用，可治疗痔疮出血；与旋覆花、瓜蒌皮、枳壳同用，可治疗胸部闷痛，痰稠难以咳出。然两药配伍，生用，阴虚火旺而致的咳血者不宜使用，因味苦有伤阴促火之弊，虚寒性出血者忌用。

（9）阿胶配艾叶：补血止血，温经止痛，养血安胎。《本草述钩元》云："古方调经，多用艾，与疗崩漏及妊娠下血，皆合阿胶投之，以阿胶入手太阴，为气中之阴，艾叶入肝、脾、肾三经，为血中之阳，有升有降，合和以调气血，而即以固脱也。"适用于治疗虚寒性便血、崩漏、胎动不安等症。阿胶常用6~10克，艾叶为10克。阿胶、艾叶配用，《金匮要略》胶艾汤，主治阴血亏虚，冲任损伤所致的崩漏，胞阻或胎动不安。

（10）蒲黄配炮姜：温经止血，化瘀止痛。适用于治疗脾肾虚寒，失于固摄之便血。蒲黄常用6~10克，包煎；炮姜为6~10克。蒲黄、炮姜配伍，味苦性温，热伤血络的便血忌用。

（11）赤石脂配白石脂：气血双调，收敛固涩。适用于治疗便血，妇女月经过多，崩漏带下等。赤石脂常用10~15克，打碎先煎；白石脂为10~15克，打碎先煎。赤石脂、白石脂配伍，酸涩收涩，热病汗出、痰饮咳嗽、火扰精室或血热、崩漏等因实邪而致者忌用。

（12）赤石脂配禹余粮：涩肠止泻，收敛止血。适用于治疗便血、妇女月经过多、崩漏带下等。赤石脂常用10~15克，打碎先煎；禹余粮为10~15克，打碎先煎。赤石脂、禹余粮配用，《伤寒论》赤石脂禹余粮汤，主治伤寒下痢不止。明代医家孙一奎以赤石脂、禹余粮各60克，水煎服，治大肠发咳，咳而遗溺。

（13）血余炭配禹余粮：和血止血，涩肠止泻。适用于治疗久泻久痢、便中带血等症。血余炭常用6~10克，布包煎服；禹余粮为10~20克，打碎先煎。血余炭、余禹粮配用，施今墨经验认为：除有收敛止泻外，其分子颗粒尚可吸附肠黏膜，起到防腐和保护黏膜，使溃疡早期愈合的作用。（《施今墨对药临床经验集》）

（14）龙骨配海螵蛸：相须为用，收敛止血。适用于治疗脏毒，便血不止。龙骨（煅）常用15~30克，打碎先煎。海螵蛸为6~12克。龙骨、海螵蛸配伍，性收涩，久服易致便秘，

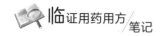

有湿热结滞或大便秘结者忌用。

6. 尿血

（1）小蓟配蒲黄：活血止血，利尿通淋。适用于治疗咯血、吐血、衄血、尿血崩漏、创伤出血及血淋涩痛。小蓟常用10～15克；蒲黄为3～10克，作汤剂宜包煎。小蓟、蒲黄配用，《济生方》的小蓟饮子，与生地黄、滑石、木通、淡竹叶等同用，主治下焦瘀热而致的血淋、尿中带血、小便频数、赤涩热痛或尿血，而见舌红脉数者。二药与当归、芍药、甘草同用，可治腰腹疼痛；与三七、琥珀粉同用，可治血尿；与白茅根、荷蒂同用，可治蛋白尿；与冬葵子、生地黄同用，可治血淋涩痛；与金钱草、海金沙、鸡内金同用，可治泌尿道结石；与益母草、五灵脂同用，可治产后瘀痛。然两药配伍中的生蒲黄有收缩子宫的作用，孕妇忌用。

（2）鸡内金配芒硝：软坚散结，清热化石。适用于治疗尿路结石所致的血尿。鸡内金常用6～10克，芒硝为3～10克，冲入药汁或开水化后服。鸡内金、芒硝配用，施今墨经验：治疗尿路结石，根据临床体会，上述二药共研细末，每服6克，每日2次，白开水冲服为宜。若入煎剂者，亦不宜久煎，以免破坏其有效成分而影响疗效。（《施今墨对药临床经验集》）

（3）地榆配香附：清热凉血，行气止痛。适用于治疗小便不畅、尿血。地榆常用10～15克，香附为6～12克。然两药配伍，性寒沉降，崩漏便血属虚寒者应慎用。

（4）仙鹤草配白茅根：清热利尿，凉血止血。适用于治疗尿血。仙鹤草常用10～15克，白茅根为10～15克，仙鹤草、白茅根配伍，性寒且涩，虚寒性尿血宜慎用。

（5）蒲黄配冬葵子：清利湿热，散瘀止血。适用于治疗膀胱热结的血尿、小便不利、尿道作痛。蒲黄常用 3 ~ 10 克，包煎；冬葵子为 5 ~ 12 克。蒲黄、冬葵子配用，《证治准绳》的蒲黄散，与生地黄同用，主治血淋涩痛。然两药配伍，性寒且滑，脾虚肠滑者及孕妇忌用。

（6）血余炭配车前子：化瘀止血，利水通淋。适用于治疗湿热迫血下行的尿少、尿血、血淋。血余炭常用 6 ~ 10 克，研末每次 1.5 ~ 3 克；车前子为 6 ~ 10 克，包煎。血余炭、车前子配用，《常用中药配伍与名方精要》载：可治湿热迫血下行，尿少、尿血、血淋、泄泻、痢疾，日久阴虚血热，二药可配旱莲草、女贞子。然两药配伍，苦涩性寒，虚寒性尿血应慎用。

（7）车前子配车前草：清热利湿，利尿通淋。适用于治疗小便短少，或赤涩热痛或癃闭，小便带血，或尿血及浮肿者。车前子常用 6 ~ 10 克，包煎；车前草为 10 ~ 30 克。车前子、车前草配用，施今墨经验：凡治泌尿系统疾患，善用二药，均有良效。(《施今墨对药临床经验集》)

（8）赤小豆配白茅根：利水消肿，凉血通淋。适用于治疗急、慢性肾小球肾炎及不明原因的尿血浮肿等症。赤小豆常用 15 ~ 30 克，白茅根为 10 ~ 30 克。赤小豆、白茅根配用，《中药药对大全》载：二药同用，相得益彰，在增强利水消肿作用的同时，还有一定的凉血通淋之功。

7. 崩漏

（1）海螵蛸配茜草：化瘀通经，收敛止血，调冲任，和血脉。

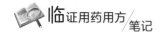

适用于治疗月经过多、崩漏等症。海螵蛸常用 10 ~ 20 克，茜草为 10 克。海螵蛸、茜草配用，出自《内经》四海螵蛸一蘆茹丸，主治血枯经闭;《医学衷中参西录》固冲汤，二药与黄芪、白术等同用，主治冲任不固，气虚失摄的漏下不止。岳美中认为二药能调理冲任通经种子，可用治输卵管狭窄。(《岳美中医案选》)张琪用二药治血尿效佳。(《张琪医案选》)然两药配伍，味苦涩，热扰血室的崩漏慎用。

（2）白芍配侧柏叶：清热育阴，凉血止血。适用于治疗热迫血行之月经过多、崩漏等症。白芍常用 10 ~ 15 克，侧柏叶为 10 ~ 15 克。白芍、侧柏叶配用，《圣济总录》芍药汤，主治阴虚火旺之崩漏、腹痛。二药与生地、阿胶等同用，可治阴虚血热者。然两药配伍，酸涩性寒，阳衰虚寒证者慎用。

（3）白芍配荷叶：敛阴清肝，化瘀止血。适用于治疗血热型经多、崩漏等症。白芍常用 10 ~ 15 克，荷叶为 15 克，鲜者加倍。白芍、荷叶配用，何子淮经验：用二药各 30 克，能敛阴清肝，有潜移默化之力。对血热型经多、崩漏能改善症状，有较好止血作用。〔上海中医药杂志，1982（4）：24〕然两药配伍，味苦性寒凉，阳衰虚寒之证者不宜用。

8. 肌衄

（1）石膏配犀角：清热泻火解毒，凉血散瘀化斑。适用于治疗热入营血之高热神昏、皮肤发斑、色紫暗者。石膏常用 30 克，犀角为 1.5 ~ 6 克，多锉为细粉冲服或磨汁服，或用水牛角代，用时剂量可酌情增大。石膏、犀角配用，《中药临床应用大全》载：热盛火炽，内灼心肝，二药与羚羊角、寒水石、麝香等同用，可清心肝邪热，镇痉开窍；热邪入营血，高热神昏，二药与知母、玄参等配用，可气营两清，凉血消斑。然两药配伍，咸寒锐利，有损伤胎元之弊，孕妇忌用。

（2）石膏配升麻：清胃泻火，透疹解毒。适用于治疗温热病，热伤血络而见皮肤斑疹隐隐等。石膏常用 12～24 克，升麻为 3～9 克。石膏、升麻配用，见于《外台秘要》升麻汤，与牡丹皮、甘草合用，主治咽喉生疮；《医宗金鉴》的蓝叶散，与蓝叶（大青叶）、栀子、赤芍等同用，主治火丹毒，形如云片游走；《审视瑶函》的清脾散，与赤芍、栀子等同用，主治针眼肿痛；《外科正宗》的清胃散，与黄连同用，主治胃经积热，上攻口齿，牙龈肿痛；《千金要方》的风缓汤，与独活、鳖甲同用，主治脚气麻痹痿弱，热毒入脏，胸满呕吐者。然两药配伍，性寒，脾胃虚寒及阴虚内热者忌用。

（3）牡丹皮配赤芍：清热凉血，活血祛瘀。适用于治疗温病热入营血，迫血妄行所致的发斑发疹、吐血衄血。牡丹皮常用 10～15 克，赤芍为 10～15 克。《金匮要略》桂枝茯苓丸，二药与桂枝、桃仁等同用，主治瘀血阻滞引起的经闭痛经积聚。《千金要方》的犀角地黄汤，与生地黄、犀角同用，主治热入营血，迫血妄行所致的发斑发疹、吐血衄血。《医醇剩义》的牡丹皮汤，与萆薢、木通等配用，主治下焦湿热，小便混浊，淋漓涩痛。然两药配伍，辛寒行散，对于热在气分、孕妇、气不摄血所致的出血证及脾胃虚寒证，均为忌用。

（4）白芍配旱莲草：柔养肝血，凉血止血。适用于治疗血小板减少性紫癜。白芍常用 10～15 克，旱莲草为 5～10 克，鲜用加倍。《治验良方》寒凉止崩汤，二药与黄芩、白茅根、

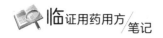

生地黄等同用，主治阴虚或血热型崩漏。孙谨臣经验：二药是治疗血小板减少性紫癜的有效配伍，治疗血小板减少性紫癜，或由此而引起的鼻衄、齿衄、月经过多等，颇有效验。〔上海中医药杂志，1991（9）：21〕然两药配伍，性寒，阳衰虚寒、大便溏泄不宜用。

（5）赤芍配水牛角：清热解毒，凉血散瘀。适用于治疗过敏性紫癜。赤芍常用 9～12 克，水牛角为 20～30 克，宜先煎 3 小时以上。赤芍、水牛角配用，朱良春经验：在二药的基础上，配丹皮治环形红斑或皮下结节有较好疗效；〔中医杂志，1987（9）：14〕董建华经验：水牛角、赤芍配用，清热毒，凉营血，可治热痹，症见关节红肿（焮）赤灼痛、口渴烦热、小便黄赤、舌红苔黄。(《现代著名老中医临床诊治荟萃》)然两药配伍，味苦性寒，脾胃虚寒者忌用。

（6）升麻配虎杖：升阳解毒，凉血消斑。适用于治疗风疹疮痒、热毒发斑者。升麻常用 3～8 克，虎杖为 10～20 克。升麻、虎杖配用，颜德馨经验：二药不仅有促进代谢，增强和调节机体的免疫功能，而且还有明显提升血小板作用，辨证选用二药治疗血小板减少性紫癜每能提高疗效。〔浙江中医杂志，1984（12）：530〕然两药配伍，一升一降，易损胎气，孕妇忌用。

三、证型常用药的配伍

（1）麻黄配桂枝：适用于治疗风寒表实无汗证。

（2）麻黄配杏仁：适用于治疗风寒束肺喘咳气逆证。

（3）麻黄配石膏：适用于治疗肺热咳喘证。

（4）桂枝配白芍：适用于治疗风寒表虚有汗证。

（5）柴胡配黄芩：适用于治疗少阳寒热往来证。

（6）生葛根配黄芩、黄连：适用于治疗湿热泻痢初起证。

（7）石膏配知母：适用于治疗热病气分实热证和肺胃火热伤津证。

（8）知母配黄柏：适用于治疗阴虚火旺证。

（9）知母配川贝母：适用于治疗阴虚劳嗽、肺燥咳嗽证。

（10）栀子配茵陈：适用于治疗湿热黄疸证。

（11）黄连配吴茱萸：适用于治疗肝火犯胃、湿热中阻之呕吐泛酸证。

（12）黄连配木香：适用于治疗湿热泻痢腹痛、里急后重证。

（13）黄柏配苍术：适用于治疗湿热诸证，尤其下焦湿热。

（14）白薇配玉竹：适用于治疗阴虚外感证。

（15）大黄配芒硝：适用于治疗实热积滞、大便燥结、坚硬难下证。

（16）大黄配巴豆、干姜：适用于治疗寒积便秘证。

（17）独活配桑寄生：适用于治疗风湿痹痛、腰膝酸软证。

（18）苍术配厚朴、陈皮：适用于治疗湿阻中焦或夹食积证。

（19）滑石配甘草：适用于治疗暑热烦渴证。

（20）附子配干姜：适用于治疗亡阳欲脱及中虚寒盛证。

（21）附子配麻黄、细辛：适用于治疗阳虚外感证。

（22）丁香配柿蒂：适用于治疗虚寒呕逆证。

（23）高良姜配香附：适用于治疗寒凝气滞、肝气犯胃之

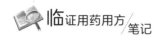

胃脘胀痛证。

（24）橘皮配半夏：适用于治疗痰湿滞中客肺之咳喘证。

（25）枳实配白术：适用于治疗脾虚气滞夹积夹湿证。

（26）川楝子配延胡索：适用于治疗血瘀气滞诸痛证。

（27）薤白配瓜蒌：适用于治疗痰浊痹阻、胸阳不振之胸痹证。

（28）蒲黄配五灵脂：适用于治疗血瘀胸胁心腹诸痛及血瘀出血证。

（29）郁金配石菖蒲：适用于治疗痰火或湿热蒙蔽清窍之神昏证、癫痫、癫狂病。

（30）旋覆花配代赭石：适用于治疗气逆呕恶、喘息证。

（31）朱砂配磁石：适用于治疗烦躁不安、心悸失眠证。

（32）人参配附子：适用于治疗亡阳气脱证。

（33）人参配蛤蚧：适用于治疗肺肾两虚、动辄气喘证。

（34）人参配麦冬、五味子：适用于治疗气阴两虚之口渴、多汗及消渴证。

（35）黄芪配柴胡、升麻：适用于治疗中气下陷诸证。

（36）甘草配白芍：适用于治疗脘腹或四肢拘急疼痛证。

（37）当归配黄芪：适用于治疗血虚或气血双亏证。

四、脏腑证候常用药的配伍

辨证论治是中医学的特色与精华，是中医在诊治疾病时应遵循的原则，对疾病进行辨证诊断，是中医应有的、独特的内容。然而中医辨证，有八纲辨证、病性辨证、脏腑辨证、六经辨证、卫气营血辨证、三焦辨证、经络辨证等。八纲辨证的证属于纲领性的证；病性辨证的证属于基础性的证；六经辨证的证是外感伤寒病在演变过程中出现的证；卫气营血辨证的证是外感温热病发展过程中反映的证；三焦辨证的证是外感温热病建立在脏腑框架上归纳的证；经络辨证的证是针灸、推拿治疗方法应遵循的证。而临床医生在诊断疾病时应该熟悉掌握脏腑辨证的证，它是以病位为主的具体的证。

（一）心病证候常用药的配伍

1. 虚证

（1）心血虚证：指血液亏虚，心与心神失于濡养，以心悸、失眠、多梦及血虚症状为主要表现的虚弱证候。

【临床表现】心悸，头晕眼花，失眠，多梦，健忘，面色淡白或萎黄，唇、舌色淡，脉细无力。

【中药配伍】①阿胶配龙眼肉：补益心血。适用于治疗心血虚之面色萎黄无华、心悸、头晕眼花等症。阿胶常用 5～15 克，入汤剂烊化兑服；龙眼肉为 10～15 克。阿胶、龙眼肉配用，性滋腻，湿阻中满或有停饮痰火者忌用。

②夜交藤配合欢花：养血解郁，宁心安神。适用于治疗阴虚血少，心神失养之忧郁不乐、虚烦不眠、多梦易醒等症。夜交藤常用 15～20 克，合欢花为 10～15 克。夜交藤、合欢花配用，心火亢盛之心神不安、失眠多梦忌用。

③酸枣仁配黄连：养心血，泻心火，安心神。适用于治疗心血不足，心火亢旺，心神不安之烦躁不寐，甚至彻夜不寐，

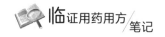

或口腔糜烂，口苦，或伴心悸等症。酸枣仁常用 10 ~ 15 克，黄连为 3 ~ 5 克。酸枣仁、黄连配用，甘酸苦寒，易伤脾胃，脾胃虚寒者慎用。

④丹参配酸枣仁：养血活血，清心除烦安心神。适用治疗于血不养心之心悸怔忡、失眠健忘。丹参常用 10 ~ 15 克，酸枣仁为 10 ~ 20 克，丹参、酸枣仁配用，曹仁康经验：二药合用治疗冠心病伴虚烦不寐、心悸者，既能除虚烦，又能活血化瘀改善血行，对冠心病因虚烦不寐而影响休息者更为适宜。〔中医杂志，1986（12）：7〕然两药配伍，性酸，有敛邪之弊，湿痰、实邪郁火等所致的心神不安，当忌用。

（2）心阴虚证：指阴液亏损，心与心神失养，虚热内扰，以心烦、心悸、失眠及阴虚症状为主要表现的虚热证候。

【临床表现】心烦，心悸，失眠，多梦，口燥咽干，形体消瘦，或见手足心热，潮热盗汗，两颧潮红，舌红少苔乏津，脉细数。

【中药配伍】①生地黄配百合：清心养阴安神。适用于治疗心阴不足之心悸不安、精神失常者。生地黄常用 10 ~ 15 克，百合为 10 ~ 20 克。生地黄、百合配伍，性寒润，中寒便溏者忌用。

②黄连配麦冬：清心胃、养阴液。适用于治疗心阴不足，心经有热之烦躁口苦、胆怯心惊等症。黄连常用 3 ~ 6 克，火盛明显者，适当增量；麦冬为 12 ~ 15 克，清养肺胃之阴宜去心，清心除烦不宜去心。黄连、麦冬配用，还可治疗消渴，烦渴引饮，小便数者。然两药对配伍，味苦性寒，脾虚便溏者忌用。

③茯神配麦冬：养阴清心安神。适用于治疗心阴不足，心失所养（阴不敛阳，心阳外越）之头昏、口干、心烦、失眠等症。茯神常用 10 ~ 15 克，麦冬为 10 克。茯神、麦冬配用，施今墨

先生习用朱砂拌之，以引药力入心经，而达养心潜阳、镇静安神之功。(《施今墨对药临床经验集》)然两药配伍，甘润微寒，风寒感冒、痰湿咳喘以及脾胃虚寒泄泻者慎用。

④丹参配百合：敛养心肺，养心安神。适用于治疗心肺阴虚、虚火扰心之虚烦失眠等症。丹参常用 10~15 克，百合为 10~30 克。朱锡祺经验：二药合用有较强的养心宁神作用。用二药合用生脉散、甘麦大枣汤等，治疗窦性心动过速、室上性心动过速、心神经官能症之心悸不宁、少寐梦多等有较好疗效。中医辨证应以心阴不足，虚热扰心者为宜。〔辽宁中医杂志，1984（2）：2〕然两药配伍，性寒凉，中寒便溏者不宜用。动物实验观察，百合有一定的致畸作用，孕妇忌用。

（3）心气虚证：指心气不足，鼓动无力，以心悸、神疲及气虚症状为主要表现的虚弱证候。

【临床表现】心悸，胸闷，气短，精神疲倦，或有自汗，活动后诸症加重，面色淡白，舌质淡，脉虚。

【中药配伍】①人参配大枣：补心气。适用于治疗心气虚证。人参常用 10 克，宜文火另煎兑服；大枣为 10~30 克，劈破。然两药配伍，味甘性温，实证热证、痰湿之疾忌用。

②酸枣仁配浮小麦：养心敛汗。适用于治疗心气不足，体倦汗出。酸枣仁常用 10~15 克，浮小麦为 10~30 克。然两药配伍，味甘酸，湿痰、邪热等所致的心神不安当忌用。

（4）心阳虚证：指心阳虚衰，温运失司，鼓动无力，虚寒内生，以心悸怔忡、心胸憋闷及阳虚症状为主要表现的虚寒证候。

【临床表现】心悸怔忡，心胸憋闷或痛，气短，自汗，畏

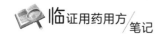

冷肢凉，神疲乏力，面色㿠白，或面唇青紫，舌质淡胖或紫暗，苔白滑，脉弱或结代。

【中药配伍】①桂枝配甘草：温通心阳，通利血脉，宁心定悸。适用于治疗心阳虚之心悸、怔忡等症。桂枝常用 6～10 克，甘草（炙）为 6～10 克。治疗心阳虚而见心悸、怔忡时，应以桂枝为主，桂枝用量大于甘草；若见心阳心阴俱虚时，应以甘草为主，甘草用量适当增大。《伤寒论》桂枝甘草汤，以治发汗过多，其人叉手自冒心，心下悸欲得按之。然两药配伍性辛温，血热妄行之血证忌用。久服大剂量甘草，每易引起浮肿，使用也当注意。

②生地黄配附子：养阴强心，温阳散寒。适用于治疗心阳不足所致的心悸怔忡、面色㿠白、自汗、脉弱或结代。生地黄常用 10～15 克；附子为 3～15 克，入汤剂宜先煎 30～60 分钟以减其毒性。生地黄、附子配伍，现代临床常与麦冬同用，主治心律失常属寒热夹杂、阴阳互损之证。然两药配伍，温补与凉润共施，阴虚火旺者慎用。

（5）心阳虚脱证：指心阳衰极，阳气欲脱，以心悸、冷汗、肢厥、脉微为主要表现的危重证候。

【临床表现】在心阳虚的基础上，突然冷汗淋漓，四肢厥冷，面色苍白，呼吸微弱或心悸，心胸剧痛，神志模糊或昏迷，唇舌青紫，脉微欲绝。

【中药配伍】①附子配甘草：温阳散寒止痛。适用于治疗阳虚阴寒内盛之四肢厥逆、神疲欲寐、脉沉迟者。附子常用 10 克，甘草为 6 克。《金匮要略》甘草附子汤，主治风湿表里阳气俱虚之证。然两药配伍，辛热雄烈，热证、阴虚火旺之证慎用，孕妇忌用。

② 附子配人参：回阳救逆。适用于治疗正气大亏，阳气暴脱之四肢厥逆、呼吸微弱、汗出肢冷、脉微欲绝等症。附子常用 10 ~ 15 克，先煎半小时；人参为 10 ~ 15 克，文火另煎兑服。《校注妇人良方》参附汤，主治阳衰气脱，大汗淋漓，气促喘息者。然两药配伍，苦辛大热，实证、热证、正气不虚者忌用，孕妇忌用。

③ 人参配五味子：益气养阴。适用于治疗气津两虚的心悸、自汗、肢厥、脉微的危重证候。人参常用 15 克，宜文火另煎兑服；五味子为 3 ~ 9 克。《内外伤辨惑论》生脉散，主治短气心悸、口渴自汗等症，然两药配伍，甘温且酸，表邪未解，内有实热者忌用。

2. 实证

（1）心火亢盛证：指火热内炽，扰乱心神，迫血妄行，上炎口舌，热邪下移，以心热、心烦、吐衄、舌赤生疮、尿赤涩灼痛等为主要表现的实热证候。

【临床表现】发热，口渴，心烦，失眠，便秘，尿黄，面红，舌尖红绛，苔黄，脉数有力。甚或口舌生疮、溃烂疼痛；或见小便短赤，灼热涩痛；或见吐血衄血；或见狂躁谵语，神志不清。

【中药配伍】① 竹叶配生地黄：清心除烦。适用于治疗阴虚烦渴、小便黄赤等症，竹叶常用 6 ~ 12 克，生地黄为 10 ~ 15 克。《千金要方》，二药与地骨皮、麦冬、石膏同用，主治热病伤阴，虚热烦渴，引饮不止之证。然两药配伍，性寒且润，脾虚湿滞腹满者忌用。

② 牛黄配冰片：清热化痰，开窍安神。适用于治疗热病神

昏、痰热内闭、暑热卒厥之证，牛黄入丸、散剂常用 0.01～0.3 克，冰片入丸散剂为 0.01～0.3 克。《温病条辨》安宫牛黄丸，主治温热病热陷心包、痰热壅闭心窍、小儿痰热内闭惊厥者。然两药配伍，性凉，辛香走窜，孕妇慎用。

③水牛角配麝香：清心开窍安神。适用于治疗温热，热盛火炽，壮热不退，神昏谵语。水牛角入丸散剂常用 15～30 克，或锉末冲服，或锉碎先煎；麝香为 0.06～0.1 克。然两药配伍，辛香走窜，孕妇忌用，虚证、脱证慎用。

④黄连配细辛：清宣心肾郁火。适用于治疗心经火盛之口舌生疮、疼痛难忍之证。黄连常用 6 克，细辛为 3 克。黄连、细辛配用，《本草述钩元》谓：主治口舌生疮。也可治疗胃火上冲之齿痛龈肿、口臭牙痛等症。然两药配伍，辛散苦燥，肾虚牙痛忌用。

⑤黄连配朱砂：清心降火，除烦安神。适用于治疗心火亢盛的心神不安、惊悸不眠、胸中烦热等症。黄连常用 6～9 克，朱砂为 0.3～1 克，兑服。黄连、朱砂配用，《医学发明》朱砂安神丸，主治心火偏亢、阴血不足之心烦失眠、多梦、心悸怔忡。然两药配伍，性寒，脾胃虚弱者、肾功能不正常者忌用。

（2）心脉痹阻证：指瘀血、痰浊、阴寒、气滞等因素阻痹心脉，以心悸怔忡、胸闷、心痛为主要临床表现的证候。又名心血（脉）瘀阻证。由于诱因的不同，临床又有瘀阻心脉证、痰阻心脉证、寒凝心脉证、气滞心脉证等之分。

【临床表现】心悸怔忡，心胸憋闷疼痛，痛引肩背内臂，时作时止。或以刺痛为主，舌质晦暗或有青紫斑点，脉细、涩、结、代；或以心胸憋闷为主，体胖痰多，身重困倦，舌苔白腻，脉沉滑或沉涩；或以遇寒痛剧为主，得温痛减，畏寒肢冷，舌淡苔白，脉沉迟或沉紧；或以胀痛为主，与情志变化有关，喜太息，舌淡红，脉弦。

【中药配伍】① 五灵脂配蒲黄：通利血脉，推陈出新，祛瘀止痛。适用于治疗气滞血瘀诸痛症；二药炒用配伍，则具有祛瘀止血之功，适用于治疗瘀血引起的出血症。五灵脂常用6～10克，布包煎；蒲黄为6～10克，布包煎。《太平惠民和剂局方》失笑散，主治妇人产后心腹痛欲死而设，后世则推广用之。施今墨经验，治妇科疾病，多配当归、川芎、香附；治心绞痛，多配丹参、三七、葛根、降香。(《施今墨对药临床经验集》)然两药配伍性温，能破血祛瘀，孕妇慎用。

② 川芎配丹参：温经活血，通脉止痛。适用于治疗心脉瘀阻证。川芎常用10～12克，丹参为15～20克。川芎、丹参配用，见于冠心病2号方，与赤芍、红花、降香同用，主治心脉瘀阻之胸痹心痛。然两药配伍，活血通脉，无瘀滞者慎服，孕妇慎用。

③ 乳香配没药：宣通经络，活血祛瘀，消肿止痛，敛疮生肌。《本草纲目》云："乳香活血，没药散血，皆能止痛，消肿，生肌，故二药每每相兼而用。"适用于治疗气血凝滞之脘腹疼痛、心绞痛。乳香常用3～10克，没药为3～10克。张锡纯《医学衷中参西录》云："乳香、没药，二药并用，为宣通脏腑、流动经络之要药。"加当归、丹参为活络效灵丹，治"气血凝滞，疬癖癥瘕，心腹疼痛，腿疼臂疼，内外疮疡，脏腑积聚，经络湮瘀。"然两药配伍，气浊味苦，对胃有刺激性，易致恶心呕吐，故胃弱者慎用，孕妇及无瘀滞者忌用。

④ 羌活配当归：活血通脉，散寒止痛。适用于治疗感受风

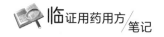

寒诱发的心胸闷痛、形寒肢酸,证属寒滞心脉者。羌活常用6~9克,当归为5~15克,补血用当归身,活血宜酒制。羌活、当归配用,《百家配伍用药经验采菁》谓:冠心病因感受风寒诱发或加剧心胸闷痛,伴上有寒,上肢胀痛,证属寒滞心脉者,随证选用羌活、当归、五灵脂三药合伍,可增疗效。然两药配伍,味辛性温,但当归有甘润滑肠之性,大便溏泻者忌用。

(3)痰蒙心神证:指痰浊蒙蔽心神,以神志抑郁、痴呆、错乱、昏迷为主要表现的证候。又名痰迷心窍(包)证。

【临床表现】神情痴呆,意识模糊,甚则昏不知人,或神情抑郁,表情淡漠,喃喃独语,举止失常。或突然昏仆,不省人事,口吐涎沫,喉有痰声。并见面色晦暗,胸闷,呕恶,舌苔白腻,脉滑等症。

【中药配伍】①郁金配白矾:开郁、豁痰、通窍。适用于治疗痰浊蒙闭心窍之惊痫癫狂。郁金常用10克,白矾为1~3克,入丸散。郁金、白矾配用,《永类钤方》白金丸,主治痰浊郁闭,蒙蔽心窍之惊痫癫狂。然两药配伍,苦酸性寒,体虚胃弱无湿热痰火者忌用。

②桂枝配夏枯草:温阳通络,化气行水。适用于治疗痰蒙清窍,视物旋转,胸痞作恶,呕吐痰涎者。桂枝常用3~9克,夏枯草为6~15克,鲜用本品,剂量可稍大。桂枝、夏枯草配用,金慎之经验:治疗痰饮眩晕喜用苓桂术甘汤加夏枯草,坚硬,颇收效验。〔浙江中医杂志,1981(5):26〕然两药配伍,因夏枯草用量大,且苦寒伤阳,脾胃虚弱者慎用。

(4)痰火扰神证:指火热痰浊交结,扰闭心神,以狂躁、神昏及痰热症状为主要表现的证候。又名痰火扰心(闭阻)证。

【临床表现】发热，口渴，胸闷，气粗，咯吐黄痰，喉间痰鸣，心烦，失眠，甚则神昏谵语，或狂躁妄动，打人毁物，不避亲疏，胡言乱语，哭笑无常，面赤，舌质红，苔黄腻，脉滑数。

【中药配伍】①生地黄配犀角：清心安神，解毒化斑。适用于治疗热病神昏、谵语、身热口渴。生地黄常用 15 ~ 30 克，犀角为 0.3 ~ 3 克，现代临床医家多用水牛角代替，一般为 30 ~ 45 克。生地黄、犀角配用，《备急千金方》的犀角地黄汤，与芍药、丹参同用，主治邪热深入血分，热迫血溢或热扰心营所致的出血、神昏谵语、斑疹紫暗等症。然两药配伍，性寒苦酸，阳虚失血、脾胃虚弱、湿热内蕴者忌用。

②牡丹皮配生地黄：清营凉血，活血散瘀。适用于治疗急性热病，热入心营之神昏谵语等症。牡丹皮常用 9 ~ 12 克，生地黄为 15 ~ 20 克。牡丹皮、生地黄配用，《医学心悟》生地黄汤，与焦山栀、三七等同用，主治血分热盛，吐血脉数。然两药配伍，味苦性寒，血虚有寒，月经过多及孕妇忌用。

（5）瘀阻脑络证：指瘀血犯头，阻滞脑络，以头痛、头晕及瘀血症状为主要表现的证候。

【临床表现】头晕、头痛经久不愈，痛如锥刺、痛处固定，或健忘，失眠，心悸，或头部外伤后昏不知人，面色晦暗，舌质紫暗或有斑点，脉细涩。

①川芎配露蜂房：活血通络止痛。适用于治疗剧烈头痛、血管神经性头痛。川芎常用 9 ~ 15 克，露蜂房为 3 ~ 6 克。川芎、露蜂房配用，系贾占清临床运用药对的经验。〔河北中医，2000，22（5）：342〕然两药配伍，味辛性散，气血虚弱者慎用。

②白芷配藁本：祛风通窍，通络止痛。适用于治疗风寒头

痛，李修五经验：能代麝香治瘀血头痛。(《黄河医话》) 白芷常用 6~12 克，藁本为 6~12 克。白芷、藁本配用，见于李修五神经性头痛方，与赤芍、川芎、红花、桃仁、当归等同用，主治经前头痛，固定不移，痛如锥刺，舌质紫暗，脉弦。(《李修五教授治疗疑难杂证的经验》) 然两药配伍，辛温而燥，阴虚血亏、肝阳上亢、火热内盛之头痛者必须慎用。

3. 兼证

（1）心脾两虚证：指脾气亏虚，心血不足。以心悸、神疲、头晕、食少、腹胀、便溏等为主要表现的虚弱证候。

【临床表现】心悸怔忡，头晕，多梦，健忘，食欲不振，腹胀，便溏，神疲乏力，或见皮下紫绀，女子月经量少色淡、淋漓不尽，面色萎黄，舌淡嫩，脉弱。

【中药配伍】① 人参配莲子：益气养心安神，健脾涩肠止泻。适用于治疗心脾气虚之心悸怔忡、失眠健忘、食欲不振、便溏久泻等症。人参常用 10 克，莲子为 10~15 克。人参、莲子配用，《圣济总录》卷七十的参莲散，取甘温除热之法，治疗脾胃气虚、阴火上升之鼻衄不止。然两药配伍，性甘温，实热结滞、大便秘结、腹胀者不宜用。

② 酸枣仁配龙眼肉：补益心脾，养血和营，安神益智。适用于治疗思虑过度，劳伤心脾，气血两虚所致的面色萎黄、心悸怔忡、健忘失眠、多梦易惊等症。酸枣仁常用 10~15 克，龙眼肉为 10~15 克。酸枣仁、龙眼肉配伍，味甘性酸，阴虚火旺及痰热内扰之心悸、失眠者不宜用。

（2）心肾不交证：指心与肾的阴液亏虚，阳气偏亢，以心烦、失眠、梦遗、耳鸣、腰酸等为主要表现的虚热证候。又名心肾阴虚阳亢（火旺）证。

【临床表现】心烦失眠，惊悸健忘，头晕，耳鸣，腰膝酸软，梦遗，口咽干燥，五心烦热，潮热盗汗，便结尿黄，舌红少苔，脉细数。

【中药配伍】① 黄连配肉桂：泻心火，制阳亢；助肾阳，蒸肾阴。二药配用，一寒一热，一阴一阳，相反相成，可使肾水和心火升降协调，彼此交通。李时珍曰："一冷一热，一阴一阳，寒因热用，热因寒用，君臣相传，阴阳相济，最得制方之妙，所以有成功而无偏胜之害也。"适用于治疗心肾不交之心悸怔忡，入夜尤甚，多梦失眠，心烦不安，难以入睡等症。黄连常用 3 ~ 9 克，肉桂为 3 ~ 6 克。黄连、肉桂配用，《韩氏医通》后名交泰丸。治心肾不交之怔忡失眠等症。然两药配伍，水火既济，心火上炎，阴血不足之失眠，肝血不足、心失所养的虚烦失眠忌用。

② 黄连配阿胶：清热滋阴，养血安神。适用于治疗阴虚阳热上亢或热病伤阴，身热心烦不得卧，舌红苔干脉数等症。黄连常用 6 克；阿胶为 10 ~ 15 克，入汤剂应烊化后兑服。黄连、阿胶配用，《伤寒论》方名黄连阿胶汤。主治少阴病，得之二三日，心中烦，不得卧者。脾胃虚寒、胃纳不佳或寒湿痰滞者忌用。

③ 芡实配莲子：心肾交合，固精止遗。适用于治疗心肾不交或肾失封藏之遗精、早泄、遗尿等症。芡实常用 10 克，莲子为 10 ~ 15 克。芡实、莲子配用，胥庆华认为还可治脾虚失运或脾肾两虚之久泻久痢、带下清稀、淋浊白淫等症。（《中药

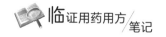

药对大全》)

④朱砂配磁石：重镇安神，交通心肾。《医宗金鉴》云："朱砂禀南方之赤色，入通于心，能降无根之火而安心明，磁石禀北方黑色，入通于肾，吸肺金之气以生精，坠炎上之火而定志，二石体重而主降，性寒而凉阴，志同道合，奏功可立候也。"适用于治疗心肾不交、心肝火旺之神志不安、惊悸失眠、耳鸣耳聋，以及癫、狂、惊痫等症。朱砂常用 0.5 克，冲服；磁石为 10～30 克，打碎先煎。朱砂、磁石配用，《千金要方》磁朱丸。主治心悸、失眠、寐而不安、视物昏糊等。但两药配伍性寒，心肾不交，无实火者忌用。

⑤龙骨配远志：交通心肾，水火既济。适用于治疗劳心过度，阴精暗耗，神气浮越，而致多梦遗精等症。龙骨常用 15～30 克，打碎先煎；远志为 3～6 克。龙骨、远志配用，因龙骨用量独重，甘涩质重，远志对胃有刺激，有胃病者慎用。

⑥茯苓配茯神：健脾益气，利水消肿；通心气，安心神。适用于治疗心肾不交之心慌、少气懒言、夜寐不安、失眠、健忘等症。茯苓常用 10 克，茯神为 10～15 克。茯苓、茯神配用，善治神经衰弱，表现为心气不足，浮越于外，而不能下交于肾者。

⑦茯苓配黄连：降心火，腾肾水，水火既济。适用于治疗心火亢盛，肾水不足，水火不能互济的消渴证。茯苓常用 10～30 克，黄连为 2～10 克。茯苓、黄连配用，《普济方》水火既济丸，主治上盛下虚，心火燥，肾水枯竭，不能交济而成渴证者。茯苓、黄连 2∶1 剂量配用，治疗小肠热极，止在心头上一块出汗，不啻如雨，四肢他处无汗。（《辨证录》卷六）然两药配伍，苦寒渗利，易伤阴液，阴虚津亏者不宜用。

⑧酸枣仁配生地黄：交通心肾，补阴血，降心火，安心神。适用于治疗心肾不交，水火不济所致的心烦失眠，骨蒸潮热，渐至羸瘦，四肢无力等症。酸枣仁常用 10～15 克，生地黄为 10～15 克。酸枣仁、生地黄配用，甘寒碍胃，脾胃虚寒者慎用。

（3）心肝血虚证：指血液亏少，心肝失养，以心悸、多梦、眩晕、肢麻、经少与血虚症状为主要表现的证候。

【临床表现】心悸心慌，多梦健忘，头晕目眩，视物模糊，肢体麻木、震颤，女子月经量少色淡，甚则经闭，面白无华，爪甲不荣，舌质淡白，脉细。

【中药配伍】①当归配白芍：养血补血，养肝止痛。适用于治疗心肝血虚之心悸、头晕、月经不调等症。当归常用 10～15 克，白芍为 10～15 克。当归、白芍配用，湿盛中满、大便溏泻者不宜用，另白芍反藜芦，组方时应注意。

②酸枣仁配知母：安神定志，清热除烦。适用治疗于心肝血虚之心悸、失眠、头晕、烦躁等症。酸枣仁常用 10～15 克，打碎先煎；知母为 10 克。酸枣仁、知母配用，《金匮要略》酸枣仁汤，主治肝血不足，血不养心之"虚劳虚烦不得眠。"然两药配伍，酸枣仁甘酸，知母苦寒质润，能滑肠致泻，故脾虚便溏者不宜用。

③酸枣仁配柏子仁：酸枣仁、柏子仁养心益肝，安神定志，敛阴润燥。适用于治疗阴血亏虚，心肝失养之惊悸怔忡、虚烦不得眠等症。酸枣仁常用 10～15 克，打碎煎；柏子仁为 10～15 克，打碎煎。酸枣仁、柏子仁配用，有敛邪之弊，不宜于心肝火旺之惊狂、失眠、怔忡、心悸等实证；且二药质润多脂，便溏或多痰者慎用。

④生枣仁配熟枣仁：清补合用，宁心安神。适用于治疗心肝血虚，或虚火上炎之心悸、失眠、盗汗等症。生枣仁常用10～15克，炒枣仁为10～15克，生枣仁、熟枣仁配用，性甘酸，实邪郁火者当慎用。

⑤酸枣仁配代赭石：养血营心，重镇安神。适用于治疗心肝阴血亏虚，阴虚阳亢之心悸、心烦失眠、头痛眩晕等症。酸枣仁常用10～15克，打碎先煎；代赭石为10～30克，先煎。酸枣仁、代赭石配用，代赭石用量独重，苦寒重镇易伤阳，孕妇、脾虚腹胀、纳呆便溏、中气下陷者慎用。

（4）心胆不宁证：指情志所伤而致心气虚、胆怯，以心惊神摇为主要表现的证候。

【临床表现】心悸怔忡，善惊易恐，坐卧不安，夜寐多梦，胸闷气短，时自汗出，舌质淡，苔薄白，脉虚数或细弦无力。

【中药配伍】①朱砂配琥珀：心肝同治，镇惊安神。适用于治疗心胆蕴热，心神不安之失眠多梦，或寐而不实，乱梦纷纭等症。朱砂常用0.5克，临睡时，白开水送下；琥珀为0.5克，临睡时，白开水送下。朱砂、琥珀配用，施今墨经验，二药配用，治寐不安，乱梦纷纭效佳（《施今墨对药临床经验集》），但因朱砂有毒不宜久服。

（二）肺病证候常用药的配伍

1.虚证

（1）肺气虚证：指肺气虚弱，呼吸无力，卫外不固，以咳嗽无力、气短而喘、自汗等为主要表现的虚弱证候。

【临床表现】咳嗽无力，气短而喘，动则尤甚。咯痰清稀，声低懒言，或有自汗、畏风，易于感冒，神疲体倦，面色淡白，脉弱。

【中药配伍】① 黄芪配山药：补益肺气。适用于治疗肺气虚之咳嗽无力、气短而喘、自汗、易于感冒等症。黄芪常用10～30克，山药为10～30克。黄芪、山药配伍，《医学衷中参西录》玉液汤，与知母、五味子等同用，主治气虚水精不布，胃燥耗津，而见口渴引饮、小便频数者；滋膵汤，与山茱萸、生地黄、猪胰子同用，主治消渴并发疮疡久不愈合者。施今墨治疗糖尿病用此配用，能较好地改善症状，降低血糖；(《施今墨对药临床经验集》)徐景藩治疗溃疡病，辨证选用二药，有补气扶膜止血作用。〔中医杂志，1985（8）：6〕然两药配伍，味甘，表实邪盛、湿盛中满、气滞湿阻等忌用。

② 白果配麻黄：宣肺祛痰，敛肺定喘。适用于治疗素体气虚，痰浊壅肺，久咳久喘而不愈者。白果常用4～10克，用时去硬壳，捣碎生用；麻黄为3～10克，宜炙用。白果、麻黄配用，《摄生众妙方》之定喘汤，此方中共为君药，主治邪热壅肺、喘哮并作之证，刘韵远经验：凡素体气虚，复感风寒之患儿用之最宜。〔中医杂志，1990（8）：20〕然两药配伍，白果属收敛之品，为虚者所宜。另白果有毒，不可多用，小儿当注意。

③ 麻黄配罂粟壳：止咳平喘。适用于治疗肺虚不敛所致的久咳不止、无痰或少痰、气短乏力等症。麻黄常用6～10克，罂粟壳为5～10克，罂粟壳宜醋炒，以加强其收敛作用。麻黄、罂粟壳配用，见于《新中医》1979年张廷模报道用炙粟壳汤(罂粟壳配麻黄、杏仁、陈皮、牡蛎、款冬花、胆南星、甘草等)治疗慢性气管炎之咳喘有效。(《中华临床中药学》)然两药配

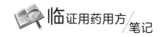

伍，适用于肺虚不敛的久咳，咳嗽初起者忌用，罂粟壳不可过量及久服，以免中毒成瘾，婴儿、甲状腺机能不足、孕妇及哺乳期妇女忌用。

（2）肺阴虚证：指肺阴亏虚，虚热内扰，以干咳少痰、潮热、盗汗等为主要表现的虚热证候。

【临床表现】干咳无痰，或痰少而黏、不易咯出，或痰中带血，声音嘶哑，口燥咽干，形体消瘦，五心烦热，潮热盗汗，两颧潮红，舌红少苔乏津，脉细数。

【中药配伍】①玉竹配黄精：相须为用，益肺养阴生津。玉竹常用 10～15 克，黄精为 9～15 克。玉竹、黄精配用，《常见病单方验方选》百玉白及丸，与百部、白及等同用，主治阴虚劳嗽之干咳少痰，或痰中带血，或痰少而黏，不易咯出等症。然两药配伍，味甘性寒，质滋黏腻，易助湿滞气，脾虚有湿，咳嗽痰多，中寒便溏及痞满气滞者不宜用。

②黄精配沙参：清热润肺，滋阴益精。适用于治疗肺阴不足之燥热咳嗽等症。黄精常用 9～15 克，沙参为 10～15 克。黄精、沙参配用，味苦性凉，脾胃虚寒及寒饮喘咳者不宜用。

③太子参配麦冬：润肺养阴，化痰止咳。适用于治疗肺阴亏虚之肺虚咳嗽。太子参常用 10～30 克，麦冬为 10～15 克。太子参、麦冬配用，《中医儿科临床浅解》生津保元汤，与炙黄芪、五味子等同用，主治小儿暑热后期，气阴两伤者。《中华临床中药学》谓：太子参甘平入肺，既能益肺气，又能润肺燥。燥邪或热邪客肺，气阴受伤，而致咳嗽气短，痰少者，与麦冬、沙参、贝母配伍，益气生津，润肺止咳。然两药配伍，甘柔偏补，邪实正不虚者慎用。

④ 玉竹配沙参：益肺养阴，生津和胃。适用于治疗肺胃阴虚之干咳无痰、口咽干燥、胃脘灼痛、便结之症。玉竹常用 10～15 克，沙参为 10～15 克。玉竹、沙参配用，《温病条辨》沙参麦冬汤，与麦冬、天花粉等同用，主治燥邪伤肺，阴津耗伤之干咳无痰或痰少而黏，以及口燥咽干等症。《章次公医案》参鹤汤，二药与麦冬、知母同用，主治阴虚久咳，阴虚劳嗽等症。然两药配伍，质润性寒，脾胃虚而有湿痰气滞者慎用。

⑤ 紫菀配阿胶：育阴润燥，祛痰止咳，养血止血。适用于治疗肺虚久咳，痰中带血等症。紫菀常用 6～10 克，阿胶为 6～10 克，烊化服。紫菀、阿胶配用，《张氏医通》紫菀散，主治咯唾有血、虚劳肺痿。施今墨经验，将此药对与其他药物配伍，治支气管扩张患者，服药 10 余剂，病瘥。(《施今墨医疗经验》）然两药配伍，滋润黏腻，内有痰湿，脾胃虚弱者忌用。

2. 实证

（1）风寒束肺证：指风寒侵袭，肺卫失宣，以咳嗽、咯稀白痰、恶风寒等为主要表现的证候。

【临床表现】咳嗽，咯少量稀白痰，气喘，微有恶寒发热，鼻塞，流清涕，喉痒，或见身痛无汗，舌苔薄白，脉浮紧。

【中药配伍】① 麻黄配细辛：解表散寒，温肺化饮，平喘。适用于治疗外感风寒，肺气郁闭所致的恶寒发热、身痛头痛、咳喘痰饮者。麻黄常用 3～9 克，细辛为 1.5～3 克。麻黄、细辛二药配用，见于《伤寒论》麻黄附子细辛汤、小青龙汤，《张氏医通》冷哮丸，临床若遇外感风寒之恶寒发热、头身疼痛而兼肺气郁闭、咳喘寒痰者，用之良效。然两药配伍，辛温走散，

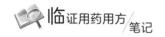

气虚多汗、阴虚火旺、血虚及阳亢头痛、肺热咳喘者忌用。

②麻黄配白芷：宣泄肺气，涤痰开窍，散寒燥湿。适用于治疗外感风寒之头身疼痛、鼻塞流涕等症。麻黄常用6～9克，白芷为3～9克。麻黄、白芷配用，《太平惠民和剂局方》十神汤，与紫苏、辛夷等同用，主治风寒感冒而头痛较剧，或鼻塞流涕者。然两药配合，辛散温燥、阴虚血热者忌用。

③麻黄配葶苈子：发散风寒，止咳平喘。适用于治疗风寒外束、肺气郁闭之喘咳等症。麻黄常用9～12克，葶苈子为5～6克。麻黄、葶苈子配用，见于陈晓龙的麻石葶苈泻肺汤（麻黄、石膏、葶苈子、桑白皮、青礞石等），主治急、慢性支气管炎。〔四川中医，19908（11）：17〕王少华经验：二药配伍，对寒热错杂之喘证有较好疗效。若寒喘则麻黄用量大于葶苈子，前者一日量为9～12克，后者为5克；若为热喘，则葶苈子大于麻黄，前者一日量为10～15克，后者为3克。〔中医杂志，1992（3）：6〕然两药配伍，辛散苦燥，肝火犯肺之喘咳忌用。

④麻黄配麻黄根：平喘止咳。适用于治疗哮喘初起，风寒外束而体实者，症见咳嗽，呼吸气促，痰多稀薄色白，咯吐不利，或伴发热，舌苔薄白而滑，脉浮紧者。麻黄常用3～6克，麻黄根为6～9克，麻黄、麻黄根配用，见于张廷模经验方二麻四仁汤，与杏仁、桃仁、白果等同用，主治哮喘和咳嗽，有"调整肺气，排痰止咳，散风脱敏"之功。〔实用中西医结合杂志，1995（1）：34〕然临证用药时，麻黄根用量大于麻黄，目的在于抑制其发汗而增强其平喘作用。痰热遏肺、肝气乘肺的咳喘证忌用。

⑤麻黄配生甘草：宣肺平喘，止咳化痰。适用于治疗风寒

袭肺的咳嗽、胸闷、咳痰清稀色白等症。麻黄常用 6~10 克，生甘草为 3~10 克。麻黄、甘草配用，见于《伤寒杂病论》麻黄汤、麻黄附子甘草汤、麻杏石甘汤、大青龙汤中均用炙甘草，现代认为，生甘草泻火解毒，止咳祛痰之力较强，故易之。然药对中的甘草不可大量久服，长期大剂量服用生甘草，可引起浮肿、钠潴留、血压升高、痉挛麻木、头晕头痛等不良反应。故湿盛中满腹胀及水肿等证忌用。

⑥桔梗配杏仁：宣降肺，祛痰止咳。适用于治疗外感咳嗽痰多者。桔梗常用 6~12 克，杏仁为 6~12 克。桔梗、杏仁配用，《温病条辨》杏苏散，与紫苏、半夏、陈皮、生姜等同用，主治风寒咳嗽痰多、头微痛、恶寒、咳痰清稀、鼻塞等症。然两药配伍中桔梗性升散，杏仁偏温有小毒，故剂量宜控制，凡气机上逆及肺虚咳嗽等不宜使用；杏仁有滑肠致泻作用，故大便溏泄者不宜。

⑦辛夷配苍耳子：疏散风寒，宣通鼻窍。适用于治疗外感风寒而致的头痛鼻塞、流清涕等症。辛夷常用 6~12 克，苍耳子为 6~12 克。辛夷、苍耳子配用，见于《济生方》苍耳散，与白芷、薄荷同用，主治鼻塞鼻渊。然两药配伍，辛散苦燥，外感风热而致的头痛鼻塞、流浊涕者忌用。

⑧辛夷配细辛：发散风寒，宣肺通窍。适用于治疗外感风寒所致的头痛而胀、鼻塞不通等症。辛夷常用 3~9 克，细辛为 1~3 克，辛夷、细辛配用，《外治汇要》二辛散，与川芎同用，主治风寒外袭之时流鼻涕、头昏、头痛等症。然两药配伍性温，证情属寒者最为适宜；若为热证，宜与寒凉清热之品配伍。

⑨紫菀配款冬花：泻肺祛痰。适用于治疗咳嗽痰多，咯痰

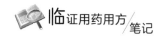

不爽等症。紫菀常用6～10克，款冬花为6～10克。紫菀、款冬花配用，无论内伤外感，属寒属热，或宿喘，或新嗽，皆可用之。若二者蜜炙配用，润肺止咳作用更强，可适用于肺虚燥咳，痰中带血的治疗。

（2）风热袭肺证：指风热侵袭，肺卫失宣，以咳嗽、发热恶风等为主要表现的证候。

【临床表现】咳嗽，痰少而黄，气喘，鼻塞，流浊涕，咽喉肿痛，发热，微恶风寒，口微渴，舌尖红，苔薄黄，脉浮数。

【中药配伍】①麻黄配前胡：疏散风热，降气化痰。适用于治疗风热犯肺之咳嗽痰多者。麻黄常用3～6克，前胡生用为6～10克。麻黄、前胡二药配用，张志坚经验：治晨泄用宣肺开上行治节，俾治节行而灌输，天气开，而地气收，药用前胡、麻黄、桔梗。〔中医杂志，1983（2）：22〕然两药配伍，宣散苦泄，易耗气阴，故阴虚久咳、咳嗽咯血者禁用；又《本草经集注》谓前胡"恶皂荚、畏藜芦"，组方时应注意相恶相畏之训。

②黄芩配白芷：疏散风热，止痛。适用于治疗风热外袭头面所致头目昏痛、眉棱骨痛、鼻流浊涕等症。黄芩常用3～12克，白芷为6～12克。黄芩、白芷配对，《明医指掌》卷六芩芷散，主治风热上盛，眉眶疼痛，目不能视物者。现代临床证明，二药配用，有解毒消肿排脓之功，也可用于乳痈、疮肿。然两药配用性燥，阴虚血热者忌用。

③紫菀配百部：降气祛痰，润肺止咳。适用于治疗外感咳嗽或久咳不止，咳嗽带血等症。紫菀常用6～10克，百部为6～10克。紫菀、百部配用，《本草图经》紫百方，与款冬花同用，主治久嗽不愈。然两药配伍，苦甘伤胃滑肠，脾虚食少，便溏

者忌用。

④ 蔓荆子配连翘：解表清热，解毒止痛。适用于治疗风热积聚上焦而致的发热、头痛、咽干等症。蔓荆子常用 9 克，连翘为 12 克。蔓荆子、连翘配用，主治外感头痛。临证时，可根据寒热具体情况，适当配伍其他药物，以增强疗效。

⑤ 菊花配防风：疏风清热。适用于治疗风热袭表之微恶风，热势较轻，头痛目痒等症。菊花常用 6 ~ 15 克，防风为 3 ~ 9 克。菊花、防风配用，《证治准绳》菊花散，与细辛、桂心等同用，主治风邪所致的鼻塞多涕。然两药配伍，为解表而设，脾胃失调，湿邪郁蒸的鼻疳、鼻槁者忌用。

⑥ 菊花配蝉蜕：疏散风热，清肝明目。适用于治疗目赤肿痛、翳膜遮睛属风热壅盛或肝经风热者。菊花常用 6 ~ 15 克，蝉蜕为 3 ~ 9 克。菊花、蝉蜕配散，《证治准绳》蝉花散，以本药对组方，主治痘疹入目，或病后生翳障症。然两药配伍甘寒，为疏散风热而设，肝火炽盛、湿热蕴蒸、阴虚夹风的聚星障忌用。

⑦ 菊花配桑叶：疏风清热，清肝平肝。适用于治疗外感风热或温病初起之发热头痛、咽痛、咳嗽等症。菊花常用 10 ~ 15 克，桑叶为 6 ~ 12 克。疏散风热、清肝火多用黄菊花；养肝明目、平降肝阳多用白菊花。桑叶一般生用，燥热伤肺咳嗽咽干，宜蜜炙用。菊花、桑叶配用，《温病条辨》桑菊饮，与桔梗、连翘、薄荷等同用，主治风温咳嗽。然两药配伍，辛甘苦寒，《本草汇言》谓："气虚胃寒，食少泄泻之病，宜少用之。"

⑧ 野菊花配金银花：疏散风热，清肝解毒。适用于治疗外感风热及温病初起，发热，微恶风寒，头痛、口渴或热毒疮

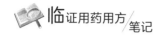

痔、红肿热痛等症。野菊花常用 10～15 克，金银花为 5～15 克。野菊花、金银花配用，《经验方》金黄洗肝汤，与密蒙花、夏枯草等同用，主治风火赤眼。然两药配伍，味苦性寒，脾胃虚寒及气虚疮疡脓清者忌用。

⑨ 蝉蜕配胖大海：疏肺清热，利咽开音。适用于治疗外感风热所致的发热汗出不解、咽喉肿痛不利、咳嗽咽痒、声音嘶哑等症。蝉蜕常用 3～9 克，胖大海为 2～3 枚。蝉蜕、胖大海配用，《中国当代名中医秘验方临证备要》清肺开音汤，与射干、川贝母等同用，主治痰热郁肺之声哑咽痛、咳嗽痰黄。若为久喑，与益气养阴之品组方则效果更佳。

⑩ 蝉蜕配凤凰衣：疏散风热，润肺开音。适用于治疗风热郁肺，气失宣降所致的咽炎、喉炎等症。蝉蜕常用 3～9 克，凤凰衣为 6～9 克。蝉蜕、凤凰衣配用，慢性咽炎、喉炎宜慎用。

⑪ 薄荷配蝉蜕：散风热，利咽喉，清头目，行肌表，透斑疹，祛风止痒。适用于治疗外感风热或温病初起之头痛、身热、咽喉疼痛等症。薄荷常用 3～9 克，蝉蜕为 3～9 克。薄荷、蝉蜕配用，《中国当代名中医秘验方临证备要》蝉薄汤，与牛蒡子、金银花、连翘等同用，主治风热火毒上冲之咽喉红肿疼痛，吞咽时明显。若与过敏煎（银柴胡、防风、乌梅、甘草）伍用，治疗荨麻疹、皮肤瘙痒等症，则效果更佳。

⑫ 钩藤配薄荷：祛风清热，解表利咽。适用于治疗外感风热或温病初起所致发热、头痛、咽干咽痛等症。钩藤常用 6～15 克，不宜久煎，薄荷为 3～9 克。钩藤、薄荷配用，《中国中医秘方大全》钩藤凉膈散，与连翘、全蝎等同用，主治外感热病惊风抽搐。祝谌予善用此药对治疗外感风热咳嗽。认为外感咳

嗽宜疏散外邪为主，但当外感风热引动肝气而致咽痒咳嗽不止时，治宜兼轻清平肝，既疏透风邪利咽，又能轻清平肝助肺肃降以止咳。〔山东中医杂志，1987（1）：32〕

⑬浮萍配牛蒡子：疏散风热，透发疹毒，利咽消肿，祛风止痒。适用于治疗风热感冒、咽喉肿痛等症。浮萍常用3～9克，牛蒡子为3～9克。浮萍、牛蒡子配用，《喉痧证治概要》解肌透痧汤，与荆芥、射干、鲜竹茹等同用，主治痧麻初起，恶寒发热，咽喉肿痛，烦闷泛恶者。然两药配伍，辛散耗气，气虚者忌用。

（3）风燥伤肺证：指外感燥邪，肺失宣降，以干咳痰少、鼻咽口舌干燥等为主要表现的证候。

【临床表现】干咳无痰，或痰少而黏，不易咯出，甚则胸痛，痰中带血，或见鼻衄，口、唇、鼻、咽、皮肤干燥，尿少，大便干结，舌苔薄而干燥少津。或微有发热恶风寒，无汗或少汗，脉浮数或浮紧。

【中药配伍】①桑叶配枇杷叶：清肺润燥，化痰止咳。适用于治疗风燥伤肺，发热微恶寒，干咳少痰，口唇、鼻咽、皮肤干燥等症。桑叶常用6～12克，枇杷叶为5～10克，宜蜜炙。桑叶、枇杷叶配用，《医门法律》清燥救肺汤，与石膏、杏仁、麦冬、甘草等同用，主治温燥伤肺，燥热较重，身热咳喘，咽干鼻燥等症。然两药配伍性寒，寒咳及胃寒呕逆者慎用。

②桑叶配麦冬：清肺润燥，益气生津。适用于治疗燥伤肺阴所致的咽干口燥、干咳无痰、苔燥乏津等症。桑叶常用6～12克，麦冬为10～15克。桑叶、麦冬配用，《医门法律》清燥救肺汤，与石膏、杏仁、阿胶、甘草等同用，主治温燥伤肺，燥

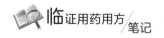

热较重见身热咳喘、咽干鼻燥等症。然两药配伍，甘润微寒，风寒感冒、痰湿咳喘以及脾胃虚寒泄泻者慎用。

③ 款冬花配百合：清热养阴，润肺止咳。适用于治疗肺燥或阴虚之久咳不止、痰中带血等症。款冬花常用6~10克，百合为6~10克。款冬花、百合配用，《济生方》百花膏，主治肺络损伤而咳嗽带血者。然两药配伍中的百合甘寒滑利，中气虚寒，二便滑泄者忌用。

（4）肺热炽盛证：指火热炽盛，壅积于肺，肺失清肃，以咳喘气粗、鼻翼煽动等为主要表现的实热证候。

【临床表现】发热，口渴，咳嗽，气粗而喘，甚则鼻翼煽动，鼻息灼热，胸痛，或有咽喉红肿疼痛，小便短黄，大便秘结，舌红苔黄，脉洪数。

【中药配伍】① 黄芩配知母：清肺泻火，养阴润燥。适用于治疗肺热实证之发热、咳嗽、咽喉疼痛、痰黄黏稠者。黄芩常用9克，知母为6克。黄芩、知母配用，《统旨方》清金化痰汤，与栀子、瓜蒌同用，主治肺热咳嗽、痰黄黏稠，热重者。王伯岳治高热不退，每于辨证中加用二药，并取得较好退热效果。（《百家配伍用药经验采菁》）胥庆华认为，此药对对肺肾阴亏，燥热偏盛所致的消渴证亦可选用。（《中药药对大全》）然两药配伍，性寒凉，表证未解而有发热者忌用。

② 麻黄配石膏：清肺平喘，表里双解。适用于治疗表邪入里化热，壅遏于肺所致的身热不解、喘咳气逆等症。麻黄常用3~9克，石膏为15~60克。麻黄、石膏配用，《伤寒论》麻杏石甘汤，与杏仁、甘草同用，主治误汗下后喘而汗出的肺热证。然两药配伍，石膏用量独重，宜于喘咳而属于邪热壅肺之

实证，若属风寒喘咳、虚证喘咳，则不宜使用。

③桑白皮配地骨皮：清肺养阴。适用于治疗肺热阴伤，肺失清肃之喘咳或咳血之症。桑白皮常用3～9克，行水宜生用，平喘止嗽可炙用；地骨皮为9～12克。桑白皮、地骨皮配用，《小儿药证直诀》泻白散，主治小儿、老年体弱之人伏热喘咳。《脏腑药式补正》认为："地骨皮能清骨中之热，泄火下行，以视桑皮则寒凉又胜一筹，而清肺热，导气火亦引皮肤水气顺流而下，不嫌燥烈伤津，破耗正气，则与桑皮异曲同工。"然两药配伍性寒，风寒咳嗽、虚寒咳嗽者忌用。

④石膏配甘草：清宣肺热，止咳平喘。适用于治疗肺热壅盛而见身热不解、咳喘气急等症。石膏常用15～30克，甘草为6～12克。石膏、甘草配对，《宣明论方》卷九的石膏散，药用比例为2∶1，主治热嗽喘甚。然两药配伍，味甘性寒，湿盛中满腹胀及水肿等症忌用。

⑤黄芩配桑白皮：泻肺、平喘、止咳。适用于治疗肺热壅盛之气逆喘促、咯痰黄稠等症。黄芩常用6～12克，桑白皮为6～10克。黄芩、桑白皮配用，《沈氏尊生书》泻白散，与地骨皮、生甘草、知母、人参同用，主治肺热咳嗽兼气虚的证候。然两药配伍性寒，痰浊阻肺之气逆喘促忌用。

⑥葶苈子配大黄：泻肺平喘，泻火通便。适用于治疗肺热喘嗽而内热较盛或兼大便秘结等症。葶苈子常用5～10克，大黄为5～10克，后下。葶苈子、大黄配用，《千金方》卷十大黄丸，用药剂量比例为1∶1，治疗黄疸，喘促，二便难；《普济方》卷一六三的大黄葶苈丸，用药剂量比例为2∶1，治疗气喘咳嗽。然两药配伍有较强的"泻性"，只宜于内热较甚或兼大便秘结

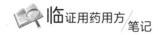

之证，若气虚喘嗽则忌用。

⑦麻黄配地龙：宣通肺络，止咳平喘，利尿。适用于治疗肺火壅盛之咳嗽、无痰或痰黄稠不易排出，甚则痰中带血，口鼻气热，皮肤蒸热，小便不利等症。麻黄常用6~9克，地龙为5~15克，鲜品10~20克，宜剖开腹部，洗去内脏及泥沙。麻黄、地龙配用，《中华临床中药学》载：二药与细辛、吴茱萸同用，治疗哮喘发作有效。〔北京中医杂志，1986（6）：25〕然两药配伍，地龙用量独重性偏寒，脾胃虚弱者及无实热之证慎用。

（5）痰热壅肺证：指痰热交结，壅滞于肺，肺失清肃，以发热、咳喘、痰多黄稠等为主要表现的证候。

【临床表现】咳嗽，咯痰黄稠而量多，胸闷，气喘息粗，甚则鼻翼煽动，喉中痰鸣，或咳吐脓血腥臭痰，胸痛，发热口渴，烦躁不安，小便短黄，大便秘结，舌红苔黄腻，脉滑数。

【中药配伍】①瓜蒌仁配黄芩：清肺泻火，化痰止咳。适用于治疗肺热咳嗽。瓜蒌仁常用10~15克，黄芩为3~9克。瓜蒌仁、黄芩配用，《医方考》清气化痰丸，与胆南星、枳实等同用，主治痰热内结，咳痰黄稠，胸闷而大便不畅者。然两药配伍，性寒而滑，脾虚便溏及湿痰、寒痰慎用。

②桑白皮配前胡：清肺泻火，化痰止咳。适用于治疗热邪犯肺，气逆不降而致发热、喘嗽气急者。桑白皮常用5~15克，前胡为6~10克。桑白皮、前胡配用，性寒降泄，肺虚无火，小便多，风寒咳嗽无实邪壅遏者慎用。

③海浮石配海蛤壳：清肺化痰，通淋利湿。适用于治疗热邪犯肺，症见咳嗽痰黄、小便短赤之症。海浮石常用10~15克，

海蛤壳为 10～15 克，二药均捣碎煎。海浮石、海蛤壳配用，《中华临床中药学》谓：海蛤壳配海浮石、桑白皮以增清肺平喘之功能，主治肺热咳嗽痰黄。然两药配伍，性寒质重，虚寒咳嗽、中阳不运证慎用。

④射干配山豆根：清热解毒利咽，祛痰散血消肿。适用于治疗痰热郁结，壅塞于咽喉而致的咽喉肿痛、喉中痰鸣、痰黏不易咯出等症。射干常用6～9克，山豆根为6～9克。射干、山豆根配用，《慈幼新书》山豆根汤，与天花粉同用，主治太阳、少阴之火，为风寒壅遏，关隘不通，留连咽喉发肿，痰涎浊稠，疼痛难堪，发为乳蛾者。然两药配伍，味苦性寒，虚火及脾虚便溏者忌用。

（6）寒痰阻肺证：指寒饮或痰浊停聚于肺，肺失宣降，以咳喘、痰白量多易咯等为主要表现的证候。

【临床表现】咳嗽，痰多、色白、质稠或清稀、易咯，胸闷，气喘，或喉间有哮鸣声，恶寒，肢冷，舌质淡，苔白腻或白滑，脉弦或滑。

【中药配伍】①紫苏子配紫菀：化痰止咳，下气平喘，利气宽膈。适用于治疗咳嗽气喘、咯痰不爽、胸膈满闷等症。紫苏子常用6～10克，捣碎煎；紫菀为6～10克。紫苏子、紫菀配用，《中华临床中药学》苏子止嗽散，与荆芥、陈皮、百部等同用，主治上呼吸道感染，症见气壅痰多，伴发热、头痛、怕冷等症。然两药配伍，味辛性温，肺热证及阴虚有热者不宜使用。

②半夏配天南星：祛风化痰。适用于治疗顽痰咳喘，风痰眩晕，中风仆倒，口眼歪斜，舌强语謇以及癫痫惊风等症。半

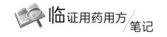

夏常用 6 ~ 10 克，天南星为 6 克。半夏、天南星配用，《普济方》卷三七八天南星丸，二药剂量比例为 1：2，主治男子妇女上膈痰壅，头目昏眩，咽喉肿痛；小儿惊痫潮热，一切涎积。《仁斋直指方》的二圣饮，二药剂量比例为 1：1，治疗风痰；《圣济总录》卷六十五的玉液汤，二药剂量比例为 1：1，载"可治痰涎，利胸膈。"然两药配伍，温燥有毒，阴虚燥咳、血证、热痰、燥痰以及妊娠期应慎用。

③ 紫菀配橘红：行气宽中，化痰止咳。适用于治疗气机不利，痰阻胸膈，以致膈闷不舒、咳嗽吐痰等症。紫菀常用 6 ~ 10 克，橘红为 4.5 ~ 6 克。紫菀、橘红配用，内伤、外感致寒嗽或热咳诸症均可用之。

（7）饮停胸胁证：指水饮停于胸腔，阻碍气机，以胸廓饱满、胸胁胀闷或痛等为主要表现的证候。

【临床表现】胸廓饱满，胸胁部胀闷或痛，咳嗽，气喘，呼吸困难或身体转侧时牵引胁痛，或有头目晕眩，舌苔白滑，脉沉弦。

【中药配伍】① 细辛配干姜：外散风寒，温肺化饮。适用于治疗寒饮咳喘，痰多清稀者。细辛常用 6 ~ 10 克，干姜为 5 ~ 10 克。细辛、干姜配用，《伤寒论》小青龙汤，与桂枝、半夏、麻黄、五味子等同用，主治溢饮浮肿、咳嗽喘满者。然两药配伍，辛散燥热，气虚多汗、阴虚火旺、肺热咳喘者忌用。

② 麻黄配半夏：温肺化饮，止咳平喘。适用于治疗痰饮喘咳之症。麻黄常用 3 ~ 10 克，半夏为 3 ~ 10 克。麻黄、半夏配用，《伤寒论》小青龙汤，与桂枝、细辛、干姜、五味子等同用，主治溢饮浮肿、咳嗽喘满者。然两药配伍，辛散燥热，气虚多

汗、阴虚燥咳、肺热咳喘者忌用。

③ 橘红配橘络：理气宽胸，下气化痰，通络止痛。适用于治疗咳嗽痰多、胸闷、胸胁作痛等症。橘红常用 10 克，橘络为 10 克。橘红、橘络配用，苦燥性温，易伤津助热，舌赤少津，内有实热，阴虚燥咳及咯血者慎用。

（8）风水相搏证：指风邪外袭，肺卫失宣，水湿泛滥肌肤，以突然头面浮肿及卫表症状为主要表现的证候。

【临床表现】眼睑头面先肿，继而遍及全身，上半身肿甚，来势迅速，皮肤薄而发亮，小便短少，或见恶寒重发热轻，无汗，舌苔薄白，脉浮紧。或见发热重恶寒轻，咽喉肿痛，舌苔薄黄，脉浮数。

【中药配伍】① 麻黄配浮萍：辛散解表，发汗行水。适用于治疗外感风水，头面浮肿，肌表无汗，小便不利之症。麻黄常用 3～6 克，浮萍为 3～6 克，鲜品可用至 18～30 克。麻黄、浮萍配用，《中药药对大全》谓：治疗水肿之症，符合《内经》主张："开鬼门,洁净府"之旨,可令水液从汗而解，从小便而出。对于急性肾炎而兼有表证者，以此二药为主组方，确有良好效果。然两药配伍，发汗力强，表虚自汗，血虚肤燥，气虚风痛者禁用。

② 麻黄配白术：肺脾同治，补散得宜，肺气宣，脾气健，水湿下行则风去肿消。适用于治疗风湿蕴于肌肤、肺气不宣，脾不健运所致的头面眼睑浮肿之风水表证。麻黄常用 3～9 克，白术为 10～15 克。麻黄、白术配用，《金匮要略》麻黄加术汤，主治寒湿在表，湿留肌肉所致的身体疼痛。然两药配伍，性温偏燥，阴虚烦渴者慎用，气滞胀闷者忌用。

③香薷配白术：利水消肿。适用于治疗脾虚兼风邪犯肺所致的通身悉肿、小便不利之症。香薷常用5～10克，解表用煎时宜短，消肿用煎时宜长；白术为10～15克。香薷、白术配用，《外台秘要》卷二十的香薷术丸，二药用量比例为10∶7，主治暴水风，水气水肿，或疮中水，通身皆肿之症。《临证用药配伍指南》谓：二药加茯苓，治脚气水肿和肾炎水肿。然两药配伍，味辛性温，表虚自汗、阴虚内热者不宜用。

④防己配黄芪：益气除湿，利水消肿。适用于治疗风水，症见发病急骤、发热恶寒、面目四肢浮肿、小便不利。防己常用6～10克，黄芪为10～15克。防己、黄芪配用，《金匮要略》防己黄芪汤，主治风水，脉浮身重，汗出恶风，周身浮肿，小便不利，舌淡苔白，以及着痹肢体肿胀重着麻木者。现代医家治肾炎诸症多用此药对与其他药物配伍应用。然两药配伍，利水伤阴，阴虚津亏者慎用。

⑤麻黄配生石膏：宣肺平喘，发越水气，利水消肿。适用于治疗风水恶风，面目四肢浮肿，骨节疼痛，小便不利等症。麻黄常用12～15克，石膏为20～60克，先煎。麻黄、石膏配用，《金匮要略》越婢汤，与生姜、大枣等同用，主治风水恶风，一身悉肿，脉浮不渴，续自汗出，无大热者。《中药药对大全》谓：此药对且有清热宣肺平喘之功，对肺炎、支气管炎、小儿麻疹合并肺炎引起的咳喘均有良好疗效。然两药配伍，为风水而肺胃有郁热者而设，风水无肺胃郁热者忌用。

⑥麻黄配黄芪：肺脾同调，利水消肿。适用于治疗周身水肿兼表证者。麻黄常用6～9克，黄芪为10～15克。麻黄、黄芪配对，《世医得效方》麻黄散，主治关节疼痛。然两药配伍

性温，凡内有实热、肝阳上亢、气火上冲、湿热气滞者均忌用。

3. 兼证

（1）肺脾气虚证：指肺脾两脏气虚，以咳嗽、气喘、咯痰、食少、腹胀、便溏等为主要表现的虚弱证候。

【临床表现】久咳不止，气短而喘，痰多稀白，面色无华，声低懒言，神疲乏力，食欲不振，食少，腹胀，便溏，甚则面浮足肿。舌苔淡白，脉细弱。

【中药配伍】① 山药配甘草：补脾益肺，养阴生津。适用于治疗久病脾肺气虚之体倦乏力、气短、动则喘促等症。山药常用 10～30 克，甘草为 10 克。山药、甘草配用，《太平惠民和剂局方》参苓白术散，与人参、白术、茯苓、扁豆等同用，主治咳嗽日久、气短、痰多稀白、倦怠无力、食少腹胀、大便泄泻等症。然两药配伍味甘，湿盛中满或有积滞者忌用，实热邪实者慎用。

② 黄芪配白术：健脾燥湿利水，补肺益卫固表。适用于治疗脾肺气虚之食少体倦、短气、动则喘息等症。黄芪常用 10～15 克，白术为 10～15 克。黄芪、白术配用，玉屏风散中用之以益气固表，治疗气虚卫弱之自汗证；补中益气汤中用之以健脾扶中，治疗脾虚气陷证；防己黄芪汤中用之以益气健脾利水，治疗卫表不固，风水或水湿。然两药配伍，性温燥，阴虚内热、胃阴不足忌用，表实邪盛、气滞湿阻、食积内停者慎用。

③ 人参配茯苓：益肺健脾。适用于治疗肺脾气虚诸证。人参常用 5～10 克，宜文火另煎炖兑服；茯苓为 10～15 克。人参、茯苓配用，《太平惠民和剂局方》参苓白术散，与白术、甘草、

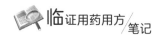

山药等同用，主治咳嗽日久、气短、痰多稀白、倦怠无力、食少腹胀、大便泄泻等症。然两药配伍，甘苦渗利，阴虚火旺者忌用。

（2）肺肾气虚证：指肺肾气虚，摄纳无权，以久病咳喘、呼多吸少、动则尤甚等为主要表现的虚弱证候。

【临床表现】咳嗽无力，呼多吸少，气短而喘，动则尤甚，吐痰清稀，声低，乏力，自汗，耳鸣，腰膝酸软，或尿随咳出，舌淡紫，脉弱。

【中药配伍】① 五味子配五倍子：敛肺气、摄虚火止咳定喘；又补虚固摄，涩精止泻，具有涩中寓补，敛中兼清之特点。朱丹溪云："黄昏嗽者，是火气浮于肺，不宜用凉药，宜五味子、五倍子敛而降之。"（《丹溪心法》）适用于治疗肺肾两虚，火气浮散之干咳喘嗽。五味子常用6~10克，五倍子为3~6克。五味子、五倍子配用，敛涩之力倍增，表邪未解、内有实热、咳嗽初起、麻疹初发、外感咳嗽、溃疡病、湿热泻痢均忌用。

② 补骨脂配胡桃仁：补肾纳气，敛肺定喘。适用于治疗肺肾不足，吸纳无权之虚喘。补骨脂常用10克，胡桃肉为10克。补骨脂、胡桃肉配用，《太平惠民和剂局方》青娥丸，主治肾虚腰痛如折，俯仰不利，转侧艰难。现代多用来治疗肺肾虚喘诸症。然两药配伍，甘温涩润，痰火实喘、寒饮犯肺、咳而上气者忌用。

③ 熟地黄配麻黄：宣肺补肾，止咳定喘。适用于治疗体虚标实，上盛下虚之喘促胸闷、动则气喘、呼多吸少、汗出心悸、腰膝酸软、小便频数等症。熟地黄常用6~10克，麻黄为3~6克。熟地黄、麻黄配用，施今墨经验，二药配用，功效卓著，不仅

可治久喘以及妇女经期哮喘，也可治夙喘骤发。（《施今墨对药临床经验集》）然两药配伍中熟地滋腻，脾胃虚弱、中满痰盛、腹满便溏者忌用。

④麻黄配五味子：开合相济，肺肾同治，调肺固肾止遗尿。适用于小儿治疗遗尿。麻黄常用 6~9 克，五味子为 3~6 克。麻黄、五味子配用，陈树森经验：治小儿遗尿，麻黄、五味子配益智仁则疗效更佳。〔中医杂志，1989（5）：46〕然两药配伍酸涩，表邪未解，内有实热，咳嗽初起均忌用。

⑤罂粟壳配乌梅：收敛固涩。适用于治疗肺气浮散，气不归元之咳嗽无力、久嗽不止等症。罂粟壳常用 3~6 克，乌梅为 10 克。罂粟壳、乌梅配用，也可治疗脾胃阳虚，火不生土，下焦滑脱之久泻久痢之症，须与温补脾阳药组方。然两药配伍性收敛，外有表证或内有实热积滞者忌用。

（3）肺肾阴虚证：指肺肾阴液亏虚，虚热内扰，以干咳、少痰、腰酸、遗精等为主要表现的虚热证候。

【临床表现】咳嗽痰少，或痰中带血，或声音嘶哑，腰膝酸软，形体消瘦，口燥咽干，骨蒸潮热，盗汗，颧红，男子遗精，女子经少，舌红，少苔，脉细数。

【中药配伍】①百部配五味子：敛肺补肾，生津止咳。适用于治疗咳嗽日久，肺肾不足，痰少者。百部常用 5~15 克，五味子为 3~10 克。百部、五味子配用，《鸡峰普济方》百部丸。与干姜、紫菀、甘草等同用，主治日久咳嗽，唾稠痰，气息不通，喘息有音等。然两药配伍，甘润酸敛，故表邪未解、内有实热、咳嗽初起者忌用。

②麦冬配天冬：润肺滋肾，清金益水。适用于治疗阴虚肺

燥之咳嗽痰少、咽干口燥、咯血等症，肾阴虚损之骨蒸潮热、盗汗、遗精等症。麦冬常用 10 ~ 15 克，天冬为 10 ~ 15 克。麦冬、天冬配对，《张氏医通》二冬膏，主治肺胃燥热之咳嗽少痰、咽喉干燥等症。也可用来治疗热病后期津伤液损之口干舌燥、肠燥便秘等症。然两药配伍，味甘性寒，质润滑肠，虚寒证、湿邪者、脾虚便溏者忌用。

③天冬配生地黄：滋阴补肾，清肺润燥。适用于治疗肺肾阴虚证及热病后期的肠燥便秘等。天冬常用 15 ~ 25 克，生地黄为 10 ~ 15 克。天冬、生地黄配用，《症因脉治》归芍天地煎，与当归、白芍、山栀等同用，主治肾阴虚火旺，咳嗽咳血之证，然两药配伍性寒润，风寒咳嗽或中寒便溏者忌用。

④天冬配阿胶：养阴清热，滋肾润肺。适用于治疗肺肾阴虚之虚羸形瘦、午后潮热、咽干燥咳、痰中带血等症。天冬常用 10 克，阿胶为 10 克，烊化兑服。天冬、阿胶配用，《医学心悟》月华丸，与麦冬、生地黄、百部等同用，治肺肾阴虚之咳嗽。二药配用还可用来治疗燥邪犯肺之干咳少痰等症。然两药配伍滋腻，中满湿盛、肺火咳嗽者忌用。

（4）肝火犯肺证：指肝火炽盛，上逆犯肺，肺失肃降，以胸胁灼痛、急躁、咳嗽痰黄或咳血等为主要表现的实热证候。

【临床表现】咳呛气逆，咳甚咯血，常感痰滞咽喉，咯之难出，胸胁灼痛，急躁易怒，头晕头胀，面红目赤，口干口苦。舌苔薄黄少津，脉来弦数。

【中药配伍】①蒲黄配青黛：清肝火，宁肺络。适用于治疗肝火犯肺之吐血、衄血、咯血等症。蒲黄常用 6 ~ 10 克，包煎；青黛为 1 ~ 3 克，研末冲服。蒲黄、青黛配用，还可用来治疗肺热伤络之吐血、衄血、咯血等症。然两药配伍中的蒲黄，《日华子本草》谓"妊孕人下血堕胎。"故孕妇慎用。

②青黛配海蛤壳：清肝泻肺，化痰止咳，凉血止血。适用于治疗肝火犯肺之口苦目赤，咳痰黏稠，甚则咯吐鲜血等症。青黛常用 1.5 ~ 3 克，研末冲服；海蛤壳为 10 ~ 15 克，打碎先煎。青黛、海蛤壳配用，《医学从众录》青黛蛤粉丸，主治肺经咳嗽有热痰者。此药对还可用来治疗支气管扩张所致的咯血或痰中带血。然两药配伍，味苦性寒，胃寒者慎用。

③葶苈子配代赭石：降逆化痰平喘。适用于治疗肝火犯肺、枢机不利、肺气壅实之头晕、噫气、呃逆、气逆喘息、咳痰等症。葶苈子常用 3 ~ 10 克，代赭石为 10 ~ 30 克，葶苈子、代赭石配用，性寒苦降，脾胃虚弱者、孕妇忌用。

④枇杷叶配橘叶：泻肺平肝降胃逆，化痰止呕消胁痛。适用于治疗肝气郁结、肝火犯肺之咳喘面红、胸胁乳房胀痛或肺痈咳嗽等症。枇杷叶常用 10 克，橘叶为 10 克。枇杷叶、橘叶配用，苦辛耗气，气虚者慎用。

（三）脾病证候常用药的配伍

1. 虚证

（1）脾气虚证：指脾气不足，运化失职，以食少、腹胀、便溏及气虚症状为主要表现的虚弱证候。

【临床表现】不欲食，纳少，脘腹胀满，食后胀甚，或饥时饱胀，大便溏稀，肢体倦怠，神疲乏力，少气懒言，形体消瘦，或肥胖、浮肿，面色淡黄或萎黄，舌淡苔白，脉缓或弱。

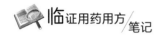

【中药配伍】①茯苓配山药：健脾益气，利水渗湿。此为平补缓利之药对，适用于治疗脾胃气虚之食少、体倦、乏力等症。茯苓常用 10～15 克，山药为 10～30 克。茯苓、山药配对，属平补缓剂，多用于人老、小儿调养。有医家认为，茯苓对小便涩者能通，小便多者能止，合山药益肾固精，还可用来治疗脾肾不足所致的小便频数。

②党参配茯苓：补中寓利，健脾益气。适用于治疗脾胃虚弱之食少体倦、便溏等症。党参常用 10～15 克，茯苓为 10～15 克。党参、茯苓配用，见于《太平惠民和剂局方》四君子汤，与白术、茯苓同用，主治脾胃气虚的面色萎黄、少气懒言、纳少便溏等症。此二药，还可用来治疗脾虚水湿内停之水肿、小便不利、泄泻等症。然两药配伍，味甘性温，实证、热证而正气不虚者不宜用。

③白扁豆配山药：调补脾胃，和中化湿。适用于治疗脾胃虚弱之食欲不振、倦怠无力、慢性泄泻等症。白扁豆常用 10～15 克，山药为 10～30 克。白扁豆、山药配用，属平补之剂，大病后脾胃虚弱，须用补剂调养而又恐虚不受补者为宜。

④砂仁配金樱子：助脾运化生气血，固下焦止遗精血。适用于治疗脾胃虚弱、气血不足诸证。砂仁常用 3～6 克，捣碎，入散剂效佳，入汤剂宜后下；金樱子为 6～12 克。砂仁、金樱子配用，见于《朱氏集验方》卷八的金樱丸。主治滑精、遗尿、小便频数、脾虚泻痢、肺虚喘咳、自汗、盗汗、崩漏带下。然两药配伍，酸涩性温，湿热内蕴者忌用。

⑤椿根皮配人参：补涩同用，益气固涩。适用于治疗脾胃气虚之久泻久痢。椿根皮常用 10 克，人参为 10 克，人参另煎

兑服。椿根皮、人参配用，名人参樗皮散，载于《医方集解》，主治脏毒久痢。胥庆华认为，因椿根皮固涩之中有清热燥湿之力，与人参同用，益气固涩中尚有祛邪之功。因此，对虚中挟实之证，也可酌情选用。(《中药药对大全》) 然两药配伍味苦涩，脾胃虚寒、实证、热证、阴虚内热、腹胀等均不宜用。

（2）脾虚气陷证：指脾气虚弱，中气下陷，以脘腹重坠、内脏下垂及气虚症状为主要表现的虚弱证候。又名脾（中）气下陷证。

【临床表现】脘腹重坠作胀，食后益甚，或便意频数，肛门重坠，或久泄不止，甚或脱肛，或小便浑浊如米泔，或内脏、子宫下垂，气短懒言，神疲乏力，头晕目眩，面白无华，食少，便溏，舌淡苔白，脉缓或弱。

【中药配伍】①人参配升麻：补脾益气，升阳举陷。适用于治疗气虚下陷之子宫脱垂、胃下垂、脱肛等症。人参常用 10~15 克，另煎，也可用党参代之；升麻为 3~6 克。人参、升麻配用，《脾胃论》补中益气汤，与黄芪、柴胡等同用，主治中气下陷之短气、倦怠、久泄脱肛、子宫脱垂等症；《辨证录》升肠饮，与黄芪、当归同用，主治妇女产后肠下；《杏菀》升阳举陷汤，与黄芪、黄芩、诃子等同用，主治久病泻痢、元气虚弱致脱肛不上者。然两药配伍主升，咳逆上气，胃气上逆、肝阳上亢者忌用。

②黄芪配升麻：培中举陷。适用于治疗脾胃气虚，中气下陷之内脏下垂、泄泻等症。黄芪常用 10~30 克，升麻为 6~10 克。黄芪、升麻配用，《医学衷中参西录》升陷汤，主治胸中大气下陷，气短不足以息；《景岳全书》举元煎，与人参、白

术、甘草同用，主治气虚下陷之月经量多或崩漏；《易聘海医案》升槐升麻汤，与白术、槐米等同用，主治气虚下陷之腹痛、大便下血、坠胀难堪、不能进食、精神萎顿等；《中华祖传秘方大全》芪麻汤，与五倍子同用，主治气虚下陷脱肛。然两药配伍主升，咳逆上气、胃气上逆、肝阳上亢者忌。

（3）脾阳虚证：指脾阳虚衰，失于温运，阴寒内生，以食少、腹胀腹痛、便溏为主要表现的虚寒证候。又名脾虚寒证。

【临床表现】食少，腹胀，腹痛绵绵，喜温喜按，畏寒怕冷，四肢不温，面白少华或虚浮，口淡不渴，大便稀溏，甚至完谷不化，或肢体浮肿，小便短少，或白带清稀量多，舌质淡胖或有齿痕，舌苔白滑，脉沉迟无力。

【中药配伍】①人参配干姜：温补脾胃阳气。适用于治疗脾胃阳虚，日久不愈，以致脘腹冷痛、食不消化、呕吐泄泻等症。人参常用 10 克，干姜为 6~10 克。人参、干姜配用，《景岳全书》的黄芽丸，主治脾胃虚寒，或饮食不化，或时多胀满泄泻，吞酸呕吐。然两药配伍性热，实证、热证、阴虚有热、孕妇等应慎用。

②干姜配花椒：协同为用，温中散寒。适用于治疗中焦阳虚，寒凝脘腹冷痛。干姜常用 6~10 克，花椒为 3~10 克。干姜、花椒配用，《金匮要略》大建中汤，与人参、饴糖同用，主治心胸中大寒痛，呕不能饮食，腹中寒，上冲皮起，出现有头角，上下痛不可触近；乌头赤石脂丸，与乌头、赤石脂等同用，主治阴寒痼结之心痛彻背、背痛彻心。然两药配伍，辛热助火，阴虚火旺者忌用，孕妇慎用。

③山栀配干姜：平调寒热，调畅气机。适用于治疗误下伤

中，脾虚生寒而兼郁热不除所致之心烦、腹满、便溏等症。山栀 6~12 克，干姜为 3~12 克。山栀、干姜配用，《伤寒论》栀子干姜汤。主治伤寒，身热不去，微烦者。后世医家多有发挥，《增补内经拾遗》的一笑散，主治心疝心痛及寒痛；《杨氏家藏方》的二气散，主治阴阳痞结，咽膈噎塞，状如梅状，妨碍饱食，久而不愈，即成翻胃；《圣惠方》的干姜散，主治赤白痢。然两药配伍，辛散苦燥，阴虚火旺者忌用。

④益智仁配诃子：温脾摄唾，固肠止泻。适用于治疗脾阳不足之久泻久痢。益智仁常用 10 克，诃子为 6 克。益智仁、诃子配对，治疗脾虚流涎也有效。然两药配伍，性固敛，外有表邪，内有湿热积滞者忌用。

⑤海螵蛸配白芷：除湿止带。适用于治疗脾虚湿困、虚实夹杂之妇女带下缠绵、色白质稀等症。海螵蛸常用 10~15 克，打碎先煎；白芷为 10 克。海螵蛸、白芷配对，还有消肿排脓、除湿生肌之功，外用可治皮肤疾患。

（4）脾不统血证：指脾气虚弱，不能统摄血行，以各种慢性出血为主要表现的虚弱证候。又名脾（气）不摄血证。

【临床表现】各种慢性出血，如便血、尿血、吐血、鼻衄、紫斑。妇女月经过多、崩漏，食少，便溏，神疲乏力，气短懒言，面色萎黄，舌淡，脉细无力。

【中药配伍】①人参配阿胶：润肺生津，益气补血。适用于治疗脾不统血之月经过多、崩漏。人参常用 10~15 克，另煎兑服；阿胶为 10 克，烊化冲服。人参、阿胶配用，《证治准绳》紫菀汤，与紫菀、知母、桔梗等同用，主治咯血证；桑寄生散，与桑寄生、当归、白术、香附等同用，主治胎漏、月水

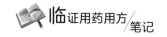

妄行、淋沥不止等症;《卫生宝鉴》的九仙散,与款冬花、桔梗、五味子等同用,主治久咳不已、气短,咳则气喘自汗。然两药配伍,味甘而腻,脾胃虚弱、呕吐泄泻、实证、热证忌用。

②砂仁配荆芥:健脾止血。适用于治疗脾不统血的各种出血,尤用于便血。砂仁常用3~6克,入散剂效佳,入汤剂宜后下;荆芥为3~10克,宜炒炭用。砂仁、荆芥配对,出自《百一选方》卷十四的荆芥散,主治便血、尿血。然两药配伍,味辛性温,血热妄行的各种出血忌用。

③升麻炭配荆芥炭:升阳举陷,升提止血。适用于治疗气虚下陷的尿血、便血等症。升麻炭常用6~10克,荆芥炭为6~10克。升麻炭、荆芥炭配用,《墨宝斋集验方》中以二药为主治疗血崩;施今墨常用于治疗中、下焦出血,认为二者炒黑入药,既能入血分,又可入气分,以引邪外出,又常用治产褥热等症。(《施今墨对药临床经验集》)

④阿胶配蒲黄:相须为用,养血止血。适用于治疗出血而兼血虚的各种血证,如咯血、呕血等症。阿胶常用6~10克,烊化冲服;蒲黄为6~10克,布包煎。阿胶、蒲黄配用,味甘性平,多用于出血而伴有阴虚证,火邪迫血妄行的出血证应忌用。

2. 实证

(1)寒湿困脾证:指寒湿内盛,困阻脾阳,脾失温运,以纳呆、腹胀、便溏、身重等为主要表现的寒湿证候。又名湿困脾阳证、寒湿中阻证、太阴寒湿证。

【临床表现】脘腹胀闷,口腻纳呆,泛恶欲呕,口淡不渴,腹痛便溏，头身困重，或小便短少，肢体肿胀，或身目发黄，面色晦暗不泽，或妇女白带量多，舌体淡胖，舌苔白滑或白腻，脉濡缓或沉细。

【中药配伍】① 麻黄配石菖蒲：化湿醒脾开胃，消积宽中。适用于治疗湿阻中焦之脘闷腹胀、痞塞疼痛、纳呆、苔腻等症。麻黄常用 3～15 克，石菖蒲为 5～10 克，鲜用加倍。然麻黄、石菖蒲配用，辛温香散，易伤阴耗气，凡阴亏血虚及滑精多汗者忌用。

② 半夏配神曲：燥湿健脾，化痰消食。适用于治疗脾虚失运，食物不化所致之脘痞腹胀、咳嗽痰多、霍乱吐逆等症。半夏常用 6～10 克，神曲为 6～10 克，布包煎。然半夏、神曲配用，辛温苦燥，阴虚火旺者忌用。

③ 苍术配厚朴：化湿运脾，行气和胃。适用于治疗湿困脾阳所致的脘腹胀满、呕哕恶心、不思饮食等症。苍术常用 5～10 克，厚朴为 6～10 克。苍术、厚朴配用，《和剂局方》平胃散，与陈皮、甘草、生姜、大枣同用，主治湿阻中焦、脾胃不和之脘腹胀满、纳呆便溏、呕恶吞酸、肢体困重等症。董建华经验：诊治泻痢之时，先分标本，首辨虚实，标实者，属寒湿者，常用苍术、厚朴、白术、附子等药。(《中国百年百名临床中医家丛书·董建华》) 然两药配伍，辛温香燥，易于耗气伤阴，故血虚气弱、津亏液耗、表虚自汗者忌用。

④ 佩兰配石菖蒲：芳香化浊，启脾开胃。适用于治疗湿阻中焦，脾胃运化失职，以致胸闷腹胀、恶心呕吐、食欲不振、口中甜腻、泄泻、舌苔白腻等症。佩兰常用 6～10 克，鲜品加倍；石菖蒲为 6～10 克，鲜品加倍。佩兰、石菖蒲配用，辛温发散，

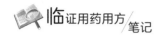

阴虚内热、津液不足者忌用。

⑤干姜配厚朴：温中化湿，行气消胀。适用于治疗寒湿中阻，脘腹胀满，便溏，或胃寒时痛，泛吐清水，舌苔白滑或腻，脉濡滑等症。干姜常用6～10克，厚朴为6～10克。干姜、厚朴配用，《圣济总录》厚朴汤，二药比例为1∶2，共为锉末，每服3钱，主治脾胃虚寒之洞泄下痢证。陈自明《妇人大全良方》厚朴丸，二药比例1∶1，主治妊娠洞泄寒中。然两药配伍，辛温性燥，有伤阴助火之弊，体虚有热者忌用。

⑥厚朴配泽泻：行气渗湿，利水消肿。适用于治疗湿邪困脾，或脾虚水停，气机不利之脘闷腹胀、尿少肿满等症。厚朴常用5～10克，泽泻为9～15克，多盐炒用。厚朴、泽泻配用，《集验良方》立止水泻方，与车前子等同用，主治寒湿泄泻痢疾。然两药配伍，苦辛淡利，实热证、阴虚证不宜使用，孕妇慎用。

⑦茯苓配厚朴：行气除湿。适用于治疗湿困脾胃，气滞不利之脘腹胀痛或纳呆便溏等症。茯苓常用10～30克，厚朴为3～10克。茯苓、厚朴配用，《济生方》实脾饮，与白术、附子、木瓜、木香等同用，主治脾虚湿盛之水肿。然两药配伍，苦辛淡利，实热证、阴虚证不宜使用。

⑧茵陈配附子：温阳祛寒，利湿退黄。适用于治疗寒湿性黄疸之黄色晦暗、胸痞脘胀、神疲畏寒、大便不实、舌苔白腻、脉沉细无力等症。茵陈常用20～30克，附子为5～10克，先煎。茵陈、附子配用，《张氏医通》茵陈四逆汤，与干姜、甘草同用，主治发黄、脉沉细迟、肢体逆冷、腰以上自汗等症。然两药配伍，味苦性热，湿热阳黄及血虚萎黄者忌用。

（2）湿热蕴脾证：指湿热内蕴，脾失健运，以腹胀、纳呆、发热、身重、便溏不爽等为主要表现的湿热证候。

【临床表现】脘腹胀闷，纳呆，恶心欲呕，口中黏腻，渴不多饮，便溏不爽，小便短黄，肢体困重，或身热不扬，汗出热不解，或见面目发黄色鲜明，或皮肤发痒，舌质红，苔黄腻，脉濡数或滑数。

【中药配伍】① 黄连配藿香：清中除湿，降逆止呕。适用于治疗湿热中阻所致身热不畅、呕吐恶心、胸脘痞闷、下痢不畅、舌苔黄白相兼等症。黄连常用 5～10 克,藿香为 10～15 克,鲜者加倍。热重者重用黄连，湿重者重用藿香。黄连、藿香配用,《中华临床中药学》谓：胃热呕吐者，以藿香、黄连与竹茹、陈皮等同用，以清热和胃、降逆止呕。然两药配伍，苦燥辛散，胃弱作呕、阳明胃实邪实作呕作胀者忌用。

② 黄连配紫苏：清热和胃，理肺畅中。适用于治疗湿热阻困上、中二焦之恶心呕吐、胸闷不舒之症。黄连常用 3～6 克,紫苏叶为 3～6 克不宜久煎。将二药分煎，苏叶汁稍冷，和入黄连汁中，小量频呷。呕吐剧烈时，宜温服。黄连、紫苏配用,《温热经纬》卷四的苏叶黄连汤主治湿热证，肺胃不和，呕吐不止，妊娠恶阻。然两药配伍，苦温辛散，有耗气伤阴之弊，气弱表虚及阴虚发热者忌用。

③ 藿香配石膏：化湿浊，透伏热。适用于治疗脾胃湿热伏火之口臭口疮、牙龈肿痛或出血、口唇糜烂而肿等症。藿香常用 10～15 克,鲜者加倍，不宜久煎；石膏为 15～60 克,打碎先煎。藿香、石膏配用,《小儿药证直诀》泻黄散，主治小儿脾胃伏火之口疮口臭、肤热唇干之症。然两药配伍，石膏用量独重，性寒，寒湿证、阴虚证不宜使用。

④藿香配大黄：化湿泄热，导滞解毒。适用于治疗湿热秽浊阻于脾胃，口舌生疮，口腻口臭，腹满不适，大便溏而不爽，舌苔黄腻等症。藿香常用 10～15 克，鲜者加倍；大黄为 3～10克。大黄在治疗上述病证时，不起泻下通便作用，故不宜后下，而应与藿香同煎，欲减弱其攻下作用，亦可用制大黄。藿香、大黄配用，肖森茂经验：治久病卧床便秘属湿热阻滞，可用二药熬膏，每次 10～15 毫升，日 2～3 次，有效。(《百家配伍用药经验采菁》)然两药配伍，辛散苦泄，脾胃虚寒者忌用。

⑤白术配黄芩：健脾运湿，清热安胎。适用于治疗湿热内蕴之热升胎动、恶心呕吐、胎动不安等症。白术常用 10～15 克，黄芩（炒）为 6～10 克。白术、黄芩配用，《丹溪心法》卷五的芩术散，主治妊娠四五月，常堕不安，为热甚故。然两药配伍，性苦，阴虚内热、胃阴不足者忌用。

⑥黄连配半夏：清热燥湿，宽中止呕。适用于治疗湿热痰浊，郁结不解所致的胸脘满闷、痰多黄稠、苔黄腻、脉弦滑等症。黄连常用 6～9 克，半夏为 6～12 克。舌苔黄浊而热偏重者，重用黄连；苔腻黄白而湿偏重者，重用半夏。黄连、半夏配用，《伤寒论》半夏泻心汤，与黄芩、干姜等同用，主治寒热阻滞中焦，气机不畅，症见心下痞满、恶心呕吐。然两药配伍，味苦性燥，中焦虚寒之胸脘痞胀者忌用。

⑦黄芩配厚朴：清热化湿，升清降浊。适用于治疗脾胃湿热之胀满痞闷、苔垢黄腻等症。黄芩常用 9 克，厚朴为 9 克。黄芩、厚朴配用，味苦性燥，胀满属虚者、孕妇忌用。

3. 兼证

（1）脾肾阳虚证：指脾肾阳气亏虚，虚寒内生，以久泻久痢、水肿、腰腹冷痛等为主要表现的虚寒证候。

【临床表现】腰膝、下腹冷痛，畏冷肢凉，久泄久痢，或五更泄泻，完谷不化，便质清冷，或全身水肿，小便不利，面色㿠白，舌淡胖，苔白滑，脉沉迟无力。

【中药配伍】①附子配白术：温阳散寒，祛湿通络。适用于治疗脾肾阳虚、水湿内停之证。附子常用6~10克，先煎；白术为6~30克。附子、白术配用，《普济方》卷一四七引《保生回车论》的术附汤，主治寒湿阴黄，身痛，腹胀；《校注妇人良方》的术附汤，加生姜、大枣，主治下痢，脾气脱陷，肢体不动，汗出身冷，气短喘急，或呕吐不食者;《是斋百一选方》加生姜十片，主治酒癖痰饮；胥庆华经验，临床常用二药组方，以治心源性水肿、风湿、类风湿性关节炎，确有较好效果。(《中药药对大全》)然两药配伍，辛苦大热，阴虚阳盛、真热假寒、胃阴不足及孕妇慎用。

②补骨脂配小茴香：温补脾肾，散寒行气。适用于治疗脾肾阳虚、胃寒气滞之食欲不振、食后脘腹饱胀、嗳气呕吐、腹痛、便溏等症。补骨脂常用3~9克,小茴香为6~9克。补骨脂、小茴香配用，辛苦大温，阴虚阳盛、胃阴不足、热秘者等忌用。

③附子配茯苓：温肾利水，散寒除湿。适用于治疗脾肾阳虚、水气内停之恶寒脉沉、四肢浮肿、小便不利或腹痛下痢等症。附子常用6~10克，先煎；茯苓为9~15克。附子、茯苓配用，出自《伤寒论》真武汤、附子汤。前者取其温肾健脾利水而治脾肾阳虚、水气内停证；后者取其温阳散寒，除湿止痛而治阳虚寒湿内侵之证。然两药配伍，辛燥利渗，易伤阴助火，阴虚

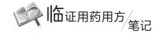

阳亢、孕妇忌用。

④金樱子配芡实：益肾敛精，固涩下元。适用于治疗脾肾亏虚、下元不固之遗精滑泄、小便失禁、带下等症。金樱子常用6～12克，芡实为10～15克。金樱子、芡实配用，名曰水陆二仙丹，出自《洪氏集验方》，治疗肾虚而致的男子遗精白浊、女子带下诸症。现代临床大多在补肾益气或补肾益精中加用此药对治疗遗精白浊，疗效较理想。然两药配伍，性收敛，实火、实邪者不宜使用。

⑤砂仁配鹿茸：脾肾兼补，益精生血。适用于治疗脾肾阳虚、精血亏虚所致的阳痿早泄、宫寒不孕、尿频不禁、头晕耳鸣、腰膝酸痛、肢冷神疲、久泻久痢等症。砂仁常用3～6克，入散剂较佳，入汤剂宜后下；鹿茸为1～3克，研细末，每日分3次服。砂仁、鹿茸配用，《魏氏家藏方》卷四的小补髓汤，主治腰膝酸软、肢冷形疲等症。原书提示，服此药，须摒去一切汤剂。然两药配伍，性温热，助火动血，阴虚阳亢、胃家实火、外感热病、高血压者忌用。

（2）肝郁脾虚证：指肝失疏泄，脾失健运，以胁胀作痛、情志抑郁、腹胀、便溏等为主要表现的证候。

【临床表现】胸胁胀满窜痛，善太息，情志抑郁，或急躁易怒，食少，腹胀，肠鸣矢气，便溏不爽，或腹痛欲便、泻后痛减，或大便溏结不调，舌苔白，脉弦或缓。

【中药配伍】①香附配檀香：理气醒脾。适用于治疗肝郁气滞、肝郁脾虚，症见脘腹胀痛，嗳气叹息，纳谷不香，甚或呕吐等。香附常用6～10克，檀香为1～3克。香附、檀香配用，杨济经验：治肝郁气滞，脾胃失和之胸胁闷胀，嗳气叹息，不思饮食，胃脘疼痛等症；加丹参、砂仁、高良姜、百合、乌药,治久治不愈的胃脘痛，包括胃溃疡。(《临证用药配伍指南》)然两药配伍，味辛芳香耗气，气虚之证忌用。

②香附配鸡内金：疏肝消导，健运脾胃，消积滞，通经闭。适用于治疗肝郁脾虚之消化不良、纳谷不香等症。香附常用6～10克，鸡内金为3～10克，入汤剂研末冲服，每次3克，以入丸、散剂效果为佳。香附、鸡内金配用，朱良春经验：治心脾两虚，室女经闭，以补益心脾气血为主，加配二药，收效较佳。〔江苏中医杂志，1987（2）：12〕两药配伍，性较平和，用之对症，无严格禁忌。

（3）脾胃不和证：指脾胃素虚，胃虚不能盛受水谷，脾虚不能化生精微，食滞胃中，以胃脘胀痛、食少、嗳气、便溏、苔薄白、脉细为主要表现的证候。

【临床表现】胃脘部饱闷发胀，隐痛，食少，食后不易消化，嗳气，甚则呕吐，腹胀，大便溏薄，舌苔薄白，脉细。

【中药配伍】①半夏配茯苓：健脾利水，燥湿化痰，利水宁心。适用于治疗脾虚湿停，胃气不降之脘痞腹胀、呃逆呕吐、大便溏泻或咳嗽痰多等症。半夏常用6～10克，茯苓为10～30克。半夏、茯苓配用,《伤寒大白》半夏茯苓汤，主治中焦闭塞，则周身不能敷布，但头有汗。然两药配伍，燥湿渗利，阴虚内热者不宜使用。

②半夏配秫米：调和脾胃，舒畅气机。张锡纯言："观此方之义，其用半夏，并非为其利痰，诚以半夏生当夏半，乃阴阳交换之时，实为由阳入阴之候，故能通阴阳和表里，使心中之阳渐渐潜藏于阴,而入睡乡也。秫米即芦稷之米（俗名高粱），

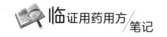

取其汁浆稠润甘缓，以调和半夏之辛烈也。"（《医学衷中参西录》）适用于治疗脾胃虚弱，或胃失安和之夜寝不安等症。半夏常用6～10克，秫米为10～15克。半夏、秫米配用，《内经》半夏秫米汤。明·张景岳谓"治久病不寝者神效。"（《景岳全书》）然两药配伍，味苦性温，妊娠期慎用。

（4）脾胃虚寒证：指中阳不足，虚寒内生，运化失职，以胃痛隐隐，四肢倦怠与虚寒症状共见为主要表现的证候。

【临床表现】胃痛隐隐，绵绵不休，喜温喜按，空腹痛甚，得食则缓，劳累或受凉后发作或加重，泛吐清水，神疲纳呆，四肢倦怠，手足不温，大便溏薄，舌淡苔白，脉虚弱或迟缓。

【中药配伍】①砂仁配白蔻仁：化湿醒脾，暖胃散寒，行气止痛，调中止呕。适用于治疗脾胃虚寒，运化失职，湿浊内蕴，气机不得失畅，以致纳呆食少、胸闷不舒、脘闷不舒、脘腹胀痛、反胃呕吐等症。砂仁常用3～6克，白蔻仁为3～10克，同捣后下，或研末冲服。砂仁、白蔻仁配用，《魏氏家藏书》太仓丸，与丁香、陈仓米、枣肉同用，主治痰气郁结之噎膈呕吐，饮食不下者。祝谌予经验：治疗虚寒胃痛，心下逆满，恶心呕吐，疼痛难忍，水谷不入，以理中汤调治。但药病格拒，药后即吐，后改为砂仁、白蔻仁各30克，共研细末，每服1克，每日3次，疼痛顿除，呕吐亦止。（《中药药对大全》）然两药配伍，辛温香燥，内有实热及舌赤少津者忌用。

②花椒配肉豆蔻：温脾暖胃，行气止痛，涩肠止泻。适用于治疗脾胃虚寒之脘腹冷痛、久泻不止等症。花椒常用3～6克，肉豆蔻为3～9克。花椒、肉豆蔻配用，《小儿卫生总微论方》川椒丸，主治夏伤湿冷，泄泻不止。然两药配伍，辛温香燥，

内有实热及舌赤少津者忌用。

③饴糖配花椒：温中补虚，散寒止痛，杀虫。适用于治疗脾胃虚寒之脘腹冷痛、呕吐、四肢不温等症。饴糖常用15～18克，烊化，兑服；花椒为3～6克。饴糖、花椒配用，《金匮要略》大建中汤，与干姜、人参同用，主治中焦阳衰，阴寒上乘之腹剧痛、呕吐等症。现代用于治疗慢性胃炎、萎缩性胃炎、胃及十二指肠溃疡属虚寒者，有一定疗效。然两药配伍中饴糖用量较重，滋润留邪，湿热内郁、中满吐逆、痰热咳嗽者忌用。

④干姜配高良姜：温脾散寒，暖胃止痛。适用于治疗脾胃虚寒之脘腹冷痛、恶心呕吐、大便稀溏等症。干姜常用6～9克，高良姜为6～9克。干姜、高良姜配用，《太平惠民和剂局方》二姜丸，主治冷气腹痛；《圣济总录》二姜散，主治脾虚寒疟。然两药配伍，辛热性燥，胃火呕吐、心虚作痛、实热、虚热明显者均忌用；妊娠妇人不宜服。

⑤赤石脂配伏龙肝：收敛止泻止血。适用于治疗脾胃虚寒，大肠滑脱之下利便血、腹中冷痛等症。赤石脂常用10～15克，打碎先煎，伏龙肝为10～30克，布包先煎。赤石脂、伏龙肝配用，药对性温，阴虚失血及热证呕吐反胃者忌用。

⑥茯苓配吴茱萸：温中散寒，健脾止泻。适用于治疗脾胃虚寒所致的便溏泄泻、食少纳呆、倦怠乏力等症。茯苓常用10～30克，吴茱萸为1.5～6克。茯苓、吴茱萸配用，《鸡峰普济方》卷九的茯苓丸，茯苓、吴茱萸剂量为1∶3，主治痰饮上气，不思饮食，小便不利，头重昏眩，或头痛背寒，呕吐酸汁。今二药比例有变，功效也为之改变。然两药配伍，茯苓独重，渗利伤阴，阴虚者应慎用，不宜多服，久服。

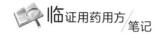

⑦苍术配肉豆蔻：健脾温胃，燥湿固肠。适用于治疗脾胃虚寒，湿邪乘虚困阻所致的脘腹冷痛胀闷、呕恶食少、舌苔白腻等症。苍术常用6～10克，肉豆蔻为3～9克。苍术、肉豆蔻配用，《医学纲目》卷二十三的固中丸，主治脾虚久泄。然两药配伍，辛温燥烈，阴虚证及阳证、热证忌用。

（四）肝病证候常用药的配伍

1.虚证

（1）肝血虚证：指血液亏损，肝失濡养，以眩晕、视力减退、经少、肢麻手颤等及血虚症状为主要表现的虚弱证候。

【临床表现】头晕眼花，视力减退或夜盲，或见肢体麻木，关节拘急，手足震颤，肌肉眴动，或为妇女月经量少、色淡，甚则闭经，爪甲不荣，面白无华，舌淡，脉细。

【中药配伍】①当归配熟地黄：动静结合，滋补肝血。适用于治疗血虚精亏之眩晕、心悸、失眠等症。当归常用15克，熟地黄为15克。当归、熟地黄配用，《鸡峰普济方》万病丸。主治失血少气、妇人经病等诸虚不足者。《太平惠民和剂局方》四物汤，二药与白芍、川芎同用，主治一切血虚证，二药与酸枣仁、柏子仁同用，可治血虚的心悸、失眠；与黄芪、党参、阿胶同用，可治各种贫血。然两药配伍，味厚质润，气滞痰多、湿盛中满、脘腹胀痛、食少便溏者忌用。

②苍术配当归：燥湿健脾，补血和胃。适用于治疗肝血不足之眼目昏涩等症。苍术常用6～10克，当归为5～15克。苍术、当归配用，《产宝诸方》的当术散。主治妇人产后，败血冲心。然两药配伍，味辛苦温，风热目疾者忌用。

③白芍配合欢皮：益血和血，柔肝养心，安神定魄。适用于治疗肝血不足，肝木失养之神情抑郁、失眠不安等症。白芍常用 10 克，合欢皮为 10 克。白芍、合欢皮配用，《医醇剩义》甲乙归藏汤，与当归、柏子仁、丹参、夜交藤等同用，主治彻夜不寐，间日轻重，脉弦数等症。然两药配伍，酸甘性寒，阳衰虚寒者忌用。

④白芍配甘草：缓肝和脾，益血养阴，缓急止痛。适用于治疗血虚头痛、痛经、经期腹痛等症。白芍常用 15～30 克，甘草 6～10 克。白芍、甘草配用《伤寒论》芍药甘草汤，为治伤寒脉浮、自汗出、小便数、心烦、微恶寒、脚挛急而设。实验研究证实，有镇静、镇痛、松弛平滑肌等作用，治疗血虚引起的四肢肌肉痉挛抽搐，尤其对小腿腓肠肌痉挛在缓急解痉、镇痛方面有协同作用。姜春华认为二药配用解痉镇痛作用加强，可治拘挛急迫诸症，凡肝血虚不能柔养筋脉引起急迫疼痛均用为要药；〔中医杂志，1984（5）：79〕朱小南用二药缓带脉之拘紧，治经来绕腰如绳束紧痛；（《朱小兰妇科经验集》）张羹美认为缓急止痛，白芍、甘草比例 3：1 或 4：1，其疗效更为理想。〔上海中医药杂志，1981（2）：8〕然两药配伍，酸敛性寒，湿盛胀满、阳衰虚寒之证者不宜用。

⑤独活配白芍：补肝升阳，疏泄肝风。适用于治疗肝之阴血不足，阴不制阳，风阳上扰之眩晕。独活常用 5～10 克，白芍为 10～15 克。独活、白芍配对，朱步先经验：肝用不及，郁而不伸，风扰于上而致眩晕。症见头晕如坐舟中，视物昏花，面色清冷，胸闷胁胀，精神抑郁，胆怯易惊，苔白腻，脉弦细，与风阳上亢者迥然有别。用二药与珍珠母合伍，随证配伍他药，

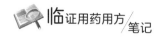

颇收效验。〔中医杂志，1986（3）：16〕然两药配伍，味苦性温，肝阳上亢者忌用。

（2）肝阴虚证：指阴液亏损，肝失濡养，阴不制阳，虚热内扰，以头晕、目涩、胁痛、烦热等为主要表现的虚热证候。

【临床表现】头晕眼花，两目干涩，视力减退，或胁肋隐隐灼痛，面部烘热或两颧潮红，或手足蠕动，口咽干燥，五心烦热，潮热盗汗，舌红少苔乏津，脉弦细数。

【中药配伍】① 钩藤配白芍：养肝敛阴，平肝息风。适用于治疗肝阴血不足，肝阳偏亢之头痛、眩晕、急躁易怒、失眠多梦等症。钩藤常用 10 克，后下；白芍为 10 克。钩藤、白芍配用，《通俗伤寒论》羚角钩藤汤，与羚羊角、生地黄、茯神等同用，主治热病邪传厥阴，壮热神昏，手足抽搐等症。何子淮经验：治疗胎前肝阳偏亢之眩晕、高血压，有缓肝之急以息风，滋肝之体以驱热之功，加配羚羊角可预防子痫，治重症抽搐昏迷。(《中药药对大全》）然两药配伍，性偏寒，脾胃虚寒慎用。

② 天麻配川芎：平息内风，治晕止痛。适用于治疗虚风上扰之眼黑头晕、偏正头痛。天麻常用 10 克，川芎为 6～10 克。天麻、川芎配用，《太平圣惠方》天麻丸，与天南星、白附子等同用，主治筋脉抽掣疼痛，肢节不利，口眼㖞斜者。然两药配伍，辛温走窜，气虚血弱者忌用。

2. 实证

（1）肝郁气滞证：指肝失疏泄，气机郁滞，以情志抑郁、胸胁或少腹胀痛等为主要表现的证候，又名肝气郁结证。

【**临床表现**】情志抑郁，善太息，胸胁、少腹胀满疼痛，走窜不定。或咽部有异物感，或颈部瘿瘤、瘰疬，或胁下肿块。妇女可见乳房作胀疼痛，月经不调，痛经，舌苔薄白，脉弦。

【**中药配伍**】① 香附配苏梗：解郁止痛，消胀除满。适用于治疗肝郁气滞之胸腹胀满而不适、胁肋胀痛、食少等。香附常用6～12克，苏梗为6～10克。香附、苏梗配用，《世医得效方》缩砂香附汤，与乌药、砂仁、炒甘草等同用，主治气滞之心腹满闷胀痛。施今墨经验：习以香附入血分而散瘀，苏梗走气分而散滞，合用则行气活血，理气消胀，甚效。（《施今墨对药临床经验集》）杨济经验：香附配苏梗，治肝郁气滞，胸腹胀闷不适，或兼感冒、妊娠呕吐、腹胀等症。（《临证用药配伍指南》）然两药配伍，味辛性温，阴虚火旺者忌用。

② 柴胡配白芍：疏肝敛肝，升阳敛阴，使肝气得疏，肝血得补，疏柔相济，动静结合，以发挥肝藏血、主疏泄之功能。适用于治疗情志不遂，肝气郁结所致的情绪抑郁或急躁易怒、胸胁苦满、两胁乳房胀痛，月经不调等症。柴胡常用6克，白芍为10克。柴胡、白芍配用，可见众多方剂中，如《和剂局方》的逍遥散，《景岳全书》的柴胡疏肝散，《伤寒论》的四逆散等。现代临床常将其用于迁延性肝炎、慢性肝病、乳腺小叶增生、更年期综合征及精神抑郁症的治疗。然两药配伍中柴胡主升，肝阳上亢者慎用。

③ 川楝子配延胡索：疏肝行气，泄热止痛。适用于治疗肝郁气滞、肝胆火旺所致之胸腹胁肋疼痛，或痛经，或疝气痛等症。川楝子常用 10～15 克，延胡索为 10～15 克。川楝子、延胡索配用，《保命集》金铃子散，主治厥心痛，或发或止，久不愈者。

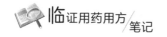

此二药临床适用范围极广，无论肝、胆、脾、胃、心、腹疾患以及妇女痛经等，凡属气滞血瘀兼有热象者均可用之。

④ 香附配川楝子：疏肝解郁，理气止痛。适用于治疗肝气郁结所致胸闷胁痛，乳房胀痛，善叹息，甚至月经不调等。香附常用 3～9 克，川楝子为 6～15 克。香附、川楝子配用，《中华临床中药学》谓：痛经属气郁血滞、冲任失调之经来腹痛、月经不调、乳房胀痛者，香附、川楝子可与川芎、当归、柴胡、延胡索等同用。然两药配伍，苦寒辛散，脾胃虚弱者慎用。

⑤ 枳壳配郁金：行气活血，解郁止痛。适用于治疗肝郁气滞，见胸胁胀闷、脘腹痞塞等症。枳壳常用 5～10 克，郁金为 9～15 克。枳壳、郁金配用，《医学心悟》的推气散，与桂心等同用，主治气血郁滞的胸痛、胁痛。祝谌予经验：慢性肝炎、肝硬化除见有胁肋疼痛，以刺痛为主，胃脘不适之症外，尚有瘀血指征者，用之甚宜。(《中药药对大全》)然两药配伍，辛散活血，无气滞血瘀之气虚血虚证及阴虚失血证、孕妇慎用。

⑥ 香附配枳壳：理气宽中，行气止痛。适用于治疗肝气郁滞之胸胁胀痛。香附常用 6～12 克，枳壳为 6～10 克。香附、枳壳配用，《景岳全书》柴胡疏肝散，与柴胡、芍药、川芎等同用，主治肝郁气滞之胸胁胀痛、痛无定处、脘闷嗳气、精神抑郁、情绪不宁、善太息等症。然两药配伍苦辛，血虚气弱者慎用。

⑦ 柴胡配青皮：促脾消积，疏肝理气。适用于治疗肝郁气滞之上脘痛、腹胀、胁痛、纳呆等症。柴胡常用 10 克，青皮为 10 克。柴胡、青皮配用，《症因脉治》柴胡清肝饮，与山栀、丹皮、苏梗等同用，主治肝胆火郁的胆胀之证。然两药配伍，辛散苦燥，药性峻烈，故气虚多汗者忌用，气郁轻证或兼阴血

不足者应慎用。

⑧香附配神曲：理气解郁，消食和中。适用于治疗肝郁气滞，横逆脾土所致的胸胁胀满、胃脘痞闷、嗳腐吞酸等。香附常用6~10克，神曲为6~15克。香附、神曲配用，《丹溪心法》越鞠丸，与川芎、苍术、栀子同用，主治胸脘痞闷、呕吐吞酸、饮食不消、胁腹胀痛者。两药配伍，性较平和，用之对证，无严格禁忌。

（2）肝火炽盛证：指火热内炽，内扰于肝，气火上逆，以头痛、烦躁、耳鸣、胁痛等及火热症状为主要表现的实热证候。又名肝火上炎证、肝经实火证。

【临床表现】头晕胀痛，痛如刀劈，面红目赤，口苦口干，急躁易怒，耳鸣如潮，甚或突发耳聋，失眠，噩梦纷纭，或胁肋灼痛，吐血、衄血，小便短黄，大便秘结，舌红苔黄，脉弦数。

【中药配伍】①夏枯草配蒲公英：清肝行滞，解毒散结。适用于治疗肝经实火，热毒内蕴所致的咽喉肿痛、目赤肿胀等症。夏枯草常用15克，蒲公英为15~30克。夏枯草、蒲公英配用，朱南孙经验：主治乳癖兼肝郁火旺者，效果较好；邹良材认为，此二药护肝降酶，疗效可靠。（《中药药对大全》）然两药配伍，苦寒伤阳，脾胃虚弱者慎用。

②大黄配龙胆草：清肝胆，泻火毒。适用于治疗肝胆实火上炎所致的胁痛、耳聋、口苦目赤等症。大黄常用3~6克，后下；龙胆草为3~9克。大黄、龙胆草配用，《症因脉治》泻青丸，与山栀、羌活、防风、当归等同用，主治肝火炽热的多怒易惊、夜寐不安、小儿急惊抽搐。然二药均为苦寒败胃之品，小剂量应用时能增加胃液分泌而有健胃作用，大剂量使用时，既能伤

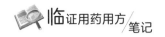

阴，又能败胃。故中病即止，不可久服。

③ 黄连配龙胆草：清热燥湿，泻火解毒。适用于治疗肝经火盛所致目赤肿痛、视物不清或暑行目涩、赤眼暴发等症。黄连常用6克，龙胆草为9～12克。黄连、龙胆草配用，《履巉岩本草》方，主治肝胆实火上攻的雀盲，夜不见物。对于因肝胆火盛所致的目赤肿痛诸症，除直接泻其肝火之外，还能清心火，取"实则泻其子"之义。然两药配伍，味苦性寒，脾胃虚寒者忌用，阴虚津伤者慎用。

④ 石决明配草决明：平肝清火，养肝潜阳。适用于治疗肝火上火之目赤肿痛、羞明多泪、头肿头痛等症。石决明常用10～15克，打碎先煎；草决明为10克。石决明、草决明配用，《审视瑶函》还睛散，与龙胆草、白蒺藜等同用，主治目生翳膜，胬肉攀睛。然两药配伍，咸寒质重，脾胃虚寒者忌用。

⑤ 茺蔚子配夏枯草：清肝火，平肝阳，活血。适用于治疗肝火上炎之目赤肿痛等症。茺蔚子常用10克，夏枯草为10克。茺蔚子、夏枯草配用，〔中西医结合杂志，1991，11（2）：39〕降压袋泡茶方（夏枯草、茺蔚子、钩藤、决明子、黄芩、茶叶）治疗高血压。施今墨经验，二药配用治疗虚性高血压，即血压时高时低，症见头痛、眩晕、耳鸣、失眠、注意力不集中，以及全身走窜疼痛，颜面及四肢麻木，脉虚数或数大无力，重按尤甚。取其"静通"，二药一活血一下降，使盈者平，亏者和，血量调和，血压自趋正常也。（《施今墨对药临床经验集》）然两药配伍，苦寒伤阳，脾胃虚弱者慎用。

⑥ 草决明配夏枯草：清肝泻火，明目。适用于治疗肝火上炎所致的目赤肿痛、羞明流泪、头痛眩晕等症。草决明常用

10克，夏枯草为10克。草决明、夏枯草配用，味苦性寒，有败胃伤阴之弊，不可久服，脾胃气虚者忌用。

⑦蔓荆子配白蒺藜：疏风散热，平肝明目，利窍止痛。适用于治疗肝经风热或肝火上炎所致的头昏头胀、头晕目眩、目赤多泪等症。蔓荆子常用6～12克，白蒺藜为6～9克。蔓荆子、白蒺藜配用，《银海精微》白蒺藜散，与菊花、草决明等同用，主治肝风目痛、赤涩多泪者。二药与荆芥、延胡索组成三叉神经痛方，平肝潜阳，通络止痛，治疗三叉神经痛有效。〔中医杂志，1980（12）：27〕然两药配伍苦辛，行气活血，孕妇慎用，阴虚不足者忌用。

⑧芦荟配朱砂：泻火通便，安神。适用于治疗肝经实火，大便秘结，兼见狂躁易怒，夜寝不安，面红目赤等症。芦荟常用1～2克，入散剂；朱砂为0.5～1克，入丸散剂。芦荟、朱砂配用，《本草经疏》方，治大便不通，用芦荟、朱砂研末滴好酒和丸。然两药配伍，性大寒，脾胃虚弱者、阴虚便秘者及孕妇忌用。

（3）肝阳上亢证：指肝阳亢扰于上，肝肾阴亏于下，以眩晕耳鸣、面红、烦躁、腰膝酸软等为主要表现的证候。

【临床表现】眩晕耳鸣，头目胀痛，面红目赤，急躁易怒，失眠多梦，头重脚轻，腰膝酸软，舌红少津，脉弦有力或弦细数。

【中药配伍】①龙骨配珍珠母：镇心安神，平肝潜阳。适用于治疗肝阳上亢所致的头晕目眩、目赤耳鸣、心烦易怒等症。龙骨常用10～15克，珍珠母为15～20克，同打碎先煎。龙骨、珍珠母配用，黄金龙经验：自拟二龙三甲汤（二药与龙胆草、生地、白芍等组方）治疗精神分裂症。〔云南中医杂志，1983

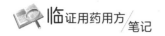

（5）：36〕然两药配伍，性寒凉，脾胃虚弱者慎用。

②牡蛎配葛根：平肝潜阳，安神。适用于治疗肝阳上亢之头晕目眩、心悸怔忡、烦闷失眠、舌暗脉滞等症。牡蛎常用15～20克，葛根为10～15克，牡蛎、葛根配伍，性寒凉，体虚而多寒者忌用。

③龙齿配紫贝齿：镇惊安神，平肝潜阳。适用于治疗肝阳上亢所致的头目眩晕、目赤耳鸣、心烦易怒等症。龙齿常用10～15克，紫贝齿为10～15克，打碎先煎。龙齿、紫贝齿配用，还可治疗神不内守之心悸怔忡、惊狂烦躁、失眠健忘、神昏谵语等症。然两药配伍质重，脾胃虚弱者慎用。

（4）肝阳化风证：指肝阳上亢，肝风内动，以眩晕、肢体震颤、头胀痛、面赤，甚则突然昏仆、口眼㖞斜、半身不遂等为主要表现的证候。

【临床表现】眩晕欲仆，步履不稳，头胀头痛，急躁易怒，耳鸣，项强，头摇，肢体震颤，手足麻木，语言謇涩，面赤，舌红，或有苔腻，脉弦细有力。甚至突然昏倒，口眼㖞斜，半身不遂，舌强语謇。

【中药配伍】①茺蔚子配天麻：平肝息风，活血止痛。适用于治疗风中络道，气血循行不畅，以致头痛、头昏等症。茺蔚子常用6～10克，用量不可超过30克，否则有中毒的危险；天麻为6～10克。茺蔚子、天麻配用，还可用来治疗癫痫为患，兼见络道不畅，以致头痛、头昏等症。然两药配伍有活血作用，孕妇慎用。

②刺蒺藜配僵蚕：平肝息风止痉。适用于治疗肝阳上亢所致的头晕、目眩、头痛等症。刺蒺藜常用10～15克，僵蚕为10克。

刺蒺藜、僵蚕配用，施今墨先生适当配伍治疗各种内伤头痛，疗效较佳；吕景山用此二药与四物汤参合，治疗妇人面颊部色素沉着，其效迅速。(《中药药对大全》)然两药配伍味辛，辛散耗阴，阴虚不足者忌用，又刺蒺藜《日华子本草》载："催生并堕胎"，故孕妇慎用。

③龙骨配牡蛎：镇潜固涩，养阴摄阳。适用于治疗肝肾阴虚，肝阳化风上扰之眩晕头痛、视物昏糊、耳鸣耳聋、面部烘热等症。龙骨常用 10～30 克，牡蛎为 10～30 克，一同打碎先煎。龙骨、牡蛎配用，出自《伤寒论》桂枝龙骨牡蛎汤。张锡纯谓："人身阳之精为魂，阴之精为魄。龙骨能安魂，牡蛎能强魄。魂魄安强，精神自足，虚弱自愈也。是龙骨、牡蛎，固为补魂魄精神之妙药也。"(《医学衷中参西录》)龙骨、牡蛎配用，咸寒质重收涩，体虚多寒者忌用。

（5）寒滞肝脉证：指寒邪侵袭，凝滞肝脉，以少腹、前阴、巅顶等肝经循行部位冷痛为主要表现的实寒证候。

【临床表现】少腹冷痛，阴部坠胀作痛，或阴器收缩引痛，或巅顶冷痛，得温则减，遇寒痛增，恶寒肢冷，舌淡，苔白润，脉弦紧。

【中药配伍】①吴茱萸配生姜：温肝散寒，行气止痛。适用于治疗寒凝肝脉之少腹冷痛、疝痛、痛经等症。吴茱萸常用 6～10 克，生姜为 6～9 克。吴茱萸、生姜配用，《金匮要略》吴茱萸汤，与人参、大枣同用，主治胃虚停饮，肝气犯胃上冲之头痛、干呕、吐涎沫。然两药配伍，味辛苦性热，能助火伤阴，故热盛及阴虚内热者忌用。

②香附配艾叶：温经散寒，调经止痛。适用于治疗肝郁挟

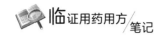

寒之月经不调、经行腹痛或少腹冷痛、宫冷不孕、胎动不安、带下绵绵等症。香附常用 6～12 克，艾叶为 6～10 克。香附、艾叶配用，《寿世保元》艾附暖宫丸，主治子宫虚寒不孕、月经不调、小腹时痛、腰酸带下等症。然两药配伍，味辛性温，阴虚血热者慎用。

③ 吴茱萸配当归：温经活血，调经止痛。适用于治疗肝经寒滞所致的疝气疼痛等症。吴茱萸常用 6～10 克，当归为 6～30 克。吴茱萸、当归配用，出自《金匮要略》温经汤，主治寒凝肝脉，气血不通，冲任经脉不利而致经产腹痛。现代临床常作为妇科调经助孕的妙药。然两药配伍，辛热燥烈，易耗气动火，不宜久用。

3. 兼证

（1）肝肾阴虚证：指肝肾阴液亏虚，虚热内扰，以腰酸胁痛、眩晕、耳鸣、遗精等为主要表现的虚热证候。

【临床表现】头晕，目眩，耳鸣，健忘，胁痛，腰膝酸软，口燥咽干，失眠多梦，低热或五心烦热，颧红，男子遗精，女子月经量少，舌红，少苔，脉细数。

【中药配伍】① 杜仲配续断：补肝益肾，活血通络。适用于治疗肝肾不足之腰膝酸痛、下肢软弱无力等症。杜仲常用 10～15 克，续断为 10～15 克。杜仲、续断配用，《赤水玄珠》杜仲丸，主治妊娠腰背痛。《扶寿精方》续断丸，与补骨脂等同用，主治肝肾不足之腰痛，并脚酸腿软。然两药配伍，味苦性温，阴虚火旺者慎用。

② 女贞子配续断：补肝益肾，通经活络。适用于治疗肝肾

不足的女子性欲低下之阴道干涩等症。女贞子常用 15～20 克，续断为 15～20 克。女贞子、续断配用，施今墨经验：若与麝香、樟脑、乳香、仙茅、仙灵脾、巴戟天、胡芦巴等药配用，其效更著。(《施今墨对药临床经验集》) 然两药配伍，苦泄寒滑，脾胃虚寒泄泻者慎用。

③杜仲配牛膝：补肝肾，强筋骨。适用于治疗肝肾不足所致的腰膝酸痛、下肢无力等症。杜仲常用 10～30 克，牛膝为 10～15 克。杜仲、牛膝配用，《千金要方》独活寄生汤，与独活、桑寄生、当归、秦生地等同用，主治肝肾不足，经脉失养的肢体瘦弱痹痛。然两药配伍，苦下性燥，孕妇及月经赤多者忌用。

④续断配桑寄生：补益肝肾，祛风胜湿，补肾安胎。适用于治疗肝肾不足之腰痛、腿软、胎漏、胎动不安等症。续断常用 10～30 克，桑寄生为 10～30 克。续断、桑寄生配用，《证治准绳》桑寄生散，与菟丝子、阿胶等同用，主治胎漏下血，胎动不安而伴有腰痛。此外，二药还可用来治疗肝肾不足，痹证日久。然两药配伍，辛散苦泄，阴虚火旺者忌用。

⑤枸杞子配菊花：补肾益肝，疏风明目。适用于治疗肝肾不足之视物昏花、头晕、腰膝酸痛等症。枸杞子常用 10～15 克，菊花为 6～10 克。枸杞子、菊花配用，《医级》杞菊地黄丸，主治肝肾阴虚之头昏目眩、迎风流泪、久视昏暗、眼干涩痛等症。

⑥锁阳配熟地黄：补肾生精，养血滋阴。适用于治疗肝肾不足的筋骨肌肉痿软欲废等症。锁阳常用 10～15 克，熟地黄为 10～30 克。锁阳、熟地黄配用，见于《丹溪心法》虎潜丸。主治肝肾不足、阴虚内热所致的腰膝酸软、筋骨酸弱、腿足消瘦、步履乏力等症。然两药配伍，味甘性润，脾胃虚弱、痰湿

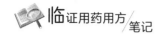

风寒、湿热浸淫所致的痿证忌用。

⑦女贞子配旱莲草：补肝益肾，明目乌发，凉血止血。《医方集解》云"……女贞子甘平，少阴之精，隆冬不凋，其色青黑，益肝补肾。旱莲草甘寒，汁黑入肾补精，故能益下而荣上，强阴而黑发也。"适用于治疗肝肾阴虚之头昏目眩、失眠健忘、腿软无力、须发早白等症。女贞子常用6～10克，旱莲草为6～10克。女贞子、旱莲草配用，《证治准绳》二至丸，主治肝肾阴虚，症见口苦咽干、头晕目眩、失眠多梦、遗精体倦者。施今墨经验：二药参合，善治神经衰弱、慢性虚弱疾病，证属肝肾阴虚者。（《施今墨对药临床经验集》）吕景山经验：重用女贞子、旱莲草（各30克）加活血止血药治疗功血，属肝肾阴虚者。张羹美善用二药治疗慢性肝炎、迁延性肝炎属肝肾不足者，能消除症状，改善肝功能。（《中药药对大全》）然两药配伍，味甘性寒，脾胃虚寒泄泻者忌用。

⑧黄精配枸杞子：滋肾补肝，补气助阳。适用于治疗肝肾不足，精血虚少之头晕、心悸、女子月经不调、闭经、不孕等症。黄精常用10～30克，枸杞子为10～30克。黄精、枸杞子配用，《奇效良方》二精丸，主治肝肾阴虚的腰酸足软、头晕耳鸣、须发早白及眼花等症。据文献记载，还可用来治疗消渴病。近代药理研究证实，二药确有一定的降糖作用。然两药配伍，质滋黏腻，易助湿滞气，脾虚有湿，咳嗽痰多，中寒便溏者不宜用。

⑨桑寄生配当归：补肾益肝，养血安胎。适用于治疗肝肾不足之月经后期、闭经、不孕或精血虚损之胎漏、胎动不安等症。桑寄生常用15～20克，当归为10克。然两药配伍中的桑

寄生，现代药理研究有利尿降压作用，血压低的患者慎用。

⑩桑叶配黑芝麻：补肝肾，养阴血，清肝火，平阳亢。适用于治疗肝肾阴虚，肝阳上亢之头晕目眩、视物不清、腰膝酸软等症。桑叶常用6～10克，黑芝麻为10～30克。桑叶、黑芝麻配用，《医级》桑麻丸，主治肝肾不足之时发目疾、皮肤燥涩、大便秘结等症。施今墨经验：以黑芝麻为君，佐以桑叶，治疗头发、胡须早白、脱发诸症，常收显效。若与何首乌、生地黄之辈配用，其效显著。（《施今墨对药临床经验集》）然两药配伍，甘润性寒滑肠，脾虚便溏者忌用。

⑪首乌配白蒺藜：补肝肾，益精血，平肝阳。适用于治疗肝肾阴虚、肝阳上亢之头晕、头痛、失眠、记忆力减退等症。何首乌（制）常用10～15克，白蒺藜为10～15克。何首乌、白蒺藜配对，吕景山经验：二药治疗肝肾不足，精血亏损，肝阳上亢诸症时，以头昏为主，多取何首乌，少用白蒺藜；若以头痛为甚者，多取白蒺藜，少用制首乌；昏、痛并存，二者各半。（《中药药对大全》）然两药配伍，甘润苦泄滑肠，大便溏泄及湿痰较重者慎用。

⑫钩藤配桑寄生：补肝肾，息肝风，舒经脉。适用于治疗肝肾不足，肝风上旋旁走之头晕头痛、肢体麻木、筋脉挛急等症。钩藤常用10～15克，后下；桑寄生为10～15克。钩藤、桑寄生配对，赵金铎经验：善用二药治疗中风先兆头痛，每有确切疗效，自制柔肝息风汤、桑钩温胆汤，即以二药成对配伍。（《赵金铎医学经验集》）然两药配伍中的桑寄生，现代药理研究有利尿降压作用，血压低的患者慎用。

⑬五加皮配杜仲：益肝肾，强筋骨，祛风湿。适用于治疗

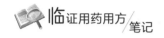

肝肾两虚，风湿入侵筋骨而致的腰、腿、足膝酸痛，关节不利，双下肢无力等。五加皮常用 6～10 克，杜仲为 6～15 克，大量可至 30 克。五加皮、杜仲配用，性温，单纯的肝肾阴虚而无风寒湿邪入侵者忌用。

⑭ 石决明配磁石：滋肾平肝，潜阳安神。适用于治疗肝肾阴虚，水不涵木，肝阳上亢之头晕、耳鸣耳聋、失眠多梦。石决明常用 15～30 克，磁石为 15～30 克，打碎先煎。石决明、磁石配伍，咸寒质重，脾胃虚弱者慎用。

（2）肝胃不和证：指肝气郁结，胃失和降，以脘胁胀痛、嗳气、吞酸、情绪抑郁等为主要表现的证候。

【临床表现】胃脘、胁肋胀满疼痛，走窜不定，嗳气，吞酸嘈杂，呃逆，不思饮食，情绪抑郁，善太息，或烦躁易怒，舌淡红，苔薄黄，脉弦。

【中药配伍】① 陈皮配青皮：疏肝健脾，理气止痛，调中快膈。适用于治疗肝郁气滞、胃气不和之两胁胀痛、胸腹满闷、胃脘胀痛等症。陈皮常用 6～10 克，青皮为 6～10 克。陈皮、青皮配用，《御药院方》内应散，与甘草同用，主治干呕不止，不思饮食。《临证用药配伍指南》谓：青皮配陈皮，治胸胁胀满疼痛，胃脘胀痛不舒；配砂仁，治胸腹胀痛，消化不良，泄泻、痢疾。然两药配伍，辛温香燥，易耗气伤血，气虚孕妇当慎用。

② 柴胡配枳实：疏肝解郁，理气除满。适用于治疗肝胃不和，气机逆乱之胸胁胀满、食滞难运，或嗳气频作或泻痢下重等症。柴胡常用 6 克，枳实为 10 克。柴胡、枳实配用，《伤寒论》四逆散，与白芍、甘草同用，主治肝郁而致的四肢厥逆。现代临床常将此二药用于中气下陷，如胃下垂、子宫下垂等，确有

良效。然两药配伍，有散有破，易伤正气，非邪实胀满者不宜用之，孕妇忌用。

③厚朴花配代代花：芳香化浊，理气宽中，醒脾开胃。适用于治疗肝郁气滞，肝胃不和之胸胁胀痛、胃脘胀闷、疼痛食少、恶心呕吐等症。厚朴花常用3~6克，代代花为3~6克，均后下。厚朴花、代代花配用，辛香性温升发，肝阳上亢者忌用。

（3）肝胆湿热证：指湿热内蕴，肝胆疏泄失常，以身目发黄、胁肋胀痛及湿热症状为主要表现的证候。

【临床表现】身目发黄，胁肋胀痛，或胁下有痞块，纳呆，厌油腻，泛恶欲呕，腹胀，大便不调，小便短赤，发热或寒热往来，口苦口干，舌红，苔黄腻，脉弦滑数。或为阴部潮湿，瘙痒、湿疹，阴器肿痛，带下黄稠臭秽等。

【中药配伍】①茵陈蒿配大黄：清热解毒，利湿退黄。适用于治疗湿热黄疸，身黄如橘子色，小便短赤者。茵陈蒿常用10~30克，大黄为3~12克，后下。茵陈蒿、大黄配用，见于《金匮要略》茵陈蒿汤，主治湿热黄疸，一身面目俱黄，腹微满，口渴，苔黄腻，脉滑数。然两药配伍，味苦性寒，寒湿阴黄忌用。

②黄柏配栀子：相须为用，清热化湿。适用于治疗阳黄证，症见发热、身目俱黄、黄色鲜明、烦渴喜饮、舌红苔黄者。黄柏常用9~12克，栀子为9克。黄柏、栀子配用，《伤寒论》栀子柏皮汤，主治阳黄热重于湿者。还可用来治疗热淋证，症见小便涩痛、淋漓不畅，甚或癃闭不通，小腹急满，苔黄腻，脉滑数等症。然两药配伍，味苦性寒，脾胃虚弱者，热伤阴津明显者忌用。

③栀子配姜黄：清利肝胆，泻火解毒，理气止痛。适用于

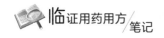

治疗肝胆湿热壅滞、血瘀气结所致的发热、胁痛、口苦咽干等症。栀子常用9～12克，姜黄为9克。栀子、姜黄配用，临床较常适用于肝胆系统感染性疾病。现代药理证实：栀子有明显的利胆消炎作用；姜黄利胆作用虽弱，但能改善肝内微循环，减轻病理性损害，有促进肝脏功能恢复的作用。然两药配伍，破血下行，孕妇忌用。

④附子配龙胆草：温阳清泄，强肝解毒。适用于治疗肝胆湿热虽盛而脾阳已虚之证。附子常用9克，龙胆草为9克。附子、龙胆草配用，陈苏生认为：慢性肝炎、迁延性肝炎，或素体脾阳不足，感受湿热之邪；或因过服苦寒之品，清泄太过而伤阳。湿热见证中有畏寒便溏、舌苔黄腻或黄白相间者，用之有温阳清肝解毒、降转氨酶之功。药理研究认为，温阳扶正可激化或提高机体免疫功能，二药温养强肝，治慢性肝炎有效。〔中医杂志，1979（10）：48〕然两药配伍，辛开苦泄、阴虚阳盛、真热假寒、血虚生风及孕妇忌用。

（五）肾病证候常用药的配伍

1. 虚证

（1）肾气不固证：指肾气亏虚，失于封藏、固摄，以腰膝酸软，小便、精液、经带、胎气不固等为主要表现的虚弱证候。

【临床表现】腰膝酸软，神疲乏力，耳鸣失聪；小便频数而清，或尿后余沥不尽，或遗尿，或尿频尿多，或小便失禁；男子滑精、早泄；女子月经淋漓不尽，或带下清稀量多，或胎动易滑。舌淡，苔白，脉弱。

【中药配伍】①龟板配鹿胶：阴阳双补，精血同调，滋水益精，补血壮阳。张景岳云："善补阳者，必于阴中求阳，则阳得阴助而生化无穷；善补阴者，必于阳中求阴，则阴得阳助而泉源不竭。"适用于治疗肾中阴阳两虚，任督精血不足的神疲乏力、腰膝酸软、精神萎靡、脉沉细无力等症。龟板胶常用15~30克，烊化冲服；鹿胶为6~10克，烊化冲服。龟板胶、鹿胶配用，《摄生秘剖》龟鹿二仙膏，被奉为益寿延年的仙方。老中医王为兰经验：二药属骨类有情之品，能温养督任，壮骨充髓，对类风湿关节炎晚期的骨节肿大、骨质疏松、软骨面缺损有较好的作用。(《北京市老中医经验选编》)然两药配伍，甘温滋腻，外感热病、胃有寒湿、胃火盛、血分有热者慎用。

②附子配熟地黄：补火助阳，益气养阴。适用于治疗阴阳两虚之面色少华、头晕耳鸣、腰膝酸痛、阳痿遗精。附子常用6~10克，先煎；熟地黄为9~15克。附子、熟地黄配用，《金匮要略》肾气丸，与山药、茯苓、牡丹皮、山茱萸等同用，主治肾阳不足诸证。二药与肉桂、山药、牡丹皮、鹿茸同用，可治肾气不足之面色黧黑、耳鸣耳聋、足膝软弱。然两药配伍，阴虚阳盛、真热假寒、气滞多痰、食少便溏者忌用。

③熟地黄配山茱萸：滋阴之中且温阳，温阳之中能化阴，进而达到阴得阳助而化生之源不竭，共奏补肾气之功。适用于治疗肾气不固之男子遗精、滑精，女子崩漏、带下等症。熟地黄常用15~30克，山茱萸为10~15克。熟地黄、山茱萸配用，酸涩味厚，素有湿热，小便淋涩者不宜使用。

④沙苑子配芡实：脾肾双补，固精止遗。适用于治疗肾气不固之腰膝酸软、遗精滑精者。沙苑子常用6~12克，芡实为

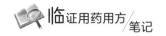

10～15克。沙苑子、芡实配用，《医方集解》金锁固精丸，与龙骨、莲须等同用，主治肾气不固的遗精、滑精。然两药配伍，甘涩性温，大、小便不利者不宜使用。

（2）肾阳虚证：指肾阳亏虚，机体失于温煦，以腰膝酸冷、性欲减退、夜尿多为主要表现的虚寒证候。

【临床表现】头目眩晕，面色㿠白或黧黑，腰膝酸冷疼痛，畏冷肢凉，下肢尤甚，精神萎靡，性欲减退，男子阳痿早泄、滑精精冷，女子宫寒不孕，或久泄不止，完谷不化，五更泄泻，或小便频数清长，夜尿频多，舌淡，苔白，脉沉细无力，尺脉尤甚。

【中药配伍】①附子配肉桂：温经助阳，散寒通脉。适用于治疗肾阳不足之腰膝痛楚、形寒无力、男子阳痿早泄、女子宫寒不孕。温肾助阳，散寒止痛，附子常用10克，先煎，肉桂为10克；引火归元，附子常用1.5～3克，肉桂为1～2克。附子、肉桂配用，《圣济总录》附桂散，主治阳气素虚，外受寒邪，表里皆寒之阴毒伤寒时气之证。《金匮要略》肾气丸，主治肾阳不足之腰痛脚肿，下半身常有冷感，少腹拘急，小便不利或反多等症。然两药配伍，性温热，凡出血、热证、阴虚火旺证及孕妇忌用。

②巴戟天配肉苁蓉：相须为用，润燥相宜，温肾壮阳。适用于治疗肾虚之阳痿、腰膝冷痛、筋骨痿弱等症。巴戟天常用10克，肉苁蓉为10克。巴戟天、肉苁蓉配用，见于《奇难杂证》方，与熟地黄、锁阳、补骨脂等同用，主治性功能失常性不育；《赵锡武医疗经验》加味天雄散，二药与淫羊藿、韭菜籽、附子、肉桂等同用，主治精子不足之男性不育。然两药配伍，味甘性

温、湿热下扰、阴虚火旺之阳痿者忌用。

③羌活配熟地黄：升降相施，"通阳助孕"。适用于治疗阳痿、早泄、女子不孕等症。羌活常用3~6克，熟地黄为10~20克。羌活、熟地黄配用，熟地黄用量偏重，熟地黄其性黏腻，有碍消化，凡气滞多痰、腹胀腹痛、食少便溏者忌用。

④仙茅配金樱子：补火壮阳，益肾固精。适用于治疗肾亏火衰，下元虚寒之阳痿、精冷、遗精、滑泄等症。仙茅常用10克，金樱子为10克。仙茅、金樱子配用，《贵州草药》载：可用仙茅根、金樱子根及果实各15克，炖肉吃，治疗阳痿、耳鸣效果满意。然两药配伍，性收敛，实火、实邪者不宜使用。

⑤龙骨配韭菜子：兴阳道，补肝肾，固精血。适用于治疗肾阳虚损，下焦不固之阳痿遗精及精冷不育等症。龙骨（煅）常用15~30克，韭菜子为5~10克。龙骨、韭菜子配用，见于《圣济总录》韭子丸，与菟丝子、川芎等同用，主治虚损、小便失禁及遗精。然两药配伍，甘涩性温，阴虚火旺之梦遗者忌用。

⑥肉桂配熟地黄：温肾助阳，填补精血。适用于治疗真元虚损，下元不足，见消渴、阳痿等症。肉桂常用3~5克，熟地黄为10~30克。肉桂、熟地黄配用，《景岳全书》右归丸，与山药、山茱萸、枸杞子、杜仲等同用，主治肾阳不足，命门火衰，久病气衰神疲，畏寒肢冷等症。然两药配伍，熟地用量独重，脾虚便溏者慎用。

⑦小茴香配胡芦巴：温肾散寒止痛。适用于治疗阴肿、少腹冷痛等症。小茴香常用6~9克，胡芦巴为3~9克。小茴香、胡芦巴配用，《太平惠民和剂局方》的黑锡丹，与沉香、附子、肉桂等同用，主治肾阳虚衰、肾不纳气之虚喘；《仁斋直指方》

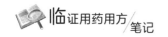

胡芦巴散，二药等量，黄酒冲服，主治小肠气攻刺痛；《太平惠民和剂局方》胡芦巴丸，二药与川楝子等同用，主治大人小儿小肠气、奔豚气、疝气、偏坠阴肿、小腹有形如卵、上下来去痛不可忍等。然两药配伍，辛散温燥，阴虚火旺者慎用。

（3）肾不纳气证：指肾气耗伤，纳气失司，以少气不足以息，动则喘甚，苔淡白，脉虚弱为主要表现的证候。

【临床表现】少气不足以息，动则喘甚，或喘而汗出，小便不禁，或见胸闷心悸。舌苔淡白，脉虚弱。

【中药配伍】①人参配蛤蚧：补肺益肾，纳气定喘。适用于治疗肺肾两虚或肾不纳气之喘咳。人参常用 6～10 克，另煎兑服；蛤蚧为 1～2 克，研末冲服。人参、蛤蚧配用，《卫生宝鉴》人参蛤蚧散，主治久咳伤肺，肾不纳气，痰热内蕴，症见咳喘不已，或咳吐脓血，胸中烦热等；《圣济总录》独圣饼子，主治喘嗽、面肿、四肢浮肿等肺肾虚喘之证。现代药理研究证实，人参中所含单体贰有促进性腺激素样作用，蛤蚧提取液有表现雄性激素样作用。本药对还有补肾壮阳、益精血之功，可用来治疗肾虚之阳痿、遗精、早泄等症。然两药配伍，甘苦微温，风热咳嗽、实证、热证、阴虚内热、腹胀者不宜用。

②人参配磁石：纳气平喘。此正是"损其肺者益之以气，虚其肾者镇之以重"之谓。适用于肺肾气虚，潜纳无权之咳嗽喘气促，呼多吸少，动则尤甚。人参常用 6～10 克，磁石为 10～30 克，打碎先煎。人参、磁石配用，《临证用药配伍指南》谓：人参配磁石，或加胡桃肉、蛤蚧等药，治肺肾气弱，潜纳无权之咳喘气促，呼多吸少，动则尤甚之证；人参配磁石，与朱砂、远志、茯神等同用，治心气不足，心神不安，见惊恐失眠、心

慌耳鸣等症。然两药配伍中，磁石咸寒质重，脾胃虚弱者慎用。

（4）肾阴虚证：指肾阴亏损，失于濡养，虚热内扰，以腰膝酸痛、遗精、经少、头晕耳鸣等为主要表现的虚热证候。

【临床表现】腰膝酸软而痛，头晕，耳鸣，齿松，发脱，男子阳强易举、遗精、早泄，女子经少或经闭、崩漏，失眠，健忘，口咽干燥，形体消瘦，五心烦热，潮热盗汗，骨蒸发热，午后颧红，小便短黄，舌红少津、少苔或无苔，脉细数。

【中药配伍】①熟地黄配泽泻：补肾滋阴，利水渗湿。《慎柔五书》所谓："用熟地以滋肾，用泽泻以祛肾家之邪，则地黄成滋肾之功。"适用于治疗肾阴不足之耳聋耳鸣、虚烦不眠、头晕、腰膝酸软、遗精等症。熟地黄常用10～30克，泽泻为6～10克。熟地黄、泽泻配用，《小儿药证直诀》六味地黄丸，与山茱萸、山药、茯苓、牡丹皮同用，主治头晕耳鸣、腰膝酸软、口燥咽干；二药与黄柏、知母、牡丹皮等同用，可治阴虚火旺，虚烦盗汗，腰酸尿黄；与金银花、连翘、石斛、山药同用，可治消渴、虚火牙痛、口腔溃疡；与五味子、山茱萸、山药、牡丹皮同用，可治肾阴不足之气喘呃逆。然两药配伍，重用熟地黄，性黏腻，有碍消化，凡气滞痰多、脘腹胀痛、食少便溏者忌用。

②麦冬配五味子：酸甘化阴，益精强阴。适用于治疗肾阴不足之失眠、健忘、口咽干燥、形体消瘦、五心烦热、潮热盗汗等症。麦冬常用10～15克，鲜品为10～30克；五味子为3～9克。麦冬、五味子配用，《千金要方》生脉散，与人参同用，主治热伤元气，阴津大伤，见体倦气短、咽干口燥、脉虚细等症，若补肾阴，与六味地黄丸同用，效果更佳。然两药配伍，柔润酸涩，表邪未去、湿热内蕴者忌用。

③熟地黄配细辛：润燥并用，补肾强腰，祛寒止痛。适用于治疗腰部酸重疼痛，转侧不利，劳累或遇凉后加重属于肾虚寒侵，经络不利者。熟地黄常用9～15克，大量时可用30～60克；细辛为1～3克。熟地黄、细辛配用，施今墨经验：细辛、熟地伍用，临床主要用于阴虚痛证。常大熟地、细辛伍用，治疗腰痛，确有实效。不论肾虚腰痛，还是风湿腰痛，偏于阴虚者，均可使用。(《施今墨对药临床经验集》)然两药配伍中熟地黄用量偏重，阴虚阳亢、肺热咳嗽、气滞痰多、脘腹胀痛、食少便溏者忌用。

（5）肾精不足证：指肾精亏损，脑与骨、髓失充，以生长发育迟缓、早衰、生育机能低下等为主要表现的虚弱证候。

【临床表现】小儿生长发育迟缓，身体矮小，囟门迟闭，智力低下，骨骼痿软；男子精少不育，女子经闭不孕，性欲减退；成人早衰，腰膝酸软，耳鸣耳聋，发脱齿松，健忘恍惚，神情呆钝，两足痿软，动作迟缓，舌淡，脉弱。

【中药配伍】①熟地黄配枸杞子：相须为用，滋阴补血。适用于治疗精血不足之头晕、耳鸣、二目昏花等症。熟地黄10～15克，枸杞子为10～20克，熟地黄、枸杞子配用，《景岳全书》左归饮，与山药、山茱萸、茯苓等同用，主治肾阴亏虚之头昏健忘、耳鸣耳聋、腰腿酸软、男子精少、女子经闭等症；《经验秘方》枸杞丸，与甘菊花、桂枝、白茯苓、茯神同用，补真气，壮丹田，悦颜色，充肌肤。然两药配伍，味厚质润，脾胃虚寒、大便泄泻者忌用。

②熟地黄配砂仁：养血益阴，补精益髓。适用于治疗精血亏虚之头晕、心悸、失眠，或月经不调、闭经、不孕等症。熟

地黄常用 10～15 克，砂仁为 3～6 克，捣碎煎，后下。熟地黄、砂仁配用，《古今医统》泰山磐石散，与人参、白术等同用，主治气血不足之胎动不安。然两药配伍中熟地黄用量独重，气滞痰多、脾虚湿滞者慎用。

③黄精配当归：滋肾益精，补血活血。适用于治疗病后虚弱，精血亏虚所致的腰膝酸软、头晕眼花、内热消渴等症。黄精常用 10～15 克，当归为 6～9 克。黄精、当归配用，《清内廷法制丸散膏丹各药配本》九转黄精丹，功用滋补精血，主治体虚面黄消瘦，头晕目花，饮食减少，或消谷善饥，神疲乏力。蒲辅周经验：对治疗精血不足、心肾亏虚而致头晕眼花、耳鸣、记忆力减退、健忘等症有一定疗效，且二药可促进脑功能的恢复。(《蒲辅周医疗经验》)然两药配伍，甘温性腻，阴虚内寒，大便溏薄、痰湿内盛者忌用。

2. 本虚标实证

（1）肾虚水泛证：指肾的阳气亏虚，气化无权，水液泛滥，以下肢水肿为甚、尿少、畏冷肢凉等为主要表现的证候。

【临床表现】腰膝酸软，耳鸣，身体浮肿，腰以下尤甚，按之没指，小便短小，畏冷肢凉，腹部胀满，或见心悸，气短，咳喘痰鸣，舌质淡胖，苔白滑，脉沉迟无力。

【中药配伍】①茯苓配泽泻：通调水道，利水渗湿。适用于治疗一切水湿停留之证，症见水肿、淋浊、小便不利、泄泻等。茯苓常用 10～30 克，泽泻为 9～15 克。茯苓、泽泻配用，《伤寒论》五苓散，二药与白术、猪苓、桂枝同用，主治水湿内停所致的水肿、身重、小便不利或泄泻以及暑湿吐泻。然两药配伍，均为渗利之品，易耗伤津液，阴亏津少、肾虚遗精遗尿者

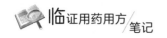

应慎用或忌用。

②麻黄配附子：温阳化饮，宣肺平喘。适用于治疗阳虚水泛，水寒射肺，症见痰饮咳喘、小便不利、下肢浮肿兼有外感风寒者。麻黄常用3~9克，附子为3~12克。麻黄、附子配用，《伤寒论》麻黄附子细辛汤、麻黄附子甘草汤，均主治阳虚气弱，复感外寒，表实而见畏寒、肢冷或气短等症。临床报道二药与桂枝、白术同用，宣发肺气，提壶揭盖，又能通调水道下输膀胱而利水湿。〔辽宁中医杂志，1987（7）：7〕然两药配伍，辛燥刚烈，且附子有毒，虽治阳虚外感，但若少阴阳气衰败，而见下利清谷，则不能使用，否则，误发其汗，必致亡阳厥逆；阴虚内热，孕育忌用，误投火热诸症，则添薪燎原，大非所宜。

（2）肾虚火旺证：指肾精亏损，虚火内生，以头晕目赤、腰膝酸痛与阴虚症状共见为主要表现的证候。

【临床表现】潮热盗汗，五心烦热，虚烦少寐，头晕目眩，颧红唇赤，腰膝酸痛，口干咽燥，阳兴即遗，尿赤便秘。舌红苔少，脉来细数。

【中药配伍】①生地黄配黄柏：补中寓泻，泻火滋阴。适用于治疗肝肾阴虚、虚火上炎之骨蒸潮热、盗汗遗精等。生地黄常用15~18克，黄柏为9克。生地黄、黄柏配用，《景岳全书》生地煎，二药与黄芪、浮小麦同用，主治阴虚火旺之盗汗不止；《兰室秘藏》当归六黄汤，二药与当归、黄芩、黄连等同用，主治发热盗汗、面赤心烦之口干唇燥的阴虚火旺证。然两药配伍，寒凉滋腻，脾胃虚弱、纳差便溏者忌用。

②生地黄配牛膝：清热生津，滋阴补肾。适用于治疗肾虚阴亏、虚热上炎所致的口渴饮冷而渴不解、小便频多之消渴病。

生地黄常用 10～15 克，牛膝为 9 克。生地黄、牛膝配用，《圣济总录》卷五十八的牛膝丸，主治消渴不止，下元虚损；《杨氏家藏方》卷十六的地髓煎，以二药为丸，食前温酒送服，具有通经脉、补虚羸、强脚膝、润肌肤、和畅筋脉之功；汪承柏经验：生地黄最善清热，有凉血、化瘀、生新血之功，与牛膝配伍，治慢性肝炎口舌生疮，收效甚快。〔中医杂志，1985（10）：31〕然两药配伍，苦寒且降泄，孕妇及月经过多者忌用。

③黄柏配龟板：清中有补，滋阴降火。适用于治疗阴虚火旺之骨蒸劳热、五心烦热、盗汗遗精诸症。黄柏常用 6～9 克，龟板为 9～30 克，滋阴煎服宜生用，入汤剂宜先煎。黄柏、龟板配用，《丹溪心法》卷三的补阴丸，主治阴虚诸证；大补阴丸，二药与熟地黄、知母、猪脊髓同用，治阴虚火旺证，症见骨蒸潮热、盗汗遗精、咳嗽咳血、心烦易怒、足膝疼热等。然两药配伍，寒凉滋腻，脾胃虚弱食少便溏以及火热属于实证者忌用。

④磁石配石菖蒲：益肾平肝，聪耳明目。适用于治疗肾水不足，虚火上炎之耳鸣、耳聋等症。磁石常用 15～30 克，打碎先煎；石菖蒲 10 克。磁石、石菖蒲配用，《重订广温热论》卷二耳聋左慈丸，与六味地黄丸同用，主治肝肾阴虚、虚火上炎之头眩目赤、视物昏花、口舌干燥。然两药配伍，磁石用量独重，咸寒质重碍胃，脾胃虚寒者忌用。

⑤地骨皮配骨碎补：补肾健骨，清虚热，止齿痛。适用于治疗肾虚、虚阳上浮而致耳鸣耳聋、齿松牙痛等症。地骨皮常用 9～15 克，骨碎补为 10～15 克。地骨皮、骨碎补配用，因骨碎补能通利血脉，故妇女月经期限忌用。

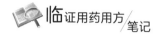

（六）胆病证候常用药的配伍

1.实证

（1）胆郁气热证：指胆汁分泌排泄不畅，胆气不利，郁而化热，以往来寒热，胸胁苦满，口苦咽干，目眩等为主要表现的证候。

【临床表现】往来寒热，胸胁苦满，胁痛，胁胀，表情沉默，口苦咽干，目眩，舌苔薄白，脉弦。

【中药配伍】①柴胡配黄芩：和解少阳，疏肝清胆。适用于治疗肝胆经郁热内盛，寒热往来，胸胁苦满，口苦咽干，目眩，心烦喜呕，食欲不振等症。柴胡常用 10 克，黄芩为 10 克。柴胡、黄芩配用，《伤寒论》小柴胡汤，与半夏、人参、甘草等同用，主治邪在少阳，口苦咽干，目眩耳聋，往来寒热，胸胁苦满，默默不欲饮食。《症因脉治》柴胡清肝饮，与栀子、白芍等同用，主治肝经郁火，内伤胁痛。张镜人治疗慢性胃炎体会："中焦如衡，非平不安"，柴胡升清阳，黄芩苦降而泄胆热，升降同用，治胆汁返流；〔上海中医药杂志，1984（5）：4〕刘渡舟认为，治湿温，热重于湿者，用苍术白虎汤加柴芩比单用苍术白虎汤疗效较好。〔上海中医药杂志，1982（3）：40〕然两药配伍，味苦性寒，有伤阳之弊，脾胃虚寒，食少便溏者忌用。

②柴胡配半夏：清胆调气，开结和中。适用于治疗往来寒热、胸胁苦满、胁痛、胁胀等症。柴胡常用 3～10 克，半夏为 6～10 克。柴胡、半夏配用，《伤寒论》的小柴胡汤，与黄芩、人参、甘草等同用，主治邪在少阳，口苦咽干，目眩耳聋，往来寒热，胸胁苦满，默默不欲饮食；《妇人良方》卷十四的清

脾饮，与青皮、厚朴、草果等同用，主治瘅疟，脉来弦数，但热不寒，或热多寒少，膈满能食，口苦舌干，心烦喝水，小便黄赤。然两药配伍中半夏温燥而有毒，孕妇忌用。

（2）胆腑湿热证：指湿热熏蒸肝胆，肝胆失疏，胆汁外溢，以胁痛胸脘烦闷、呕恶、吐酸苦黄水、黄疸、苔黄腻、脉濡滑而数等为主要表现的证候。

【临床表现】胁痛时发，或突发剧痛，胸脘烦闷，呕恶频频，泛吐酸苦黄水，口干苦，伴寒热往来，目黄、身黄、尿黄，黄色鲜明，舌红，苔黄腻，脉濡滑而数。

【中药配伍】①青蒿配黄芩：清泄肝胆湿热。适用于治疗胆热犯胃，湿浊中阻，见口苦胸闷、吐酸苦水或干呕呃逆等症。青蒿常用6～15克，大量时可用18～30克；黄芩为6～12克。青蒿、黄芩配用，《重订通俗伤寒论》蒿芩清胆汤，主治胸痞作呕，寒热如疟者。现代临床常将此药对用来治疗急、慢性肝胆疾病属肝胆郁热者及无明显原因所致的低热，确有良效。然两药配伍，味苦性寒，脾胃虚弱、肠滑泄泻者忌用。

②竹茹配黄连：清热燥湿化痰，降逆止呕除烦。适用于治疗痰热中阻，郁结不解所致的呕吐痰涎、胸脘烦闷、吞酸吐水之症。竹茹常用6～12克，黄连为3～6克。竹茹、黄连配用，《温热经纬》黄连橘皮竹茹半夏汤，与橘皮、半夏同用，主治痰热中阻之烦闷呕逆等症。此二药还可用来治疗胆气虚弱，痰火上扰而致的心烦失眠、惊悸不宁等症。然两药配伍性寒，胃寒呕吐者忌用。

（3）胆郁热瘀证：指湿热熏蒸肝胆，胆汁受阻，瘀结成石，以身目发黄，上腹、右胁胀闷疼痛，牵引肩背，舌红苔黄，脉

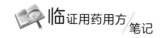

弦滑数等为主要表现的证候。

【临床表现】身目发黄，黄色鲜明，上腹、右胁胀闷疼痛，牵引肩背，身热不退，口苦咽干，呕吐呃逆，尿黄赤，大便秘结，舌红苔黄，脉弦滑数。

【中药配伍】①鸡内金配海金沙：化瘀消石，利胆退黄。适用于治疗胆石内阻所致的身目发黄，黄色鲜明，上腹、右胁胀闷疼痛，牵引肩背等症。鸡内金常用5～10克，海金沙为10～15克，布包煎。鸡内金、海金沙配用，性寒渗利，脾虚泄泻者忌用。

②柴胡配金钱草：疏肝调气，排石退黄。适用于治疗胆腑郁热所致的身目发黄，右胁剧痛且放射至肩背，壮热或寒热往来，伴口苦咽干、呕逆、尿黄、便秘等症。柴胡常用9克，金钱草为30～60克。柴胡、金钱草配用，药性偏寒，脾虚寒湿证的阴黄忌用。

③柴胡配郁金：利胆退黄，行气止痛。适用于治疗胆石内阻所致的身目发黄，黄色鲜明，上腹、右胁胀闷疼痛，牵引肩背等症。柴胡常用9克，郁金为6～12克。柴胡、郁金配用，《中华临床中药学》云：郁金活血行气，开郁止痛，治胸痛、胁痛，常配桂心、枳壳等同用；若肝郁较著者，更加柴胡、香附等同用。然两药配伍，辛散苦泄性寒，脾虚寒湿证的阴黄忌用。

（4）胆郁痰扰证：指痰浊或痰热内扰，胆郁失宣，以胆怯、惊悸、烦躁、失眠、眩晕、呕恶等为主要表现的证候。

【临床表现】胆怯易惊，惊悸不宁，失眠多梦，烦躁不安，胸胁闷胀，善太息，头晕目眩，口苦，呕恶，吐痰涎，舌淡红或红，苔白腻或黄滑，脉弦缓或弦数。

【中药配伍】① 栀子配淡豆豉：发汗解肌，解郁除烦。适用于治疗急性胆囊炎、黄疸所致的胸中烦闷、躁扰不宁、失眠多梦等症。栀子常用 9 ~ 12 克，淡豆豉为 9 ~ 15 克。栀子、淡豆豉配用，见于《伤寒论》栀子豉汤、栀子生姜汤、栀子甘草豉汤等方，用以宣胸中郁热，而除虚烦。后世《温病条辨》桑杏汤中应用此二药，以治温燥伤肺引起的干咳无痰、苔薄白、脉浮数等，疗效颇佳。然两药配伍，味苦性寒，耗气伤阴，损伤脾胃，脾胃虚寒者忌用。

2. 兼证

（1）胆胃不和证：指胆胃不和，气机升降失调，以胃痛、呕吐、口苦嘈杂、苔黄腻、脉弦滑为主要表现的证候。

【临床表现】胃痛拒按，恶心呕吐，或干呕，食纳呆滞，口苦嘈杂，舌质红苔黄腻，脉弦滑或沉数。

【中药配伍】① 陈皮配竹茹：和胃消痰，降逆止呕。适用于治疗脾胃虚弱，气机不调所致的寒热错杂、脘腹胀满、恶心呕吐、呃逆等症。陈皮常用 6 ~ 10 克，竹茹为 6 ~ 10 克。陈皮、竹茹配用，《金匮要略》橘皮竹茹汤，与人参、甘草、麦冬、枇杷叶、赤茯苓同用，主治久病体弱，或胃有虚热，气逆不降而致呕逆或干哕等症。现代临床多用于妊娠恶阻或胆胃不和之证。

② 竹茹配枳实：清通开郁，清胆利湿。适用于治疗胆郁痰热上扰而致惊悸怔忡、睡眠不安等症。竹茹常用 6 ~ 10 克，枳实为 3 ~ 9 克。竹茹、枳实配用，杨济经验，与陈皮、半夏同用，治痰热内扰惊悸，虚烦不眠等症；与半夏、陈皮、茯苓同

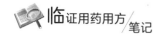

用，治痰热郁结之烦闷不宁、惊悸失眠等症。(《临床用药配伍指南》)然两药配伍，味苦微寒，脾胃虚寒所致的呕吐，以及寒痰、湿痰者不宜用。

（七）胃病证候常用药的配伍

1. 虚证

（1）胃气虚证：指胃气亏虚，胃失和降，以胃脘隐痛或痞胀、喜按、食少等为主要表现的虚弱证候。

【临床表现】胃脘隐痛或痞胀、按之觉舒，食欲不振，或得食痛缓，食后胀甚，嗳气，口淡不渴，面色萎黄，气短懒言，神疲倦怠，舌质淡，苔薄白，脉弱。

【中药配伍】①人参配石斛：生胃气，养胃阴。适用于治疗阴虚津亏、久病虚劳、脾胃虚弱等证。人参常用 10 克，另煎兑服；石斛为 15 克。人参、石斛配用，《温热经纬》清暑益气汤，与麦冬、黄连、竹叶、荷叶等同用，主治暑热伤气，汗多烦渴。程门雪经验：对年迈体弱、病久病危等虚实夹杂之重证，治疗时应注意轻补、轻清、轻化、轻泄、轻开、缓下，以保护胃气，切忌大苦、滋腻、甘滞、香燥等。治本虚仅用吉林参须、金石斛之品，以生胃气，养胃阴，而不用山药、白术、甘草等守中补脾之品。〔上海中医药杂志，1982（3）：2〕陈良甫经验：用人参、石斛顾胃气。"人之胃气，依胃而养"，治病以先复胃气养胃阴为要。(《陈良甫专辑》)然两药配伍，甘苦微寒，实证、热证、湿温尚未化燥者均不宜用。

②党参配莱菔子：补中益气，除痰消胀。适用于治疗中气虚而兼气道痰阻者。党参常用 10 ~ 30 克；莱菔子为 6 ~ 12 克。

党参、莱菔子配用，顾丕荣经验：用二药时，党参用 30 克，配伍莱菔子 15 克，可以健脾运中，消食化滞，通塞并用，治疗顽固性腹胀病变。〔江苏中医，1990（3）：1〕张泽生经验：用二药配伍，有益气化痰并开通噎膈之效，主治噎膈、中气虚而兼气道痰阻隔者。(《中药药对大全》) 然两药配伍，味辛甘，寒证、热证而胃气不虚者不宜用。

　　③ 生姜配大枣：温胃益气，缓中补虚。适用于治疗脾胃虚弱之食少、体倦、乏力等症。生姜常用 3～10 克，大枣为 3～10 克。生姜、大枣配伍，与解表药同用，生姜助卫气发汗，大枣补益营血，防止汗多伤营，可收调和营卫之功；与补益药同用，生姜和胃调中，大枣补脾益气，合用能调补脾胃，增加食欲，促进药物吸收，可提高滋补效能。

　　④ 甘草配大枣：调脾胃，益气血，和营卫，协阴阳。其补益力虽不及参、芪，但却无补而恋邪之弊，有缓和调补之功。故无论在祛邪剂中，扶正方中均常用之。适用于脾胃虚弱之食少、体倦等症。甘草（炙）常用 6～10 克，大枣为 6～10 克。甘草、大枣配用，《金匮要略》甘麦大枣汤，与麦冬同用，主治妇人脏躁，喜悲伤欲哭等症。《伤寒论浅注补正》云："三药平和，养胃生津化血，津水下达子脏，则脏不躁而悲伤太息诸症自去矣。"

　　⑤ 山药配甘草：补脾养胃，益气生津。适用于治疗脾胃虚弱之食少、气短、体倦乏力等症。山药常用 10～30 克，炙甘草为 10 克。山药、甘草配用，《金匮要略》薯蓣丸，与参、术、苓、姜、枣等同用，主治气血两虚、脾肺不足所致之虚劳、胃脘痛、痹证、闭经、月经不调。此二药配伍，现代临床常用于

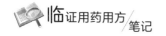

久病肺脾气虚及热病后期气阴不足等证。

（2）胃阳虚证：指阳气不足，胃失温煦，以胃脘冷痛、喜温喜按、畏冷肢凉等为主要表现的虚寒证候。又名胃虚寒证。

【临床表现】胃脘冷痛，绵绵不已，时发时止，喜温喜按，食后缓解，泛吐清水或夹有不消化食物，食少脘痞，口淡不渴，倦怠乏力，畏寒肢冷，舌淡胖嫩，脉沉迟无力。

【中药配伍】①干姜配甘草：温中散寒，健脾益气。适用于治疗寒性胃脘痛、肠鸣腹泻、胸背彻痛、眩晕、喘咳、妇女经期腹痛等症。干姜常用3～15克，甘草（炙）为3～10克。干姜、甘草配用，《金匮要略》甘草干姜汤，主治肺痿，吐涎沫而不咳者。现代临床多用于脾胃阳虚之手足不温、口不渴、烦躁吐逆等症。然两药配伍，性温燥，胃阴虚患者忌用。

②高良姜配荜澄茄：温脾胃，散寒邪，降逆气。适用于治疗寒伤脾胃引起的脘腹冷痛、呃逆呕吐、泄泻等症。高良姜常用3～9克，荜澄茄为3～6克。高良姜、荜澄茄配用，胥庆华经验，单取二药各6克，等份为散，煎水频饮，治疗胃寒呃逆效果显著。（《中药药对大全》）然两药配伍，味辛性温，胃热、胃阴不足忌用。

（3）胃阴虚证：指阴液亏虚，胃失濡润、和降，以胃脘嘈杂、饥不欲食、脘腹痞胀、灼痛等为主要表现的虚热证候。又名胃虚热证。虚热证不明显者，则称胃燥津亏证

【临床表现】胃脘嘈杂，饥不欲食，或痞胀不舒，隐隐灼痛，干呕，呃逆，口燥咽干，大便干结，小便短少，舌红少苔乏津，脉细数。

【中药配伍】①石斛配沙参：滋阴清热，益胃生津。适用

于治疗胃阴虚有热之口干多饮、饥不欲食、大便干结、舌苔光剥及胃痛、胃胀、干呕等症。石斛常用 6～15 克，鲜用加倍；沙参为 10～15 克，鲜者 10～30 克。然二药配伍，味甘性寒，脾胃虚寒，大便泄泻者忌用。

②石斛配乌梅：滋养胃阴，生津止渴。适用于治疗胃阴不足所致的消化无力、食欲不振、口干少津、舌红、脉细等症。石斛常用 6～15 克，鲜用加倍；乌梅（带核）为 5～15 克。然石斛、乌梅配用，味酸性寒，湿热蕴脾者忌用。

③白芷配甘草：补脾化湿，缓急止痛。适用于治疗胃阴不足所致的胃脘疼痛等症。白芷常用 6～12 克；甘草为 3～6 克，作主药可用 9～30 克。甘草生用则通，炙用则补，故而凡与清泻药配用宜生用，与补益药同煎宜炙用。白芷、甘草配伍，还有解毒排脓之功，可用来治疗乳痈及其疮疡肿毒等症。

④竹茹配石斛：清胃热，养胃阴，和胃气，降呕逆。适用于治疗胃阴不足、胃虚有热之饥而不食，反复呕吐，或干呕不止，口干烦渴等症。竹茹常用 3～9 克，石斛为 6～15 克。竹茹、石斛配伍，还可用来治疗妊娠胃气受胎热上扰而见的恶心呕吐。然两药配伍性寒，脾胃阳虚者忌用。

2. 实证

（1）胃热炽盛证：指火热壅滞于胃，胃失和降，以胃脘灼痛、消谷善饥等为主要表现的实热证候。

【临床表现】胃脘灼痛、拒按，渴喜冷饮，或消谷善饥，或口臭，牙龈肿痛溃烂，齿衄，小便短黄，大便秘结，舌红苔黄，脉滑数。

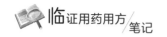

【中药配伍】①石膏配熟地黄：清胃泻火，滋补肾阴。适用于治疗胃火上炎、肾水亏虚所致的牙痛齿松、烦渴咽燥、消谷善饥、脉细数等症。石膏常用 15~30 克，熟地黄为 9~30 克。石膏、熟地黄配用，《景岳全书》玉女煎，与麦冬、知母、牛膝同用，主治胃火上炎、肾水亏虚之牙痛齿松。然两药配伍，滋腻且寒，有碍消化，凡气滞多痰、脘腹胀痛、食少便溏者忌用。

②石膏配细辛：宣肺清胃，开窍止痛。适用于治疗胃火上炎所致牙痛、牙龈肿痛等症。生石膏常用 6~30 克，细辛为 1.5~3 克。石膏、细辛配用，《景岳全书》二辛煎。主治阳明胃火上炎，牙根、口舌肿痛不可忍。现代药理证明，细辛有良好的解热作用和局部麻醉作用，对传导、浸润及黏膜麻醉均有效果，石膏有清阳明胃火之功，凡因胃火亢盛，或邪在气分之证，每常选用。然两药配伍，其性辛散，阴虚阳亢头痛、肾虚牙痛忌用。

③石膏配代赭石：清胃降火，降逆止呕。即所谓："胃热亢盛，非大寒石膏则其热不除；火气冲逆于上，非赭石重坠而其逆莫制。"适用于治疗胃火上逆所致呕吐呃逆，牙龈肿痛，口气臭秽，口渴，心烦等症。石膏常用 6~30 克，代赭石为 10~30 克，宜去净泥土，打碎生用，包煎。石膏、代赭石配用，见于临床报道的三黄三石三草汤，二药与黄连、大黄、仙鹤草等同用，治疗吐血、咯血、衄血。〔浙江中医杂志，1984（7）：21〕然两药配伍，苦寒重坠，故虚证及孕妇忌用。

④黄连配升麻：清热泻火，解毒止痛。适用于治疗胃有积热所致的口舌生疮、口腔黏膜溃烂、牙龈肿痛及喉痹乳蛾等症。黄连常用 6 克，升麻为 6 克。黄连、升麻配用，《千金要方》

卷六的黄连升麻散，二药用量比例为 6：10，主治口热生疮；《普济方》卷三六五的升麻散，二药用量比例为 1：1，主治小儿口疮。然两药配伍，性寒辛凉，阴虚、气虚者慎用。

⑤ 黄连配生姜：清热化痰，降逆止呕，消痞除满。适用于治疗胃内郁热所致的胃脘疼痛、呕吐、嘈杂嗳气等症。黄连常用 3～6 克，生姜为 10～16 克。黄连、生姜配用，《圣济总录》卷七十四的姜连散，主治脾虚久泻有热，痢疾里急后重，现代临床还可用于寒热交结，心下痞满疼痛，夜卧不安等症。然两药配伍，辛开苦降，胃寒呕吐慎用。

⑥ 羌活配黄连：解表清里，宣泄解毒。适用于治疗口疮、口糜有表证者，症见形寒发热、少汗、口糜口疮、流涎、心烦、口苦口干等。羌活常用 3～6 克，黄连为 2～10 克，羌活一般用小剂量，取其宣散作用，黄连酒炒可减其寒，治上焦火证。羌活、黄连配用，偏于苦寒，易伤脾胃，脾胃虚寒者忌用。

（2）寒饮停胃证：指寒饮停积于胃，胃失和降，以脘腹痞胀、胃中有振水声、呕吐清水等为主要表现的证候。

【临床表现】脘腹痞胀，胃中有振水声，呕吐清水痰涎，口淡不渴，眩晕，舌苔白滑，脉沉弦。

【中药配伍】① 桂枝配白术：温阳化水，蠲除痰饮。适用于治疗胃中停饮，胸胁支满，目眩等症。桂枝常用 6～10 克，白术为 6～15 克。桂枝、白术配用，《伤寒论》苓桂术甘汤，意在温阳利水；此外，桂枝、白术配用，还有温经通络、除痹止痛之功，《金匮要略》桂枝芍药知母汤，意在祛风除痹。然两药配伍，苦燥性温，实邪内壅，阴虚内热、津液不足者忌用。

② 甘遂配半夏：降逆化饮。适用于饮留胃肠，脉伏，其人

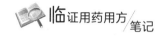

如自利，利后反快，虽利但心下仍坚满者。甘遂常用 1.5～3 克，半夏为 5～10 克，空服，晚饭前顿服，以快速涤除痰饮之邪。甘遂、半夏配用，《伤寒论》甘遂半夏汤，主治留饮证，症见脉伏，忽然自欲下利。然两药配伍，辛行苦燥，有毒，有耗气之弊，体虚之人慎用，气虚之人减量，孕妇忌用。

（3）湿热中阻证：指湿热蕴结，胃失和降，以胃脘疼痛，纳呆恶心，小便色黄，大便不畅，舌红，苔黄腻，脉滑数为主要表现的证候。

【临床表现】胃脘疼痛，痛势急迫，脘闷灼热，口干口苦，口渴而不欲饮，纳呆恶心，小便色黄，大便不畅，舌红，苔黄腻，脉滑数。

【中药配伍】①竹茹配黄连：清热燥湿化痰，降逆止呕除烦。适用于治疗中焦湿热而致恶心呕吐、口苦吞酸等症。竹茹常用 6～12 克，黄连为 3～6 克。竹茹、黄连配用，《温热经纬》黄连橘皮竹茹半夏汤，主治痰热中阻，烦闷呕逆。然两药配伍性寒，胃寒呕吐忌用。

（4）瘀血停胃证：指瘀停胃络，脉络壅滞，以胃脘刺痛、痛有定处、舌质紫黯有瘀斑、脉涩为主要表现的证候。

【临床表现】胃脘疼痛，如针刺，似刀割，痛有定处，按之痛甚，痛时持久，食后加剧，入夜尤甚，或见吐血黑便，舌质紫黯或有瘀斑，脉涩。

【中药配伍】①五灵脂配高良姜：温胃散寒，行气活血止痛。适用于治疗气滞血瘀之胃脘疼痛者。五灵脂常用 6～10 克，布包煎；高良姜 10 克。五灵脂、高良姜配用，治胃寒作痛。见于《永类钤方》，此后的《太平惠民和剂局方》温中化痰丸、

《外台秘要》的胡椒理中丸、《鸡峰普济方》的良姜丸等均可散见。现代临床多用于治疗慢性胃溃疡、十二指肠溃疡等属气滞血瘀者。然两药配伍，性温燥，胃火炽盛者忌用。

②蒲黄配五灵脂：通利血脉，推陈出新，祛瘀止痛。适用于治疗气滞血瘀诸痛症。蒲黄常用6～10克，布包煎；五灵脂为6～10克，布包煎。蒲黄、五灵脂配用，《太平惠民和剂局方》失笑散，主治妇人产后心腹痛欲死，后世则推广用之。施今墨经验：治妇科疾病，多伍当归、川芎、香附；治胃寒而痛，多伍干姜、高良姜；治心绞痛，多伍丹参、三七、葛根、绛香。(《施今墨对药临床经验集》) 刘赤选治心中绞痛及幽门痉挛，每用二药合山楂化恶血，消食滞，通胃肠痞结，有良效。朱良春用二药治慢性萎缩性胃炎属阴虚伴有瘀血者，能改善局部血循，调节代谢，促进病变的转化、吸收。(《中药药对大全》) 然两药配伍，活血作用强，孕妇慎用。

3. 兼证

（1）寒滞胃肠证：指寒邪侵袭胃肠，阻滞气机，以胃脘、腹部冷痛，痛势急剧为主要表现的实寒证候。

【临床表现】胃脘、腹部冷痛，痛势暴急，遇寒加剧，得温则减，恶心呕吐，吐后痛缓，口淡不渴，或口泛清水，腹泻清稀，或腹胀便秘，面白或青，恶寒肢冷，舌苔白润，脉弦紧或沉紧。

【中药配伍】①砂仁配木香：温中化湿，行气止痛。适用于治疗寒湿困脾，脾胃气滞，症见脘腹胀痛、舌苔白腻。砂仁常用3～6克，捣碎，后下，木香为3～10克。砂仁、木香配用，

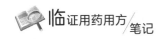

《兰室秘藏》葛花解醒汤，主治酒毒伤胃，湿热内蕴，脾胃不和。然两药配伍，辛温香燥，易耗气伤阴，气阴不足者慎用。

②香附配高良姜：温胃散寒，行气止痛。适用于治疗气滞寒凝之胃脘疼痛、口吐清涎、喜温喜按、胸闷胁痛之症。香附常用6～10克，高良姜为6～10克。香附、高良姜配用，《良方集腋》的良附丸，主治寒凝气滞之胁痛、腹痛、胃脘痛。现代临床用于胃炎、胃溃疡证属寒凝气滞者，确有良效。用时可根据寒凝与气滞之孰轻孰重调节二药用量。寒甚者重用高良姜，并可配吴茱萸、肉桂；气滞甚者，重用香附，并可配木香、砂仁。然两药配伍，辛散性热，阴虚有热者忌用。

（2）食滞胃肠证：指饮食停积胃肠，以脘腹痞胀疼痛、呕泻酸馊腐臭等为主要表现的证候。

【临床表现】脘腹胀满疼痛、拒按，厌食，嗳腐吞酸，呕吐酸馊食物，吐后胀痛得减，或腹痛，肠鸣，矢气臭如败卵，泻后不爽，大便酸腐臭秽，舌苔厚腻，脉滑或沉实。

【中药配伍】①陈皮配枳实：行气和胃，消积除胀。适用于治疗食积导致的脘腹胀满、恶心呕吐、泄泻等症。陈皮常用6～12克，枳实为6～12克。陈皮、枳实配用，《济阴纲目》卷十三的陈皮汤，主治诸呃逆。施今墨经验；二药伍用时，多以炒炭入药，主要用于胃、肠的急慢性炎症或溃疡，确有良效。（《施今墨对药临床经验集》）然两药配伍，辛散苦泄，气虚者不宜用。

②木香配莱菔子：消食导滞，消胀除满。适用于治疗消化不良，食积气滞之胃脘痞满胀痛、嗳气酸腐、腹胀肠鸣、矢气频频等症。木香常用6～12克，莱菔子为3～9克。木香、莱

菔子配用,《方脉正宗》方,与大黄、白芍同用,主治食积泻痢,里急后重。然两药配伍,辛温香燥,耗气,易伤阴血,气虚无食积、痰滞者慎用;阴虚津亏者亦慎用。

③陈皮配神曲:消食和胃,燥湿化痰。适用于治疗食积气滞之腹胀腹痛、嗳腐吞酸或咳逆呕恶、胸闷脘胀等症。陈皮常用6~10克,神曲为6~10克。陈皮、神曲配用,《丹溪心法》的曲术丸,二药与苍术、姜汁同用,治疗中脘宿食留饮而致的脘痛、吞酸嘈杂或口吐清水;《丹溪心法》的保和丸,二药与山楂、茯苓、半夏等同用,主治食积气滞之脘腹胀痛。然两药配伍,辛散苦泄,脾胃虚弱所致的消化不良不宜单独使用,须与补气健脾药同用。

④枳实配白术:健脾消痞,逐痰消积。适用于治疗脾虚不运,痰食停滞所致的胃脘痞满。枳实常用3~10克,白术为10~15克。枳实、白术配用,《金匮要略》枳术丸,主治心下坚如盘,边如旋杯,水饮所作。《内外伤辨惑论》枳术丸,二药用量比例为1:2,主治脾虚胃滞,饮食停积,胸膈痞闷;《保命集》卷中的枳实丸,二药用量比例为1:3,主治气不下降,食难消化;《古今医鉴》卷六的枳术散,二药用量比例为1:1,主治心下窄狭不快。现代临床重用枳实,配白术,治疗胃下垂、胃扩张所致的脾胃不和者。然两药配伍,味苦性温,胃火炽盛者慎用。

(3)胃肠气滞证:指胃肠气机阻滞,以脘腹胀痛走窜、嗳气、肠鸣、矢气等为主要表现的证候。

【临床表现】胃脘、腹部胀满疼痛,走窜不定,痛而欲吐或欲泻,泻而不爽,嗳气,肠鸣,矢气,得嗳气、矢气后痛胀

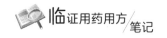

可缓解，或无肠鸣、矢气则胀痛加剧，或大便秘结，苔厚，脉弦。

【中药配伍】① 枳实配厚朴：行气化痰，消痞除满。适用于治疗寒热、痰湿所致的胸腹胀满、脘腹痞闷或喘满呕逆，或大便不通等症。枳实常用 3～10 克，厚朴为 3～10 克。枳实、厚朴配用，《伤寒论》大承气汤，与大黄、芒硝同用，主治阳明腑实，大便秘结，胸脘痞闷，腹部胀痛，硬痛拒按，甚则潮热谵语，苔黄而干，或焦起刺，脉沉实，或热结旁流，虽下利清水臭秽，而腹痛不减，按之坚硬，口干舌燥，脉滑数等症。现代临床凡见脘腹胀满，甚或疼痛，嗳气频作，或恶心属实证者，用之效如桴鼓。然两药配伍，味苦泄，气虚或阴虚者慎用。

② 香附配木香：气血并调，行气止痛。适用于治疗胃肠气滞之胃脘疼痛、腹中肠鸣作痛。香附常用6～10克，木香为6～10克。香附、木香配对，杨济经验：二药与槟榔同用，治食积气滞，脘腹满闷，大便秘结等症；与干姜、姜半夏同用，治胃寒作痛、嗳气、胸闷、呕吐清水等症。(《临证用药配伍指南》)然两药配伍，味辛性温，阴虚火旺、有动血出血倾向者忌用。

（八）小肠病证候常用药的配伍

1. 虚证

（1）寒滞肠道证：指脾胃受损，失其温煦，寒滞肠间，以脐腹冷痛、得温则舒，便溏、苔白、脉缓为表现的证候。

【临床表现】肠鸣辘辘，脐腹冷痛且胀，得温则舒，大便溏泻，小便清长。舌苔白滑，脉缓或迟。

【中药配伍】① 花椒配苍术：温中散寒，燥湿化浊，健脾止泻。适用于治疗脾胃虚寒，脘腹冷痛，久泻不愈，纳呆，舌白苔滑等症。花椒常用 3～10 克，苍术为 6～10 克。花椒、苍术配对，出自《普济方》椒术丸，主治飧泄，痢久不愈者。清·叶天士《本草经解》曰花椒"同苍术醋糊丸，治飧泄不化。"此二药还可用来治疗妇女下焦虚寒、寒湿带下等。然两药配伍，温热燥烈，湿热积滞或小肠实热证忌用。

② 干姜配赤石脂：温脾散寒，涩肠止泻。适用于治疗脾胃阳虚、胃肠不固之久泻久痢。干姜常用 10 克，赤石脂为 10～15 克，打碎先煎。干姜、赤石脂配用，《伤寒论》桃花汤，与粳米同用，主治久痢不愈，便脓血，色暗不鲜，小便不利，腹痛喜按喜温等症；《千金翼方》干姜丸，二者用量比例为 5∶3，主治胃中冷，不能食，或食已不消等症；《小儿卫生总微论方》的赤石脂丸，二者用量比例为 1∶1，主治脾阳虚之泄泻虚滑无度。现代临床将此二药与高良姜、五灵脂同用，治泄泻不止；与黄连、当归、阿胶、龙骨等同用，治赤白痢，日夜不绝；与附子、党参、牡蛎同用，治虚寒泄泻或下痢便血等症。然两药配伍，味辛性热，阴虚有热、湿热积滞者忌用。

2. 实证

（1）小肠实热证：指心火炽盛，下移小肠，以心烦失眠，口舌生疮，小便灼痛等为表现的实热证候。

【临床表现】心烦失眠，口舌生疮，小便灼热刺痛，或见尿血，舌红苔黄，脉滑数。

【中药配伍】① 生地黄配木通：清心养阴，利水通淋。适用于治疗心移热于小肠，症见小便短涩刺痛，甚则尿血等症。生地黄常用 15～18 克，木通为 3～6 克。生地黄、木通配用，《小儿药证直诀》导赤散，与生甘草同用，主治心经火热，内扰上炎，下移小肠所致的心烦、口舌糜烂、小便短赤等症，至《奇效良方》扩大了运用范围，用治小便淋痛等症。然两药配伍，苦寒降泄，孕妇及中虚尿频者忌用。

②甘草配蒲公英：清热解毒，缓急止痛。适用于治疗咽喉肿痛，口舌生疮，慢性胃炎，胃、十二指肠溃疡。甘草常用6~9克，生用；蒲公英为10~20克。甘草、蒲公英配用，性寒，脾胃虚弱者忌用。

（2）小肠气滞证：指肝气横逆，复感寒邪，小肠气滞，以小腹疼痛如绞，痛连及睾丸、腰胯，腹部（腹股沟）有软的肿块突起为主要表现的证候。

【临床表现】小腹疼痛如绞，腹胀肠鸣，得矢气稍舒，或疼痛连及睾丸、腰胯等处，坠重不舒，行走不便，或在胯腹部（腹股沟）有软的肿块突起，甚则一侧阴囊肿胀，或睾丸偏坠，形寒怯冷。舌苔白滑，脉沉弦。

【中药配伍】①乌药配川楝子：行气疏肝，散寒止痛。适用于治疗寒疝、痛经。乌药常用3~10克，川楝子为3~10克。乌药、川楝子配用，《医学发明》天台乌药散，与小茴香、高良姜、木香等同用，主治寒凝气滞之小肠疝气、少腹痛引睾丸；《景岳全书》暖肝煎，与小茴香、肉桂、沉香、当归等同用，主治肝肾阴寒之小腹疼痛、疝气疼痛；《疡医大全》乌药散，与木香、沉香、高良姜、青皮等同用，主治小肠疝气，牵引脐腹疼痛。现代临床治疗寒疝，常与小茴香、木香同用；治疗热疝，常与延胡索、香附、橘核、芒果核同用。然两药配伍，辛温香窜，有耗气之弊，气血虚而有内热者不宜使用。

②吴茱萸配小茴香：暖肝散寒，行气止痛。适用于治疗脘腹冷痛、寒疝腹痛等症。吴茱萸常用 1.5～5 克，小茴香为 6～10 克。吴茱萸、小茴香配用，《医方简义》导气汤，与川楝子、木香同用，主治寒滞肝脉之疝气疼痛。然两药配伍，苦辛性温，阴虚有热者忌用。

③川楝子配小茴香：温经散寒，理气止痛。适用于治疗疝气肿痛之初，兼寒热交作者。川楝子常用 10 克，小茴香为 6～10 克。川楝子、小茴香配用，《医方简义》导气散，与吴茱萸、木香同用，主治寒滞肝脉之疝气疼痛。现代临床还可用来治疗妇女行经腹胀、小腹冷痛。然两药配伍，辛散苦泄，耗气伤阴，气阴两虚者忌用。

④荔枝核配橘核：温经散寒，行气止痛。适用于治疗妇女少腹气滞血瘀的刺痛、疝气疼痛、阴核肿胀等症。荔枝核常用 12～15 克，橘核为 9～12 克。荔枝核、橘核配用，《沈氏尊生书》荔枝橘核汤，主治小肠疝气。任继学认为此二药能疏肝理气通淋，治疗诸淋引起的尿痛，效佳，尤其适用于气滞淋痛。此外，二药配用有理气降逆之功，对于肝郁气逆所致的奔豚气也有一定的效果。（《中药药对大全》）

（3）饮留肠道证：指中阳被遏，健运失职，水饮壅结于肠道，以腹满而胀，水走肠间，沥沥有声及饮郁化热的症状为主要表现的证候。

【临床表现】腹满而胀，水走肠间，沥沥有声，便秘，口舌干燥，舌苔腻，色白或黄，脉沉弦或伏。

【中药配伍】①防己配椒目：辛宣苦降，分消水饮，导饮下趋。适用于治疗大肠水结证，症见腹满、腹中有水声、口干

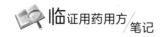

舌燥等症。防己常用6~10克,椒目为3~5克。防己、椒目配用,《金匮要略》己椒苈黄丸,与葶苈子、大黄同用,主治痰饮水走肠间,气机升降失常,津液不能上承,浊阴不能下降之腹满,口舌干燥等症。然两药配伍,辛苦性寒,易伤脾胃,且椒目有小毒,故脾胃虚寒及阴虚火旺者忌用,孕妇慎用。

②甘遂配甘草:峻下逐水,通利二便。宋·陈无择云:"甘草反甘遂,似不当用之,却效,非人情所可测也。"适用于治疗水饮内停之咳嗽、痰喘,引胸作痛,痰涎清稀,腹满,小便不利等症。甘遂常用6克,甘草为6克,面煨研末,分冲。甘遂、甘草配用,《金匮要略》甘遂半夏汤,与半夏、芍药同用,主治留饮证。然两药配伍甘遂苦寒峻下有毒,邪盛而正虚体弱者及孕妇忌用。

(4)虫积肠道证:指蛔虫等寄生肠道,耗吸营养,阻滞气机,以腹痛、面黄体瘦、大便排虫等为主要表现的证候。

【临床表现】胃脘嘈杂,时作腹痛,或嗜食异物,大便排虫,或突发腹痛,按之有条索状物,甚至剧痛,呕吐蛔虫,面黄体瘦,睡中(齘)齿,鼻痒,或面部出现白色斑,唇内有粟粒样白点,白睛见蓝斑。

【中药配伍】①乌梅配川椒:温脏安蛔,收敛止泻。适用于治疗蛔虫腹痛及脾虚久泻、久痢、大肠滑脱等症。乌梅常用10克,川椒为10克。乌梅、川椒配用,《伤寒论》的乌梅丸,二药与细辛、干姜、附子、桂枝、黄连、黄柏、人参、当归同用,主治肠寒胃热、寒热错杂的蛔厥重证。《类证治裁》卷三的理中安蛔汤,二药同理中丸、四君子组方,主治中焦虚寒之蛔扰证;《重订通俗伤寒论》连梅安蛔汤,二药与胡黄连、雷丸、黄柏、槟榔同用，主治肝火胃热之蛔虫证。然两药配伍，味酸辛热，内有实热结滞者忌用。

②槟榔配牵牛子：杀虫消积，行气泻下。适用于治疗蛔虫、绦虫、钩虫等多种寄生虫病，因虫积而见的腹痛、腹胀、大便干结等症。槟榔常用 10 克，牵牛子为 10 克。槟榔、牵牛子配用，《普济方》牛榔方，为杀虫专剂。然两药配伍，辛散苦泄，虫积体虚者、孕妇忌用。

③槟榔配南瓜子：相须为用，杀虫导滞，促进虫体排出。适用于治疗绦虫、蛔虫等寄生虫病，对绦虫最宜。槟榔常用 10～60 克，南瓜子为 60～120 克，连壳或去壳后研细粉用冷开水调服。槟榔、南瓜子配用，与胡椒粉、鹤虱、苦楝皮等同用，治疗肠道寄生虫；与木香、石榴根皮同用，治疗绦虫者，效果更佳。

④使君子配芦荟：寒温并施，泄热消积，驱杀肠虫。适用于治疗虫积于肠，热壅便秘。使君子常用 6～10 克，去壳，取种仁生用，或炒香用；芦荟为 1～2 克，研末冲服。使君子、芦荟配用，《医宗金鉴》芦荟肥儿丸，与槟榔、胡黄连等同用，主治湿热虫积，饮食不节而致的疳积者。《本草汇言》云："芦荟，凉肝杀虫之药也，凡属肝脏为病，有热者，用之必无疑也。但味极苦，气极寒，诸苦寒药无出其右者。其功力主消不主补，因内热气强者可用，如内虚泄泻食少者禁之。"现代药理研究证明：芦荟含蒽酪苷，泻下的同时常伴有显著的腹痛和盆腔充血，严重时可引起肾衰，故肾衰者忌用。

⑤使君子配槟榔：杀虫消积，健脾燥湿。适用于治疗虫积腹痛、小儿疳积。使君子常用 6～10 克，去壳，取种仁生用，

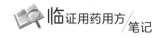

或炒香用；槟榔为6～15克。使君子、槟榔配用，《太平惠民和剂局方》肥儿丸，与黄连、肉豆蔻、丁香等同用，主治小儿脾胃虚弱，虫积腹痛及消化不良，腹胀泄泻，发热口臭，面黄体弱等；现代临床将此二药与苦楝皮、芜荑、鹤虱同用，治疗钩虫、蛔虫、蛲虫；与神曲、麦芽等药同用，治疗小儿疳积而见腹痛有虫，形瘦腹大，面色萎黄之症；与党参、白术、鸡内金同用，可杀虫消积。然两药配伍，味辛性温，与热茶同服可引起呃逆；因槟榔有泻下通便之能，脾虚便溏者应酌情配以健脾之品。

⑥芜荑配使君子：消积疗疳，杀虫温脏。适用于治疗蛔虫、蛲虫所致的虫积腹痛、面色萎黄者。芜荑常用3～10克，使君子为5～10克。芜荑、使君子配用，《补袖珍小儿方论》布袋丸，与夜明砂、茯苓、白术、人参等同用，主治小儿虫疳，症见体热面黄，肢细腹大，发焦目暗等症。现代临床将此二药，与鹤虱、槟榔、苦楝皮等同用，治疗肠道诸虫所致的腹痛；与人参、茯苓、白术等同用，治疗小儿疳积，腹痛有虫，面黄肌瘦。然两药配伍，味辛性温，与热茶同服可引起呃逆。

（九）大肠病证候常用药的配伍

1. 虚证

（1）虚寒滑脱证：指脾肾阳衰，关门不固，以下痢、滑脱不禁、腰酸肢冷与虚寒症状共见为主要表现的证候。

【临床表现】腹部隐痛，缠绵不已，喜按喜温，痢下赤白清稀，无腥臭，或为白冻，甚则滑脱不禁，肛门坠胀，便后更甚，形寒肢冷，四肢不温，食少神疲，腰膝酸软，舌淡苔薄白，脉沉细而弱。

【中药配伍】① 补骨脂配五味子：温肾暖脾，涩肠止泻。适用于治疗脾肾阳虚之腹痛久泻以及带下等症。补骨脂常用5～10克，五味子为3～9克。补骨脂、五味子配用，《内科摘要》四神丸，与肉豆蔻、吴茱萸同用，主治脾肾虚寒、五更泄泻；与木香、干姜、吴茱萸同用，可治外感寒湿，或酒食伤脾，腹痛作泻；与黄芪、升麻同用，可治久泻脱肛；与山茱萸、菟丝子、巴戟、车前子同用，可治脾肾虚弱，腹痛久泻及带下。然两药配伍温涩，湿热积滞、阴虚火旺、表邪未解者忌用。

② 附子配诃子：温肾暖脾，涩肠止泻。适用于治疗大肠虚寒之滑脱不禁等症。附子常用3～15克，入汤剂应先煎30～60分钟，以减弱其毒性；诃子为3～5克，涩肠止泻宜煨熟用。附子、诃子配用，《医学入门》固肠丸，与干姜、白术、肉豆蔻同用，可治大肠虚寒，滑脱不禁；与赤石脂、龙骨、干姜、肉豆蔻同用，可治肠胃虚寒，下痢不止；与木香、阿胶、陈皮、罂粟壳等同用，可治泻痢日久，形羸不进食；与高良姜、赤石脂、肉桂、细辛等同用，可治脏腑久虚下寒，泄泻不止，肠滑不禁。然两药配伍，性热且涩，咳痰泻痢初起者忌用。

③ 干姜配诃子：温肺暖脾，涩肠止泻。适用于治疗肠胃虚寒之泄泻、饮食不化、肠鸣腹痛、脱肛不收等症。干姜常用3～10克，诃子为3～5克。干姜、诃子配用，《家藏经验方》断下丸，与炮附子、阿胶、龙骨、赤石脂同用，可治泄泻不止、久痢不瘥；与肉豆蔻、高良姜、茯苓、肉桂同用，可治脏腑久虚下寒，泄泻不止，肠滑不禁；与高良姜、肉豆蔻、石榴皮、附子等同用，可治脏腑停寒，肠胃虚弱，腹痛泄泻；与黄连、肉豆蔻、赤石脂、

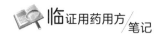

吴茱萸等同用，可治肠胃受湿，泄利频作，米谷不化，腹胀肠鸣；与细辛、龙骨、黑附子、石榴皮等同用，可治脾肾阳虚，泄泻稀薄，滑脱不禁，下肢不温。然两药配伍，味酸且涩，湿热痢疾，泄泻初起禁用。

（2）肠燥津亏证：指津液亏损，肠失濡润，传导失职，以大便燥结、排便困难及津亏症状为主要表现的证候。

【临床表现】大便干燥如羊屎，艰涩难下，数日一行，腹胀作痛，或可于左少腹触及包块，口干，或口臭，或头晕，舌红少津，苔黄燥，脉细涩。

【中药配伍】①火麻仁配瓜蒌仁：清肺补脾，润肠通便。适用于治疗肠胃燥热，津液不足，大便干结，小便频数者。火麻仁常用 10～15 克，瓜蒌仁为 10～15 克，同捣煎服。火麻仁、瓜蒌仁配用，《中华临床中药学》谓：瓜蒌仁有润肠通便之功，为增其润肠通便之功，常与火麻仁、郁李仁等同用，主治肺燥热渴，大便秘结。然两药配伍，质润多脂，甘寒润滑，脾虚便溏及湿痰、寒痰者慎用；阳虚便秘忌用。

②生地黄配大黄：滋阴增液，通便泄热。适用于治疗热结便秘。生地黄常用 15～18 克，大黄为 3～6 克，后下。生地黄、大黄配用，《温病条辨》增液承气汤，与麦冬、玄参、芒硝同用，主治热结津伤，燥屎不行，此外药对还有清热凉血之功，《伤寒总病论》卷三的大黄散，用来治疗血热吐血衄血；《圣济总录》卷一四四的二黄丸，二药用量比例为 1：1，治疗打损，瘀血在腹中，久不消；朱良春经验：善用二药治疗血小板减少性紫癜属血有热者颇效验。〔浙江中医杂志，1982（9）：396〕然两药本来性寒，湿热病忌用。

③生地黄配熟地黄：补血而凉血止血，滋阴而生津润燥。适用于治疗产后津伤血亏之口渴、失眠、大便秘结等。生地黄常用 10~15 克，熟地黄为 10~15 克。生地黄、熟地黄配用，《保命集》二黄散，主治胎漏下血诸症。现代临床常用于热病伤阴，低热不退及老年习惯性便秘。然两药配伍，性黏腻，有碍消化，凡气滞痰多、脘腹胀痛、食少便溏者忌用。

④火麻仁配杏仁：脾肺同调，润肠通便。适用于治疗津液不足、津枯肠燥之大便秘结、排出困难等症。火麻仁常用 10~15 克，杏仁为 5~10 克，同捣煎服。火麻仁、杏仁配用，颜正华经验：与大黄、枳壳同用，治疗虚人或老年人气弱血少，津液不足，致肠燥便秘者。（《中药学》）然两药配伍，多脂滋腻，且杏仁有小毒，脾虚便溏、痰湿者慎用；孕妇、婴儿慎用。

⑤火麻仁配郁李仁：润肠通便，降气除满。适用于治疗热性病后、产后、老年人、体虚者，由于津液不足，津枯肠燥所致的大便秘结、排出困难等症。火麻仁常用 10~15 克，郁李仁为 6~10 克。火麻仁、郁李仁配用，祝谌予惯用治疗习惯性便秘，或再配用芒硝及全瓜蒌，水煎服，效如桴鼓。（《中药药对大全》）然两药配伍，质润多脂，性滑利，故脾虚便溏者及孕妇忌用。

2. 实证

（1）湿热滞留证：指湿热内蕴，阻滞肠道，以腹痛、暴泻如水、下痢脓血、大便黄稠秽臭及湿热症状为主要表现的证候。

【临床表现】身热口渴，腹痛腹胀，下痢脓血，里急后重，或暴泻如水，或腹泻不爽、粪质黄稠秽臭，肛门灼热，小便短

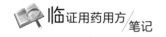

黄，舌质红，苔黄腻，脉滑数。

【中药配伍】① 黄柏配白头翁：泻热燥湿，清肠解毒。适用于治疗腹痛、里急后重、肛门灼热、泻下脓血、赤多白少、舌红苔黄。黄柏常用 6～12 克，白头翁为 9～15 克。黄柏、白头翁配用，《伤寒论》白头翁汤，与黄连、秦皮同用，主治热毒痢疾，症见腹痛、里急后重、肛门灼热、下痢脓血、赤多白少、渴欲饮水、舌黄苔黄、脉弦数等；再加甘草、阿胶，主治阴虚血弱而病热痢下重，名白头翁加甘草阿胶汤（《金匮要略》）。然两药配伍，味苦性寒，虚寒久痢、寒湿痢忌用。

② 黄连配枳实：泻火解毒，宽肠疗痔。适用于治疗湿热积滞所致泻痢腹痛、里急后重、泻痢不止、苔黄腻等症。黄连常用 6 克，枳实为 3～6 克。黄连、枳实配对，《古今医鉴》卷五的立效散，二药用量比例为 2 : 1，主治痢，腹痛，赤白相兼，噤口痢，泄泻。《症因脉治》卷四的黄连枳壳汤，二药用量比例为 1 : 1，主治积热便结，内热烦躁，口苦舌干，小便赤涩，夜卧不宁，腹中胀闷，胸前苦浊，大便不行，脉右关细数，由大肠积热所致；《医方类聚》卷一八四引《经验方》的枳壳丸，二药用量比例为 1 : 1，主治肠风下血。然两药配伍，味苦性寒，非邪实胀满者不宜用之，孕妇忌用。

③ 黄连配木香：清热燥湿，行气导滞。适用于治疗湿热泻痢、腹痛、里急后重、痢下赤白等症。黄连常用 3～6 克，木香为 6～9 克。黄连、木香配用，《和剂局方》的香连丸，主治下痢赤白，脓血相兼，里急后重。《寿世保元》卷四的观音救子方，二药用量比例为 1 : 2，主治大便下血；《圣惠方》卷九十三的黄连丸，二药用量比例为 1 : 1，主治小儿冷热痢。

然前贤相告，香连治痢，不宜早用，因木香性温而升，常用于脾虚泄泻，有收敛止涩作用，痢疾早期切忌止涩，先宜通下导滞。早用木香或香连丸会加重里急后重，使肠湿浊犯胃，造成噤口痢。张廉卿老先生治痢疾，先用枳实导滞丸，然后才用香连丸，效果可靠。(《中医函授通讯》，1982，第 5 期)

④黄连配大黄：下结除滞，涤肠通便。适用于治疗肠胃湿热积滞，痢疾初起，腹痛、里急后重者。黄连常用 6 克，大黄为 9 克，后下。黄连、大黄配用，《伤寒论》大黄黄连泻心汤，主治心下痞，按之濡，其脉关上浮者。《医宗金鉴》卷四十二的大黄黄连汤，主治痢疾里热盛，上冲心作呕、噤口者。现代临床上多用于一些感染性疾病，如流脑、乙脑、急性肝炎，胆系感染等属于火热亢盛者，确效。然两药配伍，味苦性寒，脾胃虚弱者慎用，孕妇、月经期、哺乳期忌用。

⑤黄芩配白芍：清热止痢，坚阴止寒。适用于治疗湿热积滞肠中所致的热痢腹痛、身热口苦、里急后重等症。黄芩常用 9 克，白芍为 12~15 克。黄芩、白芍配用，《伤寒论》黄芩汤，主治太阳与少阳合病自痢者。《寿世保元》卷八的二仙汤，二药生用，主治麻疹既出而复没，或出不尽，心慌，哭啼不止，十分危急，死在须臾或下痢腹痛；《医方简义》卷三的黄芩白芍汤，主治春瘟；另《伤寒论》的黄连阿胶汤，二药与黄连、阿胶、鸡子黄同用，主治阴虚火旺，心中烦热，失眠，或热病后期，余热未清，阴液亏损，虚损不得眠，以及心火亢盛，迫血妄行所致衄血等症。然两药配伍，味苦性寒，阳衰虚寒久痢忌用。

（2）腑实热结证：指里热炽盛，腑气不通，以发热、大便

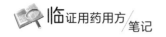

秘结、腹满硬痛为主要表现的实热证候。

【临床表现】高热，或日晡潮热，汗多，口渴，脐腹胀满硬痛、拒按，大便秘结，或热结旁流，大便恶臭，小便短黄，甚则神昏谵语、狂乱，舌质红，苔黄厚而燥，或焦黑起刺，脉沉数（或迟）有力。

【中药配伍】①大黄配芒硝：泻热导滞，攻下破积，通便除满。正如柯琴云："仲景欲使芒硝先化燥屎，大黄继通地道"。《医宗金鉴》谓："经曰：热淫于内，治以咸寒，火淫于内，治以苦寒，君大黄之苦寒，臣芒硝之咸寒，二味并举，攻热泻火之力备矣。"适用于治疗胃肠实热积滞之大便秘结，积食不下，腹痛痞满，拒按，壮热，神昏谵语，苔黄燥，脉滑数等症。大黄常用 3～12 克，后下；芒硝为 10～15 克，兑入药汁内服，或开水溶化分服。大黄、芒硝配用，《伤寒论》大承气汤，与枳实、厚朴同用，主治热盛便秘，腹痛腹胀，烦躁谵语，渴饮，舌苔焦黄起刺，脉沉实有力等症。张介宾以大黄、芒硝各等份，为末调涂，治赤鼻久不瘥，名曰"二神散"。（《景岳全书》）现代临床对于急性单纯性肠梗阻、急性阑尾炎、急性胆囊炎等见于便秘苔黄脉沉实者，用之每可控制病情发展或缓解病情。然两药配伍，味苦性寒，破积之力尤猛，老人、体虚、津亏者忌用。

②大黄配枳实：泻热除积，利气消痞。适用于治疗阳明热盛，燥屎初结，痞满而实，燥坚不甚之腑实证。大黄常用 3～10 克，后下，枳实为 3～10 克。大黄、枳实配用，《伤寒论》小承气汤，与厚朴同用，主治阳明热结轻证、阳明热结之热结旁流者、阳明热结重证之有正气不足者。临证时应根据症状酌情

改变二药的用量，若见热势较甚，大便秘结，则以大黄为主，少佐枳实；若见胃肠食积化热，腹满疼痛，则以枳实为主，少佐大黄。然两药配伍，苦寒峻猛，孕妇、脾胃虚弱者当慎用，阳虚寒凝及热结津亏不大便者忌用。

（3）瘀热阻滞证：指肠道功能失调，传化不利，败血浊气壅遏，以腹痛拒按、痛有定处、发热、苔黄腻、脉弦数为主要表现的证候。

【临床表现】腹痛拒按，或局限于右下腹，便秘或腹泻，或有发热，苔黄腻，脉滑数或弦数。

【中药配伍】① 赤芍配大黄：泄热逐瘀，和营止痛。适用于治疗肠痈初起，少腹疼痛等症。赤芍常用 10 ~ 15 克，大黄为 3 ~ 9 克，后下。赤芍、大黄配用，《千金方》卷十一的神明度命丸，主治久患腹内积聚、大小便不通、气上抢心、腹中胀满、逆害饮食。现代临床多用于治疗瘀血或实热所致的下腹疼痛。然两药配伍，味苦性寒，非邪实之血虚经闭证，以及产后、妇女哺乳期忌用。

② 牡丹皮配大黄：清热凉血，散瘀解毒。适用于治疗肠痈初起，少腹肿痞，按之即痛。牡丹皮 10 克，大黄为 3 ~ 9 克，后下。牡丹皮、大黄配用，《金匮要略》大黄牡丹汤，与桃仁、芒硝、冬瓜子同用，主治肠痈初起，脓未成者。《圣济总录》的牡丹汤，二药与栀子、黄芩同用，主治温毒发斑，身热烦渴；牡丹丸，二药与川芎、苦参同用，主治血热瘀滞的月经不行。现代有关资料报道，大黄、牡丹皮煎液对葡萄球菌、大肠杆菌及链球菌等多种细菌，均有较强的抗菌作用，可用于多种细菌感染性疾患的治疗。然两药配伍，苦寒峻烈，妇女孕期、产后、

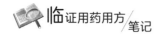

月经期间、肠痈已成脓者忌用。

③ 紫花地丁配蒲公英：清热解毒，消肿行滞。适用于治疗痈肿疔毒、肠痈、乳痈等症。紫花地丁常用15~30克，蒲公英为15~30克。紫花地丁、蒲公英配用，《医宗金鉴》五味消毒饮，与金银花、野菊花、天葵子同用，主治火毒结聚的痈疮疖肿。现代临床常用于治疗一切化脓性炎症。药理研究证实：紫花地丁含甙类、黄酮类、蜡，有广谱抗菌作用；蒲公英对球菌和多种真菌有不同程度的抑制作用，另能疏通乳腺管，常用治乳腺炎，但二药用量宜大，否则无效。然两药配伍性寒，虚寒者忌用。

（十）膀胱病证候常用药的配伍

1. 虚证

（1）膀胱虚寒证：指肾阳虚、肾气不固，膀胱开合失司，以小便频数清长，尿有余沥，排出无力，舌润苔白，脉沉细为主要表现的证候。

【临床表现】小便频数清长，或不禁，尿有余沥，遗尿、尿浊，甚或小便不爽，排出无力，舌润苔白，脉沉细。

【中药配伍】① 益智仁配乌药：温肾缩尿。适用于治疗肾阳虚衰之小便频数或余沥、遗尿等症。益智仁常用10克，乌药为10克。益智仁、乌药配用，《妇人良方》缩泉丸，主治命门火衰，脬气虚寒，小便频数，尿有余沥及小儿遗尿。然两药配伍，味辛性温，阴虚火旺或因热而患遗精、滑精、妇女崩漏者忌用。

② 桑螵蛸配黄芪：补肾益气、助阳升清，固摄精关。适用

于治疗肾气虚弱，收摄无权之遗精、滑泄、遗尿等。桑螵蛸常用10克，黄芪为10~15克。桑螵蛸、黄芪配用，《千金翼方》桑螵蛸汤，与鹿茸、人参、牡蛎、甘草等同用，主治产后便数；《杂病原流犀烛》固胸汤，二药与升麻、当归、茯神、芜蔚子、山茱萸等同用，主治产后小便不禁或胕损；《张氏医通》加减桑螵蛸散，二药与鹿茸、麦冬、杜仲、补骨脂、人参、五味子同用，主治阳虚气弱，小便频数或遗溺。然两药配伍性温，内有实热、肝阳上亢、气火上冲、湿热气滞、阴虚多火、膀胱有热而小便频数者忌用。

③覆盆子配金樱子：益肾、涩精、缩尿。适用于治疗肾虚不固之遗精、遗尿、腰膝痛软。覆盆子常用15~25克，金樱子为10克。覆盆子、金樱子配用，味酸涩，膀胱有热而小便频数者忌用。实火、实邪者不宜服。

④桑螵蛸配金樱子：补肾益气，缩尿止遗。适用于治疗老年肾气渐衰而见小便失禁、小儿遗尿等症。桑螵蛸常用10克，金樱子为10克。桑螵蛸、金樱子配用，《中华临床中药学》云：肾气不足，膀胱虚寒，水液失约而遗尿、尿频、小便不禁者，金樱子与桑螵蛸、益智仁、山药同用，以补肾缩尿止遗。然两药配伍，助阳固涩，膀胱有热而小便频数者忌用。实火、实邪者不宜使用。

⑤桑螵蛸配海螵蛸：补肾益气，固精缩尿，摄血止带。适用于治疗老年肾气渐衰而见小便失禁、小儿遗尿等症。桑螵蛸常用6~10克，海螵蛸为10~12克，打碎先煎。桑螵蛸、海螵蛸配用，味咸涩，阴虚有热者不宜用。

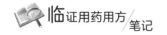

2. 实证

（1）膀胱湿热证：指湿热侵袭，蕴结膀胱，以小便频急、灼涩疼痛及湿热症状为主要表现的证候。

【临床表现】小便频数、急迫、短黄，排尿灼热、涩痛，或小便浑浊、尿血、有砂石，或腰部、小腹胀痛，发热，口渴，舌红，苔黄腻，脉滑数或濡数。

【中药配伍】①黄柏配细辛：行水气，清湿热。适用于治疗膀胱湿热内蕴之尿频尿急，排尿不畅等症。黄柏常用 9 ~ 12 克，细辛为 1.5 ~ 3 克。黄柏、细辛配用，《杨氏家藏方》卷十一的赴筵散，二药各等份（去粗皮、炒、蜜炙）为细末，掺患处，主治口疮。今剂量、剂型有变，功效随之为变。然两药配伍，辛苦性温，久病溃疡不愈属气虚者忌用。

②茯苓配滑石：清热利湿，通淋止痛。适用于治疗膀胱湿热之小便不利、淋沥涩痛等症。茯苓常用 10 ~ 30 克，滑石为 10 ~ 15 克。茯苓、滑石配用，《辨证录》卷九滑苓汤，二药比例为 1 : 1，主治胃火热甚，而完谷不化，奔迫直泻。《证治准绳》海金沙散，二药与海金沙、肉桂共研细末，灯心草汤送服，主治诸淋沥。《中华临床中药学》谓：治湿热之泄泻，滑石与茯苓、车前子、薏苡仁等同用。然两药配伍，皆为甘淡渗利之品，易耗伤阴液，阴亏津少者慎用。

③海金沙配甘草梢：清热泻火，通淋止痛。适用于治疗下焦湿热所致的各种淋证。海金沙常用 6 ~ 12 克，甘草梢为 6 ~ 10 克。海金沙、甘草梢配用，《世医得效方》海金沙散，与滑石共为末，麦门冬煎汤调服，主治膏淋。陈维华经验，临床单纯

热淋尿痛，取海金沙为末，以生甘草梢煎汤冲服即可。若加用软坚散结、利尿通淋之品，有一定的排石化石作用。(《中药药对大全》)然两药配伍，甘淡性寒，膀胱虚寒者忌用。

④ 瓦楞子配鱼脑石：软坚化石，利尿通淋。适用于治疗湿热蕴结之胆结石、肾结石、输尿管结石、膀胱结石等症。瓦楞子常用 10～15 克，鱼脑石为 10～15 克，同打碎先煎。瓦楞子、鱼脑石配用，胥庆华认为，治胆结石，宜与金钱草、茵陈、木香、大黄配用；治尿路结石，宜与海浮石、海金沙、车前子等配用，疗效较好。(《中药药对大全》)然两药配伍，甘咸性寒，膀胱虚寒者忌用。

⑤ 瓦楞子配滑石：软坚消石，通淋止痛。适用于治疗湿热内蕴之尿路结石、小便不利、淋漓不畅等症。瓦楞子常用 15～20 克，滑石为 15～20 克，同打碎先煎。瓦楞子、滑石配用，性寒体滑，脾虚便溏者忌用。

（2）水蓄膀胱证：指膀胱气化不利，水液停蓄，以发热恶寒、小便不利、小腹满、脉浮或浮数等主要表现的证候。

【临床表现】发热恶寒，小便不利，小腹满，口渴，或水入即吐，脉浮或浮数。

【中药配伍】① 桂枝配茯苓：温阳化气，利水渗湿。适用于治疗水湿内停，膀胱气化不利所致的小便不利、水肿者。桂枝常用 6～9 克，茯苓为 10～15 克，茯苓入汤剂以切成薄片（1～2 毫米）或打碎入药为宜，否则三萜类、多聚糖类等有效成分难以充分溶解于水。桂枝、茯苓配用，《伤寒论》五苓散，与白术、泽泻、猪苓等同用，主治膀胱化气不利，水湿内聚引起的小便不利、水肿腹胀、呕逆泄泻、渴不思饮等症；二药与

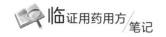

白术、甘草同用，名苓桂术甘汤，主治饮停胸胁之胸胁胀满、目眩心悸等症。然两药配伍，性渗利，肾虚之小便自利或不禁或虚寒精清滑，皆忌用。

②茯苓配猪苓：补中寓泻，健脾利水止泻。适用于治疗水气不化或阳虚水热互结所致的小便不利、水肿诸症。茯苓常用10～30克，猪苓为9～15克。茯苓、猪苓配用，《伤寒论》猪苓汤，与泽泻、阿胶、滑石等同用，主治脉浮发热，渴欲饮水，小便不利者。二药与白术、泽泻、桂枝同用，主治膀胱化气不利，水湿内聚引起的小便不利、水肿腹胀、呕逆泄泻、渴不思饮等症。然两药配伍，性渗利，耗阴伤津，阴亏津少者忌用。

③商陆配海藻：行气散结，利尿消肿。适用于治疗水肿较甚者。商陆常用3～9克，海藻为10～15克。商陆、海藻配用，《伤寒论》牡蛎泽泻散，与牡蛎、葶苈子、蜀漆等同用，主治湿热壅滞，膀胱不利，水蓄于下之证。然两药配伍，辛散苦降，利水力大，体虚者忌用。

（3）浊瘀阻塞证：指败精阻塞尿道，痰瘀结块，水道不通，以小便点滴而下，甚则阻塞不通，小腹胀满疼痛，舌紫暗，脉涩为主要表现的证候。

【临床表现】小便点滴而下，或尿细如线，甚则阻塞不通，小腹胀满疼痛，舌紫暗，或有瘀点，脉涩。

【中药配伍】①瞿麦配滑石：化瘀通窍，利水通淋。适用于治疗水道不通所致的小便点滴而下，或尿细如线，甚则阻塞不通，小腹胀满疼痛等症。瞿麦常用10～15克，鲜品加倍；滑石为10～15克，包煎。瞿麦、滑石配用，《证治汇补》石韦散，与石韦、车前子、冬葵子等同用，主治血淋；《世医得效方》

石燕丸，与石燕、石韦同用，主治石淋。然两药配伍，苦寒性降，活血堕胎，孕妇忌用。

②瓦楞子配海浮石：软坚化石，散瘀止痛。适用于治疗肾结石、输尿管结石、膀胱结石、胆结石等症。瓦楞子常用15～30克，海浮石为15～30克，同打碎先煎。瓦楞子、海浮石配用，味咸性寒，膀胱虚寒者忌用。

③茯苓配赤芍：活血散瘀，利水消肿。适用于治疗水湿瘀血交阻之小便不利、浮肿、尿血等症。茯苓常用10～30克，赤芍为6～15克。茯苓、赤芍配用，《临证用药配伍指南》谓：治血热挟瘀之小便不利、浮肿、尿血、血热吐衄。肖森茂经验，二药合伍对减轻迷路水肿有较好疗效，可治耳源性眩晕（《百家配伍用药经验采菁》）。

▶ 学临证施护
▶ 看中医典籍
▶ 查用药经验
▶ 知药性功效

扫码查看

第 五 章

临 证 常 用 名 方 释 疑

在中医的历史长河中，名医辈出。许多志士贤人，"不为良相，则为良医。"在长期的医疗实践中，揆之于经，酌以心见，订之于证，绳之于方，创造了许多行之有效的方剂，经千百年的临床检验，久用不废。然而由于年代久远，给后来学习中医方剂者带来了一些困惑。针对这种情况，笔者概括归纳了一百一十个问题进行释疑。

1. 麻黄汤

用麻黄为什么要"先煎麻黄，去上沫"？

麻黄汤的煎法是"先煎麻黄，减二升，去上沫"。其目的是减少麻黄之副作用及悍烈之性。关于其机理，陶弘景云："沫令人烦。"张锡纯云："沫中含有发表之猛力。"此两种说法均欠妥。其实这是张仲景据《内经》"清阳发腠理，浊阴走五脏"的理论，凭直观认为沫乃浊物，不去沫则浊走肺脏，偏于宣通肺气，起平喘、通阳、利水作用；去之以取麻黄气之轻清走表发腠理以发汗解表，正如柯韵伯所云："去沫者，止取其清阳发腠理之义也。"

2. 大青龙汤

本方由麻黄汤衍变而来，为什么要倍麻黄、甘草，加石膏、姜、枣呢?

倍麻黄其目的在于加强发汗解表之效，此即针对恶寒重无汗之证，另一方面方中以加石膏清热，唯恐表邪未解而里，热一清，表邪乘虚陷内，而变为寒中协热下利，故重用麻黄一汗而解。

倍甘草，其义有二：①甘草和中能培脾土以作汗；②因其味甘之性可防麻黄、桂枝（大剂）过汗伤正，石膏性寒凉中，同时由于烦躁为里热所致，病有趋向阳明之势，故必须加石膏寒清胃火，则内热除、烦躁解。姜、枣合用能调和营卫，有协助主药之功，配甘草，寓扶正于解表清热之中，故加之。

3. 桂枝汤

本方证本已自汗出，何以更行发汗?

汗有"病汗""药汗""正汗"之分，在《经方实验录》中曹颖甫曰："病汗常带凉意，药汗则带热意，病汗虽久，不足以去病，药汗瞬时，而功乃大著。"正汗是身体在正常情况下，为使因劳累或天气火热所造成的阳热得到放散，以调节体温的一种生理现象。本方外感风寒表虚证之汗出为病汗，是卫气抗邪于外，不能固护卫表，使营阴失守而泄越于外所致。如更行发汗，则邪气不除，自汗终不能止，而运用本方发汗是药汗，它可使邪去正安，营卫得和，自汗得止。故虽自汗，仍应本"其有邪者，渍形以为汗"的教导，微发其汗。

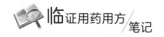

4. 九味羌活汤

九味羌活汤为什么不用石膏清热而用黄芩？既有湿邪，何以反用生地黄？

九味羌活汤主治表湿内热证，方中清热，不用石膏而用黄芩，其理由是：①石膏为清里热除烦止渴之品，故大青龙汤证之内热烦躁即选用，本方证为内热口苦，其内热口苦系胆经热盛所致，故用黄芩入胆清热而治口苦，欲斥入里之邪。②黄芩味苦性寒，苦寒之品可燥湿坚阴，又可助羌活祛湿之效，是以用黄芩而不用石膏。

本方证既有湿邪而又用生地黄是：①本证虽为湿邪所致，但湿邪在表，是表湿证，不是里湿证，且方中有防风、苍术、白芷、细辛等药解表祛邪，一汗而表邪即解，不致留邪。②本方证有邪热内蕴，口渴津伤之象，故假此生津止渴。③本方中有大量辛温耗散之品，亦易伤津耗液，故假此之质润以监之。

5. 小青龙汤

小青龙以麻黄、桂枝为君，为何反用敛涩的芍药、五味子？

小青龙汤主治风寒客表、水饮内停之证，方中麻黄、桂枝、细辛解表药辛温发散之力尤强，虽能解表化饮，但有易散肺气之弊，甚则咳喘。本方配芍药有利缓和麻、桂辛散之大过；配伍五味子在于收敛肺气，以防肺气耗散太过之弊。《内经》曰："肺欲收，急食酸以收之。"故用芍药、五味子为佐，以收逆气。正如《医学读书记》所说："小青龙汤治风寒外壅，而伏饮于内者。……其芍药、五味子不特收逆气而安肺气，抑且制麻、桂、姜、辛之势，使不相骛而相就，以成内外协济之功也。"

6. 桑菊饮

本方既为疏散风热之剂，为何不以疏散力强的薄荷为君？而却以疏散力弱的桑叶、菊花为君？

盖薄荷味辛性凉，疏散风热之力亦强过桑菊，表面看来似乎应以为君。但本方证的重点是风热在肺络，而不在卫表，且受邪轻浅，不宜散之太过，何况尚有津伤口渴的一面。桑菊虽然疏散风热之力轻缓，但无过散耗津之虑，且可入肺经，搜肺络风热而治咳嗽，于斯证适宜。薄荷疏散风热力强，有发汗的作用，且仅能疏散卫分风热，而不能清肺中之热，用之太过恐病轻药重，非但肺热不得以清，反有过散伤津益增口渴之虑。故重用桑菊为君，少用薄荷为臣。

7. 银翘散

银翘散为治温热初起之通方，其配伍意义究竟是以辛凉解表药为主，还是以银花、连翘等清热药为主？

关于这问题，历来医家持有异议。认为本方以清热为主者，李飞在《中国历代方论精选》概括为三个方面加以分析。其一，从方剂的源流看，银翘散是由东垣清心凉膈散化裁而成。清心凉膈散的组成为竹叶、薄荷、桔梗、黄芩、栀子、连翘、甘草，具有清透胸膈积热之效。吴氏于方中除去黄芩、栀子，加金银花、荆芥穗、牛蒡子、淡豆豉、芦根等，具有辛凉透表、解热散结、疏风利咽之品，制成银翘散，仍以清热为主，配合透表，因此更切合于温病初起之证。其二，温病学派认为，伤寒以发表为先，温热以清热为主。故吴氏谓："温病忌汗，汗之不惟不解，反生他患，盖病在手经，徒伤足太阳无益，病自口鼻吸受而生，徒发其表亦无益也。"银翘散主治证为温邪客表而内舍于肺，当以清热解毒为治疗着眼点。金银花、连翘二者均入肺经清热解毒，又能轻宣透表，且性味辛凉而不伤阴，与病机相吻合，吴氏重用二药各为一两，更以"银翘"名方，体现了以清为主的制方之意。其三，从辛凉二剂的轻、平、重互参，桑菊饮功能疏散风热、宣肺止咳，主治风温初起，"但咳，身不甚热，微渴者"，称为辛凉轻剂；银翘散兼具清热透表之长，适用于"但热不恶寒而渴者"以身热、口渴为辨证要点，其邪热津伤程度均较桑菊饮证为重，故称为辛凉平剂；白虎汤为清气分热证的主方，用于"身大热，口大渴，汗大出，脉洪大"的"四大"证，因其具有辛凉透泄之功，使病邪向外透达而解，所以称作辛凉重剂。由此而知，所谓轻、平、重三者，实是温邪从卫到气疾病发展过程中，病邪从浅入深，热势由轻变重，津伤自微转甚的标志。三个方剂的主要区别，就在于清热力量的强弱。银翘散介于轻、重二者之间，又以"热""渴"为辨证眼目，自当以清热为主，但是，将银翘散安排在辛凉解表之中，那么银、翘的清热为主，与解表剂的概念就不相一致了。故秦伯未氏认为，银翘散的主病是风温，风温是一个外感病，外伤初期都应解表，所以银翘散的根据是"风淫于内，治以辛凉，佐以苦甘"，称为辛温解表法。这样，它的组成应该以淡豆豉、荆芥穗、薄荷的疏风解表为君；因系温邪，用金银花、连翘、竹叶为臣，……处方时依次排列，似乎比较恰当。

综上所述，表明吴氏对银翘散的立方之意，是以清热为主，但作为辛凉解表剂的代表方分析，应以解表药为主进行释义，比较熨帖。

8. 麻杏石甘汤

方中麻黄为发汗药，石膏为清热药，何以汗出而仍用麻黄，无大热而仍用石膏？

对于这个问题，南京中医药大学编写的《伤寒论译释》作了详细解释，书曰："麻黄发汗故用于太阳表证，石膏清热，故用于阳明经证。今汗出而用麻黄，外无大热而仍用石膏，似乎令人费解。要知欲求麻黄发汗，必合桂枝，且须温服，其效始著，如不合桂枝，则仅能宣畅肺气而治咳喘。用石膏而欲清阳明大热，必合知母，不合知母而合麻黄，则只能清泄肺热而发郁阳……所以本方的作用不在发表，而在宣畅肺气，清泄肺阳，里热消，肺气畅，诸证自平。"

9. 柴葛解肌汤

（1）本方用葛根汤解太阳、阳明之表，为什么去麻黄、桂枝，加羌活、白芷？

葛根汤解太阳、阳明之表，为二阳合病而设，君以葛根起津液而生阴气，濡润筋脉而舒其拘挛，臣以麻黄、桂枝解无汗之表，今病无汗头身疼痛较甚，故改用羌活为太阳经主药，长于通痹止痛，解表而治身痛，白芷芳香通窍，阳明头痛的专攻之药，配羌活，解表之功同麻黄、桂枝，止痛之功甚于麻黄、桂枝，故去麻黄、桂枝加羌活、白芷。

（2）本方用小柴胡汤解少阳之邪，为什么要去人参、半夏？

小柴胡汤用治邪入少阳、胆胃不和、健运失职者。今虽有少阳表里之证，但病邪以表为主，无需人参益气扶正。《伤寒论》小柴胡汤加减示："若不渴外有微热者，去人参"。用之恐反

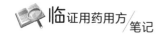

补中留邪,益气助火(气有余便是火)。去半夏是病本胃热口渴,以防伤津化火,但邪入少阳肝气必郁,肝者体阴而用阳,郁者必致伤津耗血,故方用柴胡疏肝胆之气,黄芩泻肝胆之热,以复其用。并与芍药、甘草酸甘化阴,柔肝养血,以补其体,阴阳并济,则诸证可除。

10. 人参败毒散

人参败毒散是一首治疗外邪在表的方剂,方中为何配伍补气之人参?

"培其正气,败其邪毒,故曰败毒。"《医方考》此即对本方选用人参作了精辟的评点。方中人参可从两方面来解释:①本方原为小儿外感病而设。小儿为稚阳之体,脏腑娇嫩,正气未充,在病理上易寒易热、易虚易实,疾病变化多端迅速。因此,治实应防虚,治虚须防实,败毒散正是这样一个原则,于发表中配伍人参,既可扶正达邪,又防表散伤正。②后世医家运用此方治疗成人气虚外感颇有奇效,方中用人参,并非治人之虚,而重在驱邪外出,因为气虚外感之人,若单纯用表药发汗,势必造成轻则汗不彻,邪不能祛,重则虚其虚。此时于表药中加入人参,气旺则药雄,其邪一鼓而出。诚如喻嘉言所言:"虚弱之体,必用人参三、五、七分,入表药中,少助元气,以为驱邪之主,使邪气得药一涌而出,全非补养衰弱之意也。"综上所述,人参在本方中其作用为:补正气,驱邪外出,散中助补,不致耗散真元;调补正气,防邪复入。

11. 再造散

阳气虚弱,感冒风寒,为什么不用麻黄汤发表,而以桂枝汤加羌活、防风、细辛、川芎?

阳气为作汗之动力，若阳气虚馁，无力作汗，既有风寒外感，纵用麻黄汤峻汗之剂，亦汗出表解；若强发其汗，以致阳随汗脱，误治可致生命危殆，故此，方中不用麻黄发越阳气，而以桂枝汤加羌、防、辛、芎，意在发汗中兼和营卫，且与附子、人参、黄芪等助阳益气之品相伍，标本兼顾，至精至微，真乃匠心独具，制方之义昭昭。

12. 新加香薷饮

本方主治暑温之证，为何配伍辛温之香薷、厚朴?

暑温初起，复感于寒，以致暑温有"形似伤寒"之说。但暑温为阳热之邪，热则腠理开，津外泄，本应有汗，外感寒凉，腠理闭塞，故恶寒无汗。而胸闷苔腻又皆为湿困之象，治宜外解表寒，内清暑热，兼以化湿为法。香薷辛温芳香能发汗解表，又能祛暑化湿以除寒热，故为主药。暑必兼湿，"湿为阴邪，非温不解"，故佐以辛温之厚朴，合香薷以化湿除满而解胸闷，去腻苔，正如《成方便读》张秉成总结："治暑方中每加厚朴，相须佐使，用其廓清胸中之湿，使暑热自离而易解耳，决无治上犯中，治热用温之害也。"

13. 大承气汤

怎样理解大承气汤方名?

本方味多性猛，制其大服，且泻下力强，可峻下热结，承顺胃气下行，故名大承气汤。大者：柯韵伯曰："味多性猛，制大其服，欲令泄下也，因名曰大。"承者：汪昂云："承，顺也，十剂曰通可去滞，泄可去闭，使滞者利而闭者通，正气得舒，故曰承气。"吴鞠通说："承气者，承胃气也。盖胃之为腑，体阳而用阴，若在无病时，本系自然下降，今为邪气蟠踞于中，阻其下降之气，胃虽自欲下降而不能，非药力助之不可，故承气汤通胃结救胃阴，仍系承胃腑本来下降之气，非有一毫私智穿凿于其间也，故汤名承气。……曰大承气者，合四药而观之，可谓无坚不破，无微不入，故曰大也。"(《温病条辨》)

14. 大黄附子汤

本方主治腹痛便秘，方中为何不用枳实、厚朴？

本方为寒实积聚而设。寒为阴邪，其性收引，寒入于内，阳气不通，气血被阻，故腹痛。《素问·举痛论》云："寒气客于肠胃之间，膜原之下。血不得散，小络急引，故痛。"寒实内积，气行不畅，腑气不通，以致肠道传送无力而大便秘结。本方附子温阳散寒，大黄泻下通便，细辛辛温宣散，散寒止痛，助附子以增强散寒之力。三药相伍，附子、细辛之辛热，则制大黄苦寒之性，而存其行滞破结之用，此即"反其气而用其味之义"。

本方证是寒实内结，阳气已伤，属邪实正虚之候，与承气汤纯为邪实者不同。本方变承气剂，不用枳实、厚朴而用细辛。降破之力，细辛不如枳实、厚朴；宣通之力，枳实、厚朴不如细辛。再者，本方证是"寒结"并非"气结"，所以不用枳实、厚朴。

15. 温脾汤

温脾汤治疗脾虚寒积证，为何方中反用苦寒泻下之大黄？

脾虚寒积证，单纯温补脾阳，则积滞不去，专以通导，又更伤中阳，本方虽用苦寒泻下之大黄，但配有附子、干姜大辛大热之品同用，大黄寒性去而泻下作用犹存，寒积得从大便排出，即"去性存用"之义，况者方中甘温之品用量大于大黄，温补脾阳为主，泻下寒积为辅，寓攻下于温补之中，诸药合用，温补脾阳以治本，攻下寒积以治标。

王子接所说："夫脾既寒矣，肠既泻矣，而又下之者，以锢冷之积滞久留肠胃而不去，徒用温补无益于病也，故必以通因通用之法，先去其滞，而后调补，勿畏虚以养病。"(《绛雪园古方选注》)

16. 麻子仁丸

肠胃燥结为什么用麻仁、杏仁，不用芒硝？方中配伍酸收之芍药有何作用？

本方主治证为燥热内结肠胃，津液被耗，宿粪难于传导所致。因麻仁甘平，杏仁甘温，《内经》云："欲缓，急食甘以缓之。"麻仁、杏仁质润多脂，"润可去枯"，养液而滑肠，以使燥结之大便易解；且杏仁能降泄肺气，肺与大肠相表里，肺气降则肠气通，便自通。不用芒硝软坚通便，是因为芒硝在承气汤与大黄相配，治疗里热亢盛，灼伤津液而燥结者，借芒硝通便之峻，一下成为"急下存阴"之法，本方阴液已虚，若用芒硝配大黄峻下其邪，便秘虽暂时可解，而阴液更伤，有通便复秘之弊。

本方配伍酸收之芍药，作用有三：一则芍药能敛养脾阴，以解燥热对脾阴的制约，使脾阴输布肠道，不致偏渗膀胱；二则缓急和里，可治因便结所致的腹痛；三则可制枳实、厚朴之燥，以防其行气而伤津。

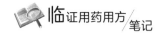

17. 济川煎

本方证既是小便清长，何以反用渗利之泽泻？方中用升麻有何意义？

本方证见小便清长，而反用渗利之泽泻，其意有二：①取其利水去浊生新之义，因肾司二便，主闭藏，方用肉苁蓉、牛膝补肾，必用泽泻甘淡入肾宣泄肾浊，如此配伍则补而不滞，以增加肉苁蓉、牛膝补肾之作用。正如何秀山说："夫济川煎，……泽泻降浊气以输膀胱，佐蓉膝以成润利之功。"②泽泻性降，取其宣通之性与牛膝为伍，能引药下行，直达病所，故用之。

方中用升麻其意有二：①效法李东垣《兰室秘藏》用升麻之意，以升清阳而降浊阴，故其欲降先升之义，与通幽汤，升阳除湿汤之用升麻同属一理。②以升麻升清气以输脾，伍肉苁蓉、当归，可通大便之燥结。（《中医方剂问题》）

18. 十枣汤

（1）十枣汤既云遂、戟、芫花峻烈有毒，为何不用善"解百药毒"的甘草，而却用大枣？

甘草以甘缓见长，解百药诸毒，也可补脾胃正气，其调补之功，毒药得之解其毒，刚药得之和其性，下药得之缓其速。但古人用药经验认为甘草对大戟、甘遂、芫花，非但不起解毒作用，相反会增其毒性，故列入中药配伍禁忌的"十八反"中。现代研究亦证明，甘草与三药合用毒性增加，而且甘草用量越大，毒性也越大，况者甘草甘缓壅气令人中满助湿。性甘缓之大枣，既可缓和诸药之毒性，又可培补脾土，防止攻逐猛伤正。

（2）水结于内，方中为何不用人参、白术旺脾制水之品代大枣？

水结于内，脾气必虚，善治水者，必先补脾，以土旺自能制水，人参、白术虽有益气健脾之功，但无缓解调和药性之能。且本方证以攻水为主，扶正为辅，为治胸腹积水，体壮邪实之证而实，故不宜用人参、白术代大枣。

19. 小柴胡汤

小柴胡汤为和解少阳之剂，方中配伍半夏有何意义？

方中配伍半夏意义有三：①通阴阳和表里，除寒热。王子接云："半夏和胃通阴阳，俾阴阳无争，则寒热自解。"（《绛雪园古方选注》）②和胃降逆以止呕。张锡纯说："且以病本喜呕，而又升以柴胡助以人参，少阳虽能上升，恐胃气亦因之上逆，则欲呕之症仍难愈，用半夏协同甘草姜枣降胃兼以和胃也。"（《医学衷中参西录》）③取辛散之性助柴芩祛邪，制甘枣之泥滞。柯韵伯说："引用姜半之辛散，一以佐柴芩而逐邪，一以行甘枣之泥滞，可以止呕者，即可以泄满矣。"（《伤寒论集注》）

20. 四逆散

（1）四逆散中配伍白芍有何意义？

白芍酸收苦泄，入肝能柔肝泄肝，入脾经能益脾和脾，功具补血敛阴、柔肝止痛、平抑肝阳之能。方中配伍白芍意义有三：①疏肝解郁，芍药与柴胡同用，既可使阳热外达内清，又可柔肝疏肝，解除肝郁。②养阴舒脾，芍药与枳实相伍组成枳实芍药散，破阴结，通脾络理气血，止腹痛烦满。③缓急止痛，芍药与甘草相配为芍药甘草汤。芍药益阴养血以柔肝，炙甘草和

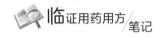

中益气而理脾，二者相配，能收能敛能舒能和，共奏缓急止痛之功。总之，方中妙配白芍可使阳热得以外达，肝脾得以和调，清浊升降复常，水道通调得以健运。

（2）本方证有泄利下重，为何不用黄芩、黄连？

四逆散证之泄利下重，系阳郁于里，气机不得宣通，以致阳气进一步下陷，升降失调所致。故治宜透解郁热，宣通气机，协调升降，用柴胡透邪宣阳以解郁，使阳气外达，甘芍和营，枳实下气破结，通达阴阳，四药合用，邪去郁解，阳气通，升降复，诸证自除。芩、连虽能治下利，但性苦寒易化燥伤阴，且又无透解破泄作用，是故不用。正如柯韵伯所说："泄利下重为热，故用白芍、枳实酸苦涌泄之品以清之。不用芩、连者，以病于阴而热在下焦也。"（《伤寒附翼》）

21. 逍遥散

（1）逍遥散主治血虚肝郁证，方中为何配伍健脾之茯苓、白术？

逍遥散主治血虚肝郁证。原书未言及脾虚之证，方中配伍健脾之苓术意义有三：①"中焦受气取汁，变化而赤，是谓血。"本方证系血虚肝郁之证，茯苓、白术能健脾土，助气血生化之源。②《金匮要略》曰："见肝之病，知肝传脾，当先实脾。"本证肝郁，疏泄失职，波及脾胃的升降、运化，可形成"脾胃不和"或"肝胃不和"，方中配伍白术、茯苓等扶脾药物，则得实脾以防木郁乘土。③补土可以升木。赵羽皇曰："盖肝为木气，全赖土以滋培，水以灌溉。若中气虚，则九地不升而木因之郁；阴血少，则木无水润而肝遂以枯。方用白术、茯苓者，

助土德以升木也。"(《删补名医方论》)

（2）逍遥散中配伍薄荷有何意义？

薄荷辛凉，功专入肝与肺，辛能发散，凉能清热，具疏肝泄热、疏散风热之能，且味辛芳香，又有理气辟秽之功。本方用薄荷者：①肝郁散气，助柴胡疏肝之性。②搜肝泻肺，理血消风，以防金水并病。《医贯》云："木之所喜"立方之妙也。

22. 半夏泻心汤

半夏泻心汤证见痞满，方中选用人参、甘草、大枣为何不虑其甘温壅滞之弊？

本方出自《伤寒论》，其所列症中有"痞满"，是误下损伤中气或脾胃正气素虚，以致寒热互结于心下而成，此"痞满"乃虚实相兼的病理表现。在治疗上若单纯攻邪，必致进而伤正，单纯顾正，势必难以祛邪，有犯虚虚实实之诫。因此，攻补兼施是制立本方的原则，于辛开苦降中配用甘温滋补之品，辛甘化阳而不凝，开塞通闭而不滞，参、草、大枣味甘辛温，归经脾胃，可补益中气，振复脾胃健运之权，有利于痞的消散。另一方面，干姜、半夏温燥伤胃阴，黄芩、黄连苦寒损伤脾阳，而参、草、大枣甘温质润，配伍其中，既可防姜、夏温燥伤阴，又防芩、连苦寒伤阳，有预护其虚之妙。充分体现了古人所谓"寒因寒用"之旨。

23. 疏凿饮子

本证水湿泛溢肌表，症见呼吸气粗似喘，选用羌活秦艽发表，为何不用麻黄？

麻黄辛温，功具发汗解表，宣肺平喘，利水消肿之能，为

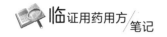

肺经专药，多用于风寒束表、肺气壅遏水道不调而致的喘咳。风水表证，因其发汗之峻，使用不当，有伤阴之弊。本证为水湿内壅，外泛肌表所致。方用作用和缓的秦艽，祛风除湿，无伤阴耗血之弊；羌活气味雄烈，发散风寒湿邪作用强，二药相配，疏风解表，使肌表之水湿随汗而外泄。至于呼吸气粗似喘，为水停气阻所致，经过行气泄水诸药配伍治疗，其症必消。

24. 竹叶石膏汤

本方证气阴两伤，为何还用温燥之半夏？

本方中用温燥之半夏，其意义有四：①和胃降逆止呕。半夏虽温，但配于清热生津药中，则温燥之性去而降逆之用存，不仅无害，且能转输津液，健运脾气，使参、麦生津而不腻滞，有利无弊。②作反佐之用。取同气相求，陈修园说："温邪内逼阳明，津液劫夺，神机不运，用石膏、知母、半夏、竹叶、甘草之属，泄热救津。治急用甘凉之品，以清热濡津，或有济也，而群以寒凉之中，杂以半夏者，以燥热之邪，与寒凉之品，格而不入，必用半夏之辛燥以反佐，同气相求，使药气与病邪，不致于水火之不相济，所以故用。"（《温热经纬》）③调和阴阳。柯韵伯曰："此加减人参白虎汤也。……半夏禀一阴之气，能通行阴之道，其味辛……用以引卫气从阳入阴，阴阳通，其卧立至，其汗自止矣。"（《伤寒附翼》）张秉成亦说："竹叶石膏汤，……故方中以竹叶石膏清肺胃之热，然热则生痰，恐留恋于中，痰不去热终不除，故以半夏辛温体滑之品，化痰逐湿，而通阴阳。"（《成方便读》）④补气。《金匮要略》黄芪建中汤方后云："补气加半夏三两。"本方证患者多胃气不振，舌红无苔，不饥欲呕。

本方之半夏可振奋胃气而止呕逆，若去半夏，本方则变为纯甘腻寒凉之剂，将更损卫气。《金匮要略》麦门冬汤及温经汤皆半夏麦冬并用，均有此意。

25. 清营汤

本方配伍丹参有何意义？

本方配伍丹参其意有二：①清热凉血，并引诸药入心，助主药犀角清心安神。②活血散瘀，防血与热结，用治斑疹。叶天士曰："热病用凉药，须佐以活血之品，始不致有冰伏之虞，盖凡大寒大热病后，脉络之中必有推荡不尽之瘀血，若不驱除，所生之血不能流通，元气终不能复，甚有转为营损者。"（《温热论》）从上可知，方中用丹参又有祛瘀生新的意义。

26. 犀角地黄汤

本方证有出血现象，为什么还配伍牡丹皮、赤芍等活血药？

其理由是：①凉血止血。本方证之出血，是由于热入血分，迫血妄行。热不祛则血不止。叶天士有谓："入血就恐耗血动血，直须凉血散血。"（《温热论》）而牡丹皮、赤芍具有凉血散瘀之功；同时又有清热凉血之用。二药符合"凉血散血"的宗旨，故用之。②消瘀以止血。本方证热邪燔灼血分，迫血妄行而致络破血溢，与犀角、生地相伍，可达凉血止血、散瘀止血的目的。③防血瘀。血性属阴，得温则行，遇寒则凝，若使清血分之热重用一派寒凉呆滞之品，则易导致"血行凝滞"，瘀血又生。故用牡丹皮、赤芍凉血散血，防其凉遏太过而生瘀。

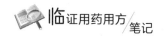

27. 凉膈散

本方无燥屎,为何用大黄、芒硝?

本方主治面赤唇热,口舌生疮,烦躁口渴,胸膈烦热等症。虽可伴见便秘溲赤,但本证重点在于上、中二焦热盛,阳明并无燥屎。故治宜清热泻火以治其本。所以方中用连翘、山栀、黄芩、薄荷清泄肺胃心胸之热;而用大黄、芒硝的目的是:①导热下行以凉膈,以"釜底抽薪"。与上述四药配伍,清上泻下,使上、中、二焦邪热迅速消解,则胸膈自清,诸症可愈。②未病先防屎燥结。本证虽无燥屎,但见烦热,便秘溲赤,有发展成阳明腑实之可能,故用硝、黄泻肠胃之实热防其燥结。

28. 导赤散

本方用生地有何意义?

本方配伍生地其意义有三:①凉心。本品甘寒入心经,故有清热凉心之用。正如吴鹤皋所说:"心热,小便黄赤,此方主之。心与小肠为表里,故心热则小肠亦热,而令便赤。是方也,生地黄可以凉心……"(《医方考》)②滋阴降火。《本草经疏》曰:"干地黄,乃补肾家之要药,益阴血之上品。"本品入肾养阴生津,肾水足则能上济心火,心火自降。正如季楚重所说:"钱氏制此方,意在制丙丁之火,必先合乙癸之治,生地黄凉而能补,直入下焦,培肾水之不足,肾水足则心火自降。……导赤散用地黄,所以治虚邪。虚邪责水之不足,壮水以制火也。"(《名医方论》)③滋养阴血。本方证因心火上炎,灼伤阴津,出现口渴面赤,渴喜冷饮,心移热于小肠,出现溺赤淋痛。故用生地黄滋阴血,补充已伤之阴津。正如张秉成所说:"导赤散治小肠有火，溺赤淋痛。……统而论之，淋之为病，一切虚实寒热，无不有伤于阴，故此方以生地滋养阴血。"（《成方便读》）且与方中木通相伍，又可防木通苦寒渗利伤阴，使之泻火不伤阴，利水不耗液。

29. 龙胆泻肝汤

（1）本方配伍生地黄、当归有什么意义？

本方为清热泻火之剂，其配伍生地黄、当归意义有二：①因肝为藏血之脏，火盛恐伤阴血，故配伍生地黄、当归养血益阴以柔肝，与方中泻火诸药同用，意则泻肝之剂中辅以补肝之品，则泻中有补，疏中有养，使邪去而正不伤。②可制约方中苦燥、渗利药伤阴之弊。

（2）本方配伍柴胡有什么意义？

本方配伍柴胡意义有三：①因肝者体阴而用阳，性喜条达而恶抑郁，火邪内郁则肝气不舒，若更以大剂苦寒降泄于下，则恐肝气被郁，故以柴胡疏肝胆之气，并能引导诸药直达肝经。②取其辛散之性，发散郁火以条达肝气，亦即《内经》"火郁发之"之意。③方中柴胡与黄芩配伍，不仅能解少阳之热，又可加强清上之力。

（3）本方中配伍利水药目的何在？

本方证由肝火挟湿热所致，方中配伍利水的目的是使湿热之邪从小便而去，邪有出路，则湿热无留。正如《删补名医方论》所说："胁痛口苦，耳聋耳肿，乃胆经之为病也；筋痿阴湿，热痒阴肿，白浊溲血，乃肝经之为病也。故用龙胆草泻肝胆之火……芩、栀、通、泽、车前辈大利其阴，使诸湿热有所

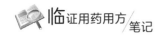
从出也……"

30. 左金丸

（1）本方系泻肝火之剂，为何重用黄连？

方中配伍黄连且以黄连为君，其意义有三：①通过泻心火而达泻肝火。《内经》有"实则泻其子"之说，此乃泻火保金，以金制木之意。汪昂注解为："此足厥阴药也。肝实则作痛，心者肝之子，实则泻其子。故用黄连泻心清火为君，使火不克金，金能制木，则肝平矣。"（《医方集解》）胡天锡亦曰："左金丸独用黄连为君，从实则泻子之法，以直折其上炎之势。"（录自《古今名医方论》）②泻胃火。本方证由肝失条达，郁而化火，肝火犯胃所致，黄连善清胃热，胃火降则胃气自和，呕吐吞酸，嗳气等症自除。③泻肝火。《本草正义》云："黄连大苦大寒，苦燥湿，寒胜热，能泄降一切有余之火，而心、脾、肝、肾之热，胆、胃、大小肠之火，无不治之。"由上可知，黄连亦有清泻肝火之功。

（2）本方既为肝经火旺之证，为何使用辛热之吴茱萸？

用吴茱萸其理由有三：①为反佐而疏肝解郁泻火。肝主疏泄，肝经郁火不能用纯苦寒降泄之品以逆其性，否则，郁结难解，郁火难去。故方中少佐辛热疏利之吴茱萸为反佐，吴昆曰："吴萸味辛热而气臊，臊则入肝，辛热则疏利，乃用之以为反佐。"（《医方集解》）②助黄连降逆而又制苦寒之太过。王子接认为吴茱萸"降下甚捷"，可助黄连降逆止呕;（《绛雪园古方选注》）同时，制其辛热，又能制黄连之苦寒之性，二药配伍则泻火而无凉遏之弊，一药而佐使之功俱备。③寒热相配仍不失清泻之功。方中黄连与吴萸的用量之比为6：1，黄连之量远大于吴茱萸，故全方仍不失清肝泻火之剂。综上所述，本方的配伍特点：辛开苦降，寒热并投，相反相成，相得益彰。对吴茱萸的应用，正如汪昂所说："吴萸辛热，能入厥阴（肝），行气解郁，又能引热下行，故以为反佐。一寒一热，寒者正治，热者从治，故能相济以立功也。"（《医方集解》）

（3）本方证为肝经郁火为什么用黄连，而不用龙胆草、青黛？

龙胆草、青黛之类均为清肝泻火药，但多治肝经湿热，火热内盛之证。本方之肝经郁火，是由心火而导致肝火，故称肝郁化火，《难经·五十难》云："从后来者为虚邪（即母病犯子之意），从前来者为实邪（即子病及母之意）。"故用黄连泻心火，此"实则泻其子"之意。

（4）本方证既有肝郁，为什么用吴茱萸，而不用柴胡、芍药？

本方证是因肝火犯胃所致，可见胁痛、口苦吞酸、呕吐等症。吴茱萸能入肝、胃、脾、肾四经，既能疏肝解郁，行气止痛，又能降逆和胃以止呕，故借以为胁痛、呕吐者而设。柴胡虽能疏肝，治胁痛口苦，但无行气降逆之功；芍药虽能止痛，但亦无止呕之效，二味均非本方证所宜，是以不用。

31. 泻白散

本方既要泻肺火，为什么选桑白皮、地骨皮，而不用黄芩、黄连？

本方出自《小儿药证直诀》，治小儿肺盛，气逆喘嗽，经曰："诸气膹郁，皆属于肺。"肺有伏火，清肃之令失常，气逆不降，则喘嗽等症作。火郁气逆之证，治当清之降之，然肺为娇脏，质秉清虚，不耐寒热。且小儿脏腑柔弱，易虚易实，因此，清热不可过用苦寒。故钱氏制方，方避苦寒泻火平喘咳嗽。正如《药品化义》所说："湿邪郁遏，肺窍不得通畅，借此渗之，散伤于娇脏，故为君药；地骨皮甘淡而寒，归肺肾经，能直入阴分而泻肺中深伏之火，故以为臣。二药相合，清肺而不伤阴，泻肺而不伤正，金清气肃，则喘咳自平，诸症自愈。而芩、连虽能泻火，但因其性大苦寒化燥伤阴，对本方证不利，故不用。"又如王子接所说："肺气本辛，以辛泻之，遂其欲也。遂其欲，当谓之补，……桑皮甘草，其气俱薄，不燥不刚，虽泻而无伤于娇脏。……经言：肺苦气上逆，急食苦以泻之。然肺虚气逆，又非大苦大寒，如芩连栀柏辈所宜，故复以地骨皮之苦，泄阴火，退虚热，而平肺气。"（《绛雪园古方选注》）

32. 清胃散

本方为清胃热剂，方中为何重用升麻？

对升麻在方中的配伍意义，历代有多种说法，归纳起来不外乎升清、散火、清胃。本方无下陷之征，相反乃火性炎上，病位在上，故升清之说不足取。李东垣用药多喜用升麻以升散郁火，《本草新编》谓："夫火性炎上引起上升者易于散，任其下行者难于解，此所以必须多用。"从古方中分析，凡升麻重用者多为清热解毒之方，如《千金要方》治："口热生疮，用升麻三十铢……绵裹含咽汁。"近代以之透疹解毒时亦重用，足见本方重用升麻以清热解毒为主，升散郁火为次。

33. 泻黄散

（1）本方既为泻脾胃伏火，方中为何重用防风？

本方重用防风，历代医家认识不一，概括起来有三种：李东垣认为："于土中泻木也"；吴鹤皋则谓："取其发越脾气而升散伏火也"；张山雷认为："是恐有误"，"须知病是火热，安有升散以煽其焰之理"。（《小儿药证直诀笺正》）尽管说法不一，但对本方证乃脾胃伏火所致，则认为一致。火与热同中有异，火甚于热，其性炎上，而伏火又属于郁火，治宜根据"火郁发之"之训，因势利导，从散而解，热次于火，无冲激上逆之性，不用"热者寒之"之法清之于内。所以《丹溪心法·六火》谓："轻者可降，重者当从其性而从之。"本方证既属脾胃伏火，立法用药自当考虑辛散。防风辛散质润，乃风药中润剂，散火而不伤正，作用于本方只可辛散以祛其郁火，而不至于以煽其焰，益增火势。因此，吴氏之说是可取的。至于李东垣治肝风之说，亦有一定道理，因弄舌是风证的一种表现，而治风之法在宋代以前多是以散为主，用药亦多防风、秦艽之类。而防风不但治外风，亦治内风，于本方中也确有疏脾土散肝风以治弄舌之意。汪昂概之曰："重用防风者，取其升阳，能发散脾中伏火，又能于土中泻木也。"（《医方集解》）

（2）本方主治脾胃伏火证，为什么不用黄芩、黄连苦寒泻火之品？

本方不用苦寒泻火之芩、连类，其理由是：①从病机来分析，口为脾窍，唇为脾之外候，脾主肌肉，脾有蕴热，郁而化火，郁久不解，故出现口燥唇干、口疮口臭、烦热易饥等症。故治

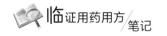

当宗《内经》"火郁发之"之法，若骤用大剂苦寒之品凉降在中之郁火，则恐冰伏邪火，易致热邪郁遏难解。正如王旭高所说："脾中伏火，何以不用黄连，吴鹤皋谓恶其燥者，非也，乃恶其遏也。"（《王旭高医书六种》）②本方原为钱氏治小儿脾热弄舌之证而设，小儿脏腑柔弱，易虚易实，易寒易热，寒凉太过，每与伤中之意，是以不用苦寒之芩连。

（3）本方为脾胃伏火，为什么用藿香？又有口疮，唇裂，为什么不用凉血养阴药？

脾主运化，功能失职，湿气内停，则湿郁化热而为郁火，故见口疮、口臭、唇裂、渴饮。若不化湿，则脾之健运无以复常，而湿火之郁终不能除，因此，借藿香芳香化湿，醒脾和胃，以复脾之健运。而本方证之口疮、口臭、唇裂、渴饮，虽与火热伤阴（津液）之候相同，但实属郁火内盛，故用石膏、栀子直泻其火，配以防风、藿香升阳化湿，以通达脾胃之郁火。本方证与血分无关，亦非热伤津液，故不用凉血养阴之品。

34. 青蒿鳖甲汤

（1）本方证既属肝阴不足，又兼邪火内伏，用青蒿透表，为什么不用柴胡？

本方证之夜热早凉，热退无汗，由肝阴不足，邪火内伏所致，与少阳枢机不运有关，故以青蒿透热，疏散肝胆郁热以达表；用牡丹皮以清肝胆内郁之热，表解里清，则少阳开合有主。同时，余热未净，阴液已伤，若纯用甘寒养阴，则邪伏不解；如用苦寒直折，则易化燥伤津，故借青蒿芳香透达之品，引邪外出，则滋阴不致留邪。而柴胡虽能疏肝达表退热，然多用于邪入肝胆、邪气有余而正伤不甚之时。本方证虽有伏热不解，但已伤阴耗液，热邪不重，若用柴胡疏解，则有劫伤肝阴之弊。因此，用青蒿而不用柴胡，使表解而阴不伤。

（2）本方滋阴用鳖甲，为什么不用龟板、芍药？

本方证为温病后期，余热损伤肝阴所致，其病位在肝，鳖甲入肝、脾，滋阴养肝，兼能清退虚热，故用之扶正而不留邪。龟板入心、肾，滋阴补肾见长，是以不用。而芍药滋阴养血柔肝，多用于肝郁血虚，或肝郁兼痛为主之证，本方证虽有肝阴虚，但无痛证，且邪伏于里，而透邪外出之品，又只青蒿一味，若再用酸敛之品柔肝，则有留邪为患之弊，是以不用芍药而用鳖甲。

（3）本方凉血退热用牡丹皮，为什么不用地骨皮？

牡丹皮、地骨皮均为凉血退蒸药，但丹皮入心、肝，善治无汗骨蒸，与地骨皮清肺肾，治有汗之骨蒸有别。本方证骨蒸内热，既为无汗，又属余热伤肝，且有余热未净，故借牡丹皮之味辛，以治无汗之内热，又可协生地黄、鳖甲之类凉血以养肝胆不足之阴，更配青蒿散肝经未净之邪，共收凉血滋阴散邪之功。而本病与肺肾无关，故不用地骨皮。

35. 清骨散

本方证既有阴虚，为什么不用生地黄、芍药等滋阴之品？

本方证虽有阴虚，然诸症均由阴虚火旺，热邪内伏阴分所致，其阴虚程度尚轻，而内热则较重，内热不除，久则阴虚亏损而火愈炽，火愈炽而阴更伤。虚火不除，病根不去，徒事滋阴，岂能获效。若一味选用地、芍滋阴，一则甘寒滋腻之品有碍虚热之清退，二则易生闭门留邪之弊，故而不用。因此本方

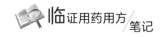

以清骨退蒸为重，稍佐滋阴补虚之品，使虚热清，骨蒸退，而阴自复。

36. 当归六黄汤

本方为治阴虚火旺之剂，方中为何还重用甘温补气之黄芪？

本方证属阴虚火旺、火热内扰之证，治宜滋阴、泻火，分别用当归、熟地黄和"三黄"。然阴虚不能敛阳，阳与火相助则迫津外泄，故见发热汗出，汗出过多则反损阳气，使卫气亦随之而虚，导致卫外不固，加重汗出。故加黄芪为佐，一可益气实卫以固表，二可固未定之阴，使阴复热祛，表固汗止。同时，黄芪与当归相伍益气生血，可使气血充腠理，密而不致汗泄；与"三黄"相伍，则可防"三黄"苦寒伤中。此黄芪用之理也。

37. 吴茱萸汤

方中重用生姜的意义是什么？

关于本方重用生姜，历代医家解释主要有二：柯琴、王晋三、左季云等认为是取与大枣相合调和营卫；《本草经读》认为是"以其安阳明之气"。药因证设，而本方证无营卫不和之象，故调和营卫之说有失原意。本方证乃胃气虚寒，浊阴上逆，方中生姜辛温，重用以温胃散寒，和胃止呕，与大枣相合又能益脾和胃，正如《本草经读》所说："吴茱萸汤用之者，以其安阳明之气，阳明之气以下降为顺，而呕自止矣。"故当以《本草经读》之说为是。

38. 小建中汤

本方中重用芍药的意义是什么？

对本方重用芍药认识不一，李东垣认为是土中泻木；柯琴认为是取其酸苦以平肝脏之火；汪昂、王旭高、吴谦等认为是抑木扶土；《方剂学》（第四、五版）教材认为是益阴血。笔者认为以上观点欠全面。盖本方证因中气虚寒，致阴阳失和，营卫失调，气血俱损，肝木乘脾而成，治宜温中补虚，肝脾兼顾。而方中饴糖、桂枝、甘草、生姜、大枣主要是温中补虚以建中益脾，但不能治肝，亦不能止痛，而方中芍药可养血柔肝止痛，使肝木不致乘脾，由此不难看出，方中重芍药乃取养血柔肝以抑肝扶脾，并与甘草缓急止痛。

39. 四逆汤

本方为什么重用炙甘草？

本方重用炙甘草，其作用有三：①温养阳气。本方主治少阴四逆证，系阴寒内盛，真阳衰微所致，经云"寒淫于内，治以甘热。"炙甘草温养阳气，助姜、附温中寒，鼓肾阳，通关节，走四肢，逐阴回阳。成无己视炙甘草为君药，虽言之太过，但说明其确有温养阳气的重要作用。②补中健脾，护阴扶阳。《本草通玄》谓："甘草，甘平之品，独入脾胃……为中宫补剂。"《本草汇言》谓："甘草，和中益气……协阴阳。"经云"阴在内，阳之守也，阳在外，阴之使也。"充分说明阴阳相互依存的关系。今肾阳虚衰必致阴阳失衡，本方证以"阳虚"为本，但亦有"阴不足"的一面。"阴无阳而不固，阳无阴而不守。"治疗上在温壮肾阳的同时，亦不可忽视护阴，故本方用炙甘草为佐以顾其阴，且甘草与干姜相伍又能温健脾阳，脾阳健，水谷精微运转正常则肾精来源充足，故有"阴得阳助生化无穷"之理，是故

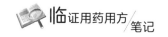

甘草在本方中有补中健脾、护阴扶阳之功。③缓和药性。甘草能调和诸药，在本方中制姜附大辛大热之燥重劫阴液之弊，且取其甘缓之性，又能使姜、附持续发挥作用。如王晋三所说："四逆者……故以生附子、生干姜，彻上彻下，开辟群阴，迎阳归舍，交接于十二经。反复以炙甘草监之者，亡阳不至于大汗，则阳未必尽亡，故可缓制留中，而为外召阳气之良法。"（《古方选注》）

40. 当归四逆汤

（1）本方主治因寒所致之四肢厥逆，方中为何不用干姜、附子？

张仲景治四逆，每用姜附，即遇内有久寒之人，仲景每加吴茱萸、生姜，本方中并无温中助阳之品，而不用干姜、附子，何也？因厥阴肝脏藏营血而应肝木（养肝体），胆火内寄，风火同源，若非阴寒盛极，阳气欲绝者，不得用辛热之品，以免扰动风火，变生他症。《内经》曰："肝苦急，急食甘以缓之；肝欲散，急食酸以散之。"本方主治厥阴四逆证，系肝血不足，肝经受寒所致，其寒不在脏腑，故不用大辛大热之姜、附，以免再度劫阴动血。正如王晋三所说："当归四逆不用姜附者，阴血虚微，恐重劫其阴也。"（《古方选注》）《伤寒方论》亦说："不用姜附以劫其阴，谓脉之虚细，本是阳气衰微，而阴血更为不足，则有阳未回而阴先绝之患耳。"

（2）本方为何选用通草？

方中"通草"，柯琴认为即木通。考通草与木通，在历代本草中，其原植物种类，随不同的历史时期而有所变化。木通起先被称为"通草"入药，《唐本草》以前方剂中的通草，实则木通，直至南唐陈士良《食性本草》首改"通草"为木通，而以通脱木为通草的文献记载，始自唐代《本草拾遗》。由此可见，柯氏的说法是正确的。木通性味苦、寒，归心、小肠、膀胱经。《本草纲目》曰："木通，上能通心清肺，治头痛，利九窍，下能泄湿热，利小便，通大肠，治遍身拘痛。……杨仁斋《直指方》言人遍身胸腹隐热，疼痛拘急，足冷，皆是伏热伤血。血属于心，宜木通以通心窍，则经络流行也。"而通草甘、淡、微寒，归肺、胃经，具有清热利水，通乳之功，而无治"遍身拘痛"之功。

（3）本方用木通有什么意义？

本方主治阴血虚寒，阳气不足，寒凝经脉所致的四肢厥冷，脉细欲绝，文中用苦寒之木通，其目的是：①取木通宣通气血，通利血脉关节。《神农本草经》曾记载木通能"通利九窍血脉关节"，李中梓则谓："木通功用虽多，不出宣通气血四字。"故本方用木通，主要借其通达之性，以宣通气血，通利血脉。木通性味苦寒，但当归四逆汤中有桂枝、细辛辛温之品相伍，则能去其性，而取其用，增强了通脉作用。②制桂辛之温燥以防伤阴血。③引归芍入心。木通为心经之引经药，"心主血脉"，可使归芍补益生化之血得循捷径注入心，灌于脉，阴血流，阳气振，经脉通，手足温而脉亦复。

（4）本方既要散寒，为什么不用麻黄而选细辛？

本方主治厥阴四逆证，系肝血虚衰，阳气不足，经脉受寒所致。治宜温经散寒，养血通脉。方中用当归补血，桂枝宣通阳气，鼓舞阳气，外温经脉，内温脏腑，通达表、里、上、下

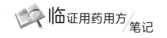

以散寒邪。周身四肢得肾阳温煦而肢厥自消。不用麻黄，因麻黄发太阳之汗，以解在表寒邪，而本证之寒在经脉，非表寒也，故不用。正如柯韵伯说："此厥阴伤寒发散表邪之剂也，……此方用桂枝以解外，而以当归为君者，因厥阴主肝为血室也。肝苦急，甘以缓之，故倍加大枣，犹小建中汤加饴糖法，肝欲散，当以辛散之。细辛，其辛能通三阴之气血，外达于毫端，比麻黄更猛，可以散在表之严寒。"（《伤寒附翼》）

41. 四君子汤

本方治疗脾胃气虚，用理中丸为什么去干姜加茯苓？

理中丸是为中焦虚寒而设。症见吐、利、腹痛，舌淡苔白润，脉沉细为要点，方以大辛大温的干姜为君药以复脾阳，配人参、白术、甘草以益气健脾，程应旄分析病机为中焦阳虚："犹如釜薪失焰，故下至清谷，上失滋味，五脏凌夺，诸症所由来也。"阳之动，始于温，故干姜辛以守中，必假之以焰釜薪而腾阳气。本方证为脾胃气虚，气血生化之源不足所致，故去耗阴伤气的干姜，以人参为君大补元气，佐甘淡之茯苓渗湿健脾，术苓合用，更能加强健脾除湿之功，以助运化，方中用茯苓，补中有泻，补而不滞，变温中祛寒之方而为益气健脾之剂。《内经》曰："脾欲缓，急食甘以缓之，缓中益脾，必以甘为主"，故去辛热之干姜，加甘淡之茯苓。

42. 保元汤

方中配伍肉桂目的何在？

本方主治虚损劳伤，倦怠无力，少气畏寒，及小儿疮；阳虚顶陷，血虚浆清，不能发起灌浆者。人身之元气即真气，则先天之精所化，藏于肾，养于后天脾胃。本方证元气亏虚，故用人参、黄芪、甘草大补脾胃之气以助元气，佐少量肉桂温下焦元阳以补元气，即少火生气之意。正如《删补名医方论》所言："此汤补后天水谷之气则有余，生先天命门之气则不足，加肉桂以鼓肾间动气，斯为备矣。"且方中参芪性缓得肉桂之引导，则益气之功更著，肉桂得甘草之和平，则温阳而调理气血。亦即柯韵伯所说："少佐肉桂，分四时之气而增损之，谓桂能治血，以推动其毒，扶阳益气，以充达周身。血在内，引之出表，则气从内托；血外散，引之归根，则气从外护。参、芪非桂引导，不能独树其功；桂不得甘草和平气血，亦不能绪其条理。"（《名医方论》）

43. 参苓白术散

参苓白术散中配伍桔梗，其意何在？

参苓白术散用四君子汤补气健脾胃为主药，配山药、莲子肉、薏苡仁、白扁豆健脾胃止泻；砂仁芳香醒脾。配伍桔梗作用有二：①用其辛升而散载药上行以调其气。《本草求真》说："桔梗系升提肺气之药，可为诸药舟楫，载之上浮。"故桔梗升清，宣肺利气，用以载药上行，借肺之布精而养全身。②用其苦降而泄，温中消谷行其滞。李飞在《中医历代方论精选》中，稽考本草，认为："桔梗能治胸胁痛，利五脏肠胃，温中消谷并能破滞气，消积聚。"本方在补脾胃的同时，配伍桔梗，则补中有消，补而不滞，脾胃升降有序，诸证自除。

44. 资生丸

本方由参苓白术散化裁，去砂仁而留桔梗其意何在？

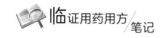

原方是调理脾胃、益气安胎之剂。综观全方，以补气为主，配合理气、化湿、消导，照顾全面，诚为调理脾胃平和之剂。目前广泛用于内科、儿科，为脾胃虚弱兼湿热的调理之剂。砂仁性偏温燥，避其行气燥湿之力大过，故本方化裁时减去砂仁一味。留桔梗其意在二：①用其辛升而散，载药上行以调其气；②用其苦降而泄，温中消谷行其滞。

45. 补中益气汤

补中益气汤是补脾益气之剂量，方中为何不用茯苓？

本方不用茯苓的理由是：①盖茯苓一味虽功能健脾益气，然其性偏淡渗利，下泄下趋，多用于脾虚挟湿，而清阳之气未陷者，临证主要表现为中虚胀满、食少便溏。本方证，以气虚为主，见有久泻、久痢及内脏下垂等症，故治宜益气升阳举陷，乃属正治之法，茯苓淡渗透利，于"陷者举之"之治有悖，因弃之。②本方虽有脾虚，脾湿下流，阻遏阳气，闷而不伸，但古人云："气即是水，治气即是治水。"此水湿乃是水谷精微不得输布而下流所致，一经补中益气，升举清阳，则又可输布而为用也；且病为始得，故毋须利水渗湿之药，而略加行气燥湿之品足矣。

46. 玉屏风散

玉屏风散配伍防风有何意义？

本方主治表虚卫阳不固之恶风自汗证。方中用防风，其意义有二：①祛风固表。表虚不固者，腠理疏松，风邪极易乘虚入侵而致邪留肌表。防风辛散能祛风，与黄芪相伍祛风而不伤正，固表而不留邪，正如李东垣说："黄芪得防风其功益大，取其相畏而相使也。"②升阳止汗。本方证系表虚卫阳不顾所致，然而卫气之虚，又与中气不足有关。因卫气虽出于下焦，却滋养于中焦，开发于上焦。中气一亏，肺气先绝，卫气必虚，故用白术健脾益气，防风升脾中之阳，两药相伍能使脾气健运，则土能生金，肺气足则卫阳固而汗止。且防风能通行十二经，可载黄芪遍行周身以固表实卫。故有"其功愈大"之说。（柯韵伯语）（摘自《中医方剂问题》）

47.四物汤

四物汤配伍当归有何意义？

四物汤是补血调经的基础方。方中配伍当归意义有三：①活血调经。《本草经》谓："治妇人漏下绝子。"《药性论》亦云："破宿血，主女子崩中，……女人沥血腰痛。"②止痛。月经疼痛的原因虽然复杂，但究其病机仍不外虚实两端。瘀血阻滞或血虚兼滞，均可导致"不通则痛"的病证。当归通过活血祛瘀，对瘀血阻滞者能使经血畅行；对血虚致滞者，犹如水枯而舟楫不行，通过补血生血以增水行舟，亦能畅旺经血，这是针对病机的一面。当归又有直接的止痛作用，对腹痛尤有明显的效果。《别录》谓："温中止痛"；李时珍谓："治心腹诸痛"，所以《金匮》当归芍药散、《千金》内补当归建中汤、《必效方》治心下痛刺，无不以此作为方中主药应用。③补血。当归又是补血要药，且无补血致瘀之弊。正如《本草经》云："当归，其味甘而重，故专能补血，其气轻而辛，故又能行血，补中有动，行中有补，诚血中之气药，亦血中之圣药也。"

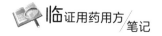

48. 胶艾汤

（1）方中阿胶与艾叶同用有何意义？

因阿胶与艾叶均为本方要药。两药相伍在方中起着主导作用。该方有补血止血，调经安胎的功效。阿胶为血肉有情之品，长于滋阴养血，且本品为补血而又兼止血之品，在冲任虚损，阴血不能内守之时，用之甚佳；艾叶苦辛性温，能温煦子宫，祛除内蕴之寒湿。合而用之，标本兼顾，以养为塞，以养血固冲为主要手段，而达到固崩止血之目的；补中寓温，寓活于养，共奏养血止血、调经安胎之功。故《本草述钩元》说："古方调经多用艾，与疗崩漏及妊娠下血，皆合阿胶投之，以阿胶入手太阴为气中之阴，艾叶入肝、脾、肾经，为血中之阳，有升有降，和合以调气血，而即以固脱也。"

（2）本方主治崩漏证，而用通经活血之当归、川芎有何意义？

本方在配伍上的特点是：以补为主，标本兼顾。以胶、艾、地、芍滋养冲任血源，从而达到固塞崩漏的目的。然若证日久不愈，除冲任进而损伤之外，势必导致久漏留瘀，瘀血凝阻经脉，将促使血液进而离经，加重崩漏。当归、川芎有活血养血之功，即可调养冲任，又可行血祛瘀，本方用之妙在防"塞"留瘀，有备无患。

49. 当归补血汤

当归补血汤中黄芪重用意义何在？

当归补血汤方中重用补气之黄芪其意义有二：①益气固表。本方所治发热乃因劳倦内伤，耗伤元气，损伤脾胃，阴血化源不足，以致阴血虚少，阳无所附，浮散于外，从而产生的虚热。方中重用黄芪大补元气以固表，使阳气不再浮越于外，留得一分阳气，便有一分生机，而且气旺则气有依附而阳不浮越，其热自解。正如张秉成所说："有形之血，不能速生，无形之气，当以急固，故以黄芪大补肺脾元气而能固外者为君，盖此时阳气已去而越表，恐一时固里无及，不得不从卫外以挽留之。"(《成方便读》)②补气生血。脾胃为后天之本，具有化生营血的作用，中虚则无力以化生营血。此为导致血虚的重要原因之一。本方重用甘温之黄芪，补中益气，其用量为当归的五倍，乃是取其意在鼓舞脾胃之气，以激发生化之源，且在增加化生血源的同时，少佐当归养血和营，使其阳生阴长。正如吴鹤皋曰："今黄芪多数倍，而云补血者，以有形之血，不能自生，生于无形故也。《内经》云：阳生阴长，是之谓耳！"

50. 归脾汤

归脾汤中配伍木香有何意义？

归脾汤中配伍木香其意义有两个方面：①舒肝解郁。《本草纲目》曰："木香乃三焦气分之药，能升降诸气……中气不运，皆属于脾，故中焦气滞者宜之，脾胃喜芳香也。"本方证因思虑过度使脾气郁结不解，运化失常，故出现食少体倦、虚热、面色萎黄等症，故取木香辛散之性行气滞舒脾郁，复脾之健运，则诸证自除。正如周岩所说："木香非血药，而有时血亦蒙其得者，则于归脾汤见之。归脾汤证为脾气虚寒，不能摄血。其方用心肝脾三脏之药，不为不多，独有统率全方三者三物。远志醒心之阳，枣仁敛肝之阴，足为血之前导，然导之至脾而脾

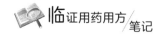

之闭拒如故，则亦徘徊门外耳。木香者，能于脾中行阳，阳一动而熏然以和，血乃归于其经，是木香者启脾之钥也。其能温气以荫血者如是。"（《本草思辨录》）罗东逸亦说："然恐脾郁之久，伤之特甚，故有取木香之辛且散者，以闿气醒脾，使能急通脾气，以上行心阴。脾之所归，正在斯耳！"（《名医方论》）②调补药之滞，助参芪补气。《本草汇编》曰："木香，与补药为佐则补。"本方益气生血，健脾养心，用了大量的益气补血药，为防其滋腻滞气，有碍脾胃之运化，故必须加入辛散之木香，则补中有行，滋而不腻，补而不滞。正如《本草正义》所说："近人更用之于滋补药中，恐滋腻重滞，窒而不灵，加此以疏其气，则运行捷而消化健，是亦善于佐使之良法。"

51. 泰山磐石散

本方系八珍汤化裁而来，为何要减去原方中的茯苓？

本方证是由气血虚弱，胞宫不固，胎元失养，以致胎动不安，甚至流产滑胎。方中人参、黄芪、白术、炙甘草益气健脾以固胎元；当归、熟地黄、川芎养血活血以养胎元；续断与熟地黄合用，补益肝肾而保胎元；白术与黄芩相配，健脾清热，为安胎要药。少用砂仁理气醒脾，既可防益气养血之滋腻碍胃，又有安胎之效。糯米补脾养胃。本方系八珍汤减去茯苓加黄芪、续断、黄芩、砂仁、糯米而成。从立方之用可以看出，减去茯苓，因其淡渗透使津液下行外泄，对养胎不利。

52. 圣愈汤

本方主治失血或血虚，为何重用补气之人参、黄芪？

从气血的阴阳的关系来看，气属阳，血属阴。"阴在内，阳之守也；阳在外，阴之使也。"气能生血，也能摄血。夺血者必兼气虚，本方重用人参、黄芪，其一为补气生血；其二为增强益气摄血之力，以达气血双补，喻嘉言论本方说："按失血过多，久疮溃脓不止，虽曰阴虚，实未有不兼阳虚者，合用人参、黄芪，尤为良法。"（《医门法律》）

53. 六味地黄丸

六味地黄丸以"三补"配"三泻"的意义是什么？

对"三补"配"三泻"的组成意义目前尚未统一，张山雷氏甚至持反对意见。认为六味地黄丸，"皆阴阳两惫之大症，……岂丹泽茯苓，所可有效。"（《钱氏小儿药证直诀笺正》）我们认为，这与古人用药习惯有关，古人用补药必兼泻邪，邪去则补药得力。具体而言，就肾之功能而论，肾有使清气上升的一面，又有使浊阴下降的一面，清气能升，浊阴就能降，则有利于清升，所以在补肾阴的同时，适当配用少量渗利之品（苓、泽），有利于浊水之下降，这样就更有助于补药发挥作用，即"以泻助补"相反相成。另外，本方证有两个方面，主要是肾阴虚，其次是虚火上炎，故以"三补"治本，"三泻"治标，从而做到标本兼顾，以治本为主，更好地适应病情；其次，用"三泻"药与"三补"药相配，可消除"三补"药所产生的副作用，使全方滋补而不滞邪，补而不影响消化吸收，更好地达到补虚的目的。

54. 左归丸

左归丸是如何由六味地黄丸变化而来？与"六味"立法、主治有何区别？

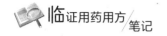

左归丸是由六味地黄丸去"三泻"（泽泻、茯苓、牡丹皮），加枸杞子、龟板胶、鹿角胶、菟丝子、川牛膝而成。两方均为滋阴补肾之剂，但立法和主治均不同。六味地黄丸以补肾阴为主，寓泻于补，适用于阴虚内热证；左归丸纯甘壮水，补而无泻，适用于真阴不足，精髓亏损之证。故《王旭高医书六种·医方证治汇编歌诀》中说："左归是育阴以涵阳，不是壮水以制火。"

55. 大补阴丸

本方有何配伍特点？熟地黄和龟板的用量与知、柏的比例达多少？

本方的配伍特点，滋阴药与清热降火药相配，培本清源，两者兼顾。其中熟地黄和龟板的用量较重，与知母、黄柏的比例为3∶2，方以滋阴培本为主，降火清源为次。对于阴虚火旺证，若仅滋阴而不降火，则虚火难清；若只降火而不滋阴，即使火势暂息，犹恐复萌，故必须滋阴与降火合用，方可两全。

56. 一贯煎

（1）一贯煎中配伍川楝子有何意义？

方中配伍川楝子意义有三：①疏肝解郁。肝为刚脏，体阴而用阳，肝藏血，主疏泄，性喜条达。阴虚血燥，肝失所养，以致肝气横逆，肝胃不和，故治疗滋阴疏肝，方中重用生地黄为君，滋阴养血以补肝肾；以沙参、麦冬、当归、枸杞子为臣，配合君药滋阴养血生津以柔肝，更用少量川楝子疏肝解郁，条达气机，以平其横逆。正如张山雷所说："柳洲此方，原为肝肾阴虚，津液枯涸，血燥气滞，变生诸证设法。……此方虽从固本丸、集灵膏二方蜕化而来，独加一味川楝子，以调肝木之横逆，能顺其条达之性，是为涵养肝阴无上良药。"(《沈氏女科辑要笺正》)②清泄肝火。《医林纂要》谓："清肝火。"《本经逢原》谓："苦寒性降，能降火逆。"《医学衷中参西录》谓："川楝子，味微酸微苦，性凉，酸者入肝，苦者善降，能引肝胆之热下行自小便出。"本方证因阴虚血燥，肝失所养，而致肝气郁结，郁而化火，故出现吞酸吐苦、咽干口燥、舌红少津等症，故用川楝子苦寒清泄肝火。③调补药之滞。方中用了大量养阴药，少加疏肝利气之川楝子，补中有行，使补而不滞。且川楝子"苦燥伤阴"与大量养阴药配伍，劫无伤阴之弊。

（2）一贯煎主治肝肾阴虚之胁痛，方中为何不用白芍养血柔肝、缓急止痛？

本证病位虽在肝，但从脏腑之间的关系来看，肝肾同居下焦，一藏血，一藏精，精血同源；从五行生克关系来看，肝属木，肾属水，水能生木，肝为肾之子，根据"虚则补其母"的治则，肝虚可补肾，滋肾水即能涵养肝木，是故方中用生地黄、枸杞子，滋补肝肾阴血，阴血足则肝体得养。肺属金，肝属木，金能克木，金旺则能制肝木，即补肺能制肝。胃属土，肝属木，木能克土，土旺则不受肝克，扶土即能抑肝，故方中用北沙参、麦冬补养肺胃之阴。当归入肝，补血以和肝用。更用少量川楝子疏泄肝气为使。如此配伍滋阴柔肝以代疏肝之功，是故不用。其二，本方主证是胁痛，而白芍长于治腹痛，系腹痛专药，正如《本草正义》所说："腹痛为太阴血中之气结，芍药以木疏土而破结，故为腹痛专药。"魏柳洲在方后加减法中云："腹痛加芍药、甘草"即是例证，故与本方证不合，是以不用。

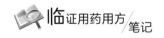

57. 虎潜丸

虎潜丸的组成配伍特点是什么？方中为何配伍辛温之干姜？

本方在组方配伍上的特点是：①阴药与苦寒泻火药配伍。本方证乃阴虚火旺所致，故方中熟地黄、龟板、白芍滋补阴血；苦寒之知母、黄柏泻火，诸药合用则滋阴降火，补泻并用，使滋阴而不滞邪，降火而无伤阴之虑。②滋阴泻火药与温中理气药配伍。方中熟地黄、龟板等滋腻碍胃，黄柏、知母之苦寒伐胃，佐以温中理气之干姜、陈皮，则使滋而不腻，补而不滞，苦不过寒，泻火而不伤中。③标本同治。方中用黄柏、知母、熟地黄、龟板、白芍滋阴降火以治其"本"；用虎骨、锁阳强壮筋骨以治其"标"，二者配合，标本同治。④精血交补，气血双调。方中熟地黄、龟板滋阴补肾，填补精髓；锁阳益精壮阳，养筋润燥；白芍柔肝补血而养筋，使精血交补。然上述皆血药，故又以陈皮理气，加干姜以通阳，诸药相合，气血双调，阴阳相济。

方中配伍辛热之干姜，乃因本方所治之证，系肝肾不足，阴虚内热所致。故治宜重用黄柏、知母以泻火；熟地黄、龟板、白芍以滋阴；用干姜者，朱丹溪曰："干姜，入肺中利肺气，入肾中燥下湿，入肝经引血药生血，同补阴药亦能引血药入气分生血，故血虚发热，产后大热者，用之。"《药品化义》亦说："干姜干久，体质收束，气则走泄，味则含蓄，比生姜辛热过之，所以止而不行，专散里寒。"由此可知，方中用干姜其目的有三：①助补阴药生血。补阴药性滋腻碍胃，方用干姜为伍，借干姜辛热之性使之补而不滞，滋而不腻，因而助补阴药补血之功。②制知母、黄柏苦寒之性，使之泻火而不伤中。③温中健脾，与陈皮为伍，则有温中健脾、理气和胃之功。是方，虽为补阴之剂，却反用辛热之干姜，道理就在此。

58. 大造丸

本方为滋补之剂，为何配伍苦寒燥湿之黄柏？

本方所治证属肺肾阴虚，精血不足所致，治宜滋阴养血，补益肺肾。黄柏一药，除清热燥湿、泻火解毒之外，尤长于清相火，退虚热。故在本方中配龟板以共达滋阴降相火、除骨蒸之效。因本方属滋补清润之剂，对于胃纳不佳、消化不良者，应减少剂量或停用，或与健脾胃之品合并使用；中焦有湿者，也非本方所宜。

59. 肾气丸

方中地黄、附子同用有何重要意义？

金匮肾气丸主治肾阴阳两虚即肾气亏虚之证。朱丹溪说："仲景八味丸以附子为少阴向导，其补自是地黄为主，后世因以附子为补药误矣，附子之性走而不守，但取其健悍走下之性，以行地黄之滞，可致远矣。"张志聪也说："用熟地八两，以滋天乙之精，……用附子一枚一两者，以资地之二火，……盖两肾之水火互交，阴阳相合，是以用地黄、附子以助先天之水火精者也。"（《侣山堂类辨》）由此可知，方中地黄、附子同用，意义有二：①取地黄补肾精，附子温肾助阳，两药合用，可助先天之水火精气而通五脏。②地黄、附子同用，取附子健悍走下之性，引地黄入血分，滋养不足之真阴，且行地黄之滞，使之补而不腻。

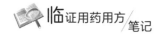

60. 真人养脏汤

本方温中补虚，为什么选择肉桂而不用干姜？

肉桂辛甘大热，归肾脾二经，乃纯阳之品，既可温脾治中寒腹痛，又可补下焦命火不足，引火归元。久泻久痢，滑脱不禁属肾阳不足，关门不利所致，故选温肾脾的肉桂，而干姜大辛大热，归脾胃之经，可升可降，尤善温脾胃之阳，无暖肾之功，多用于阴寒内盛、阳衰欲脱，故弃而不用。

61. 桃花汤

桃花汤证有脾肾阳虚，为何不用附子而用干姜、赤石脂？

本方是治下痢日久，势必阴血耗散，故以收敛止痢为急务，虽有肾阳不固，亦只宜以温阳为次。方用赤石脂止痢，《神农本草经》云："赤石脂主治泄痢，肠澼脓血"，故取其性重涩，入下焦而固脱，为君药。而少佐以干姜温阳散寒补虚，两药相合，温中固涩止痢，其不用附子者，是因附子温阳而无收涩止痢之功。

62. 金锁固精丸

金锁固精丸配伍莲须有何意义？

金锁固精丸主治肾虚精亏滑泄证，方中配伍莲须，张秉成说："莲肉入肾以交心，复用其须者，专赖其止涩之功，而为治虚滑遗精者设也。"莲须性味甘平，有固肾涩精之能，为秘涩精气之要药。合方中龙骨、牡蛎，以强涩精止遗之功。

63. 桑螵蛸散

桑螵蛸散配伍人参有何意义？

本方为涩精止遗之剂。方中配伍人参意义有二：①补心气。《五经》谓：人参"主补五脏"。本方主治证见小便频数，遗尿，心神恍惚，健忘，皆因心气不足，肾虚不摄所致。故用人参补心气，远志、茯苓、石菖蒲养心安神定志，四味相合，共奏益气安神定志之功。②补肺气。肺为水上之源，肺气足则能约束水道，若肺气亏虚，上虚不能制下，亦可致小便不禁。张景岳云："盖小水虽利于肾，而肾上连肺，若肺气无权，则肾水终不能摄，故治水者必须治气，治肾者必须治肺，宜以参、芪为主。"（《景岳全书》）

64. 固冲汤

固冲汤用山茱萸有何意义？

山茱萸酸涩性温，质润而入肝肾经，能补益肝肾以固涩下焦，滋养精血以助元阳。本方用山茱萸作用有二：①收敛元气。血崩日久，则元气大亏，山茱萸以其性酸且温，能固精止崩，而救虚脱。《医学衷中参西录》云："山茱萸味酸性温，大能收敛元气，振作精神，固涩滑脱。"②补益肝肾。肝藏血，肾藏精，肝肾同源，精血互化，本品合白芍能敛阴养血补血，补益肝肾，以滋生化之源。《别录》谓山茱萸有"强阴益精"之功。

65. 完带汤

完带汤中配伍柴胡、白芍的意义是什么？

本方所治之白带，除有脾虚湿滞，湿邪下注的一面外，还有因土湿太盛，土壅木郁，肝失疏泄，清阳不升，即所谓"风木闭塞地中"的一面，故配以柴胡疏肝，白芍柔肝，相合而疏

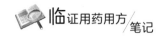

肝和血，条达肝气，且柴胡升达阳气，使肝无犯脾土，湿气不致下流，则地气自升腾于天上。二药与君药合用则脾运肝疏，带脉约束，湿不下注，自无白带之患。

66. 磁朱丸

磁朱丸重用神曲有何意义？

本方重用神曲作用有二：①神曲能健脾胃助消化、防磁石、朱砂之品伤脾胃，影响运化和吸收。张秉成云："用生曲者，藉以发越丹石之性，而助其建功也。"（《成方便读》）②神曲化水谷能资生精气，又可升降斡旋，使心肾得养。正如柯琴云："神曲推陈致新，上交心神，下达肾志以生意智。"（《删补名医方论》）

67. 天王补心丹

本方用五味子有何作用？

五味子五味俱备，以酸独著；性虽偏温，且温而不燥。外能收敛止汗，内能益气生津，下能滋肾涩精。本方用五味子，取其酸则收敛心气之耗散，以助补气生阴之力；用其滋阴涩精，少阴水盛可以降火，心肾交，水火济，心悸、失眠、健忘诸症则自除。

68. 酸枣仁汤

本方主治肝血不足、血不养心之证，方中为何用茯苓、甘草而不用当归？

当归甘辛而温，归肝心脾经，能养血柔肝，为临床常用的补血药。今肝血不足，本为佳品，为何不用？①本方选用主药酸枣仁既补养肝心之血又安神；②当归为血中之气药，虽能补血，临床多用于肝血虚所致的腹部疾患及妇科疾患，且本品既无宁心安神之能，又无补中益气之效。而茯苓味甘淡性平，既能健脾宁心安神，又可助酸枣仁养肝血；甘草味甘性平，用之补中益气以滋气血生化之源；缓川芎之辛燥，防其疏肝泄气；《内经》云："肝苦急，急食甘以缓之。"故方中用茯苓、甘草而不用当归。

69. 金铃子散

金铃子散主治肝郁化火之证，泻肝火用川楝子而不用龙胆草？

龙胆草、川楝子均系泻肝火之品。但龙胆草苦寒沉降，泻肝火专治肝胆实火上逆头面诸疾与肝火化风之高热惊厥，清湿热专治肝胆湿热之黄疸及阴痒、带下诸证。而川楝子系理气之品，长于疏肝行气止痛，主要用于肝气横恣、胆火炽盛所致之心腹胁痛、疝痛之症。故方中用川楝子而不用龙胆草。

70. 瓜蒌薤白白酒汤

本方主治胸阳不振，气滞痰阻之胸痹，为何反用寒润之瓜蒌为君？

心体阴而用阳，居于胸中，胸为清阳之廓，不为阴邪所干。痰为阴邪，盘踞于胸，必然干扰心阳，阻塞心脉而致痹。方中瓜蒌性虽寒润，但其涤除胸膈痰湿之效，却非他药可比。《本草思辨录》云："瓜蒌实之长，在导痰浊下行，故结胸胸痹，非此不治"，且方中薤白辛通散滞逐寒，白酒辛热通阳（用七升），可制其寒性而用其功。因此，瓜蒌助阴伤阳可以无虞矣。

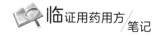

故本方用瓜蒌为君。

71. 半夏厚朴汤

本方用紫苏有何意义？

梅核气系由痰气互结咽喉，肺胃宣降失常所致。本方用紫苏作用有二：①开宣肺气。紫苏辛温芳香，归肺经，《本草正义》云："紫苏芳香气烈，外开皮毛，泄肺气而通腠理。"肺气宣降有序，则津液输布正常，不致聚津为痰。②理气宽中。紫苏能开胸膈，醒脾胃，宣化痰饮，解郁结而利气滞。

72. 苏子降气汤

本方配伍当归有何意义？

苏子降气汤为降气化痰平喘之剂。方中配伍当归其意义有三：①和血散血，益阴配阳。本方主治外伤风寒，内有宿饮之喘咳证。凡患宿饮之人，久病多虚，往往出现气血失调，阴阳失和之象，唐容川说："气以血为家，喘则流荡而忘返。"（《血证论》）故治宜气血同治，阴阳同调。方中以紫苏子为君药，紫苏子味辛入气分，色紫入血分，配半夏、厚朴、前胡、生姜，发挥了紫苏子入气分的功能，起"和血散血"（李时珍）的作用。因而使整个方剂寓于气中有血，阳中有阴的医理，结构益趋紧凑。故本方中运用当归其意正是阴阳互根、阴生阳化的原理为基础，使精血充而气化，终使痰浊蠲消。②止咳平喘。《本经》谓当归："主咳逆上气"。其机理正如《本草汇编》所云："王海藏言，当归血药，如何治胸中咳逆上气，按当归其味辛散，乃血中气药也，况咳逆上气有阴虚阳无所附者，故用血药补阴，则血和而气降矣。"本方取其治咳逆上气之作用，助紫苏子止咳平喘,这是完全贴切紫苏子君药的目的。③滑肠通便。本方主证上实下虚之喘咳,且同时兼有秘结之症,其便秘系久病气血失调,肺气不利,致通道传送失常所致。当归辛润,《本草正误》谓其"性滑善行",故有滑肠通便之功,在方中与宣降肺气之紫苏子相伍,一润肠,一降肺,肠道润,肺气降,则便秘自通。

73. 旋覆代赭汤

本方为什么重用旋覆花,轻用代赭石?

本方系仲景为伤寒经汗、吐、下后,外邪尽解,然胃气虚弱所致痞、噫证而设。痞乃脾失健运,痰浊中阻而致;噫由胃失和降,逆气上冲而成。其中痰浊内阻又是导致胃失和降的病理产物,故痰浊是本病的关键所在,若痰除则痞消,噫气即可随之而解。旋覆花具消痰降逆、散痞除噫之功。但轻用味薄则质体轻扬,辛温上达则趋于升浮,然重用则味厚,苦咸沉降之力倍增。故张仲景重用至三两。此亦是张仲景善用"诸花皆升,旋覆花独降"之经验。所用代赭石,仅取重镇之性,协旋覆花以降逆,且该品系矿石类药物,性味寒凉,不易消化吸收,易败胃气,为避虚虚实实之误会,故用量仅为一两。由此可见,本方重用旋覆花为君,轻用代赭石而为臣之至理。

74. 桃核承气汤

（1）本方中为何用桂枝?

关于桂枝在本方中的作用,历代医家颇有见解,许宏以散血,吴昆以为引经,张锡驹以为行气,费伯雄则以为解表。笔者认为以上诸家均有偏颇。考《伤寒论》原文:"其外不解者,

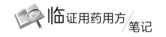

尚未可攻，当先解其外；外解已，但少腹急结者，乃可攻之，宜桃核承气汤。"不难看出，应用本方时宜表证已解，故费氏解表之说难已成立。桃仁活血祛瘀，润肠通便，入大肠经，能引硝、黄入大肠荡涤肠胃，破血下瘀，而桂枝气味俱轻，辛散外达，入心、肺、膀胱经，引硝、黄入下焦之说亦难已自圆其说。桂枝性味辛甘而温，辛味能散能行，但其辛在于温经通阳，发汗解肌，非行气之品，况张仲景行气多用枳、朴等，未见用桂枝行气者，故行气之说也不足为凭。本方证乃热瘀下焦蓄血，若桂枝用此起温散下焦瘀血之功，岂非热因热用？何不使用辛温活血祛瘀之红花之类？因此散血之说亦不全面。笔者以为，张仲景在此用桂枝自有其意。因本方证乃热瘀下焦之蓄血，为攻下瘀热、蓄血，使用了较大剂量的苦寒之硝、黄，为了防止苦寒太过，寒凝血瘀，加重蓄血之证，故特于苦寒泄热之中配伍少量辛温之桂枝，使清热而无凝涩之弊，祛瘀亦无助热之虞，如此寒热相合，去性存用，有相反相成之功。同时，桃核、硝、黄与桂枝并用，亦能制桂枝辛散之性，桂枝亦可随硝、黄泻下之势直入下焦，起破血下瘀之功。

（2）本方证既无便秘，为什么选用泻下之大黄、芒硝？

本方为主治下焦蓄血的破血下瘀剂，方证中没有大便秘结一症，但方中选取用泻下便之硝、黄，究其缘由，其理有三：①瘀热之邪蓄于下焦，仅用桃仁之类活血化瘀，难以导去，病终不除。因此，取硝、黄通荡之力，使瘀积从下而去，此乃"推陈致新"之谓。②硝、黄二药除泻下之作用外，其攻坚破积之用中就寓有活血化瘀的功能，故用之可助桃仁活血之力。③方证中出现如狂或发狂，是邪热上扰所致。硝、黄二药能导泻热邪，顿挫上扰之热势，此乃"釜底抽薪"之举。可见本方使用硝、黄功不在通便除结，而取其泻热导瘀之用。正如张锡驹所说："大黄推陈致新而下血，芒硝上清气分之热，以推血分之瘀。"（《伤寒直解》）

75. 血府逐瘀汤

（1）本方为活血祛瘀之方，为何又用养血之生地黄、当归？

关于本方用养血之生地黄、当归，其理由有二：①从病理上看，凡瘀血为病，在瘀阻经脉的同时，在一定程度上阻碍新血的产生，久之必致血虚。"虚则补之"，故配伍补血养血之品，以共达祛瘀生新之效。②从用药的角度上看，活血化瘀之品，多有伤血府，动血之根本之虑。如此配伍养血固本之品，使活血而不耗血。况当归补血亦能活血，此处用之尤宜。唐容川赞誉此方为"治瘀活血套方也。"

（2）本方为什么用桔梗？

本方为活血祛瘀之方，桔梗本无活血祛瘀之功，而本方用之，目的有二：①引药入胸。本方主治病位在胸，桔梗乃上焦之药，能载诸药直达病所，《本经》谓："桔梗主胸胁痛如刀刺。"②行气解郁。瘀结不离乎气滞，血瘀则气亦郁，胸中血府血瘀，则胸中之阳郁不宣。而桔梗能开宣肺气之结，宣心气之郁，气行则血行，心肺之气得畅，胸中之瘀亦行。

76. 复元活血汤

（1）本方为活血祛瘀、疏肝通络之剂，为何重用大黄？

方中大黄重用，并加酒浸，是因为：一是大黄有推陈致新之功，行气分，亦入血分。行气分则宽中降气，通结泄热，使

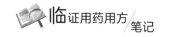

瘀热得泄，瘀血易散；入血分则荡涤凝瘀败血，引瘀血下行，从二便而出。二是大黄与柴胡配用，一升一降，使清升浊降，气机通畅，可增强桃仁、红花、当归、穿山甲等的活血祛瘀之功效。历代医家根据大黄性猛烈，沉而不浮，散瘀血，消肿痛之特点，常将其作为治疗跌打损伤、撞击挤压而致瘀血肿痛之要药。有"此药推陈致新，治折伤神效"之说。

（2）本方选择用柴胡一药，对全方整体功效有什么作用？

本方中选用柴胡，虽无活血止痛之功，但对全方整体功效的影响较大。①疏肝以通络。李杲谓："血者，皆肝之所主，……不问何经之伤，必留胁下，盖主血故也。"（《医学发明》）指出了肝与瘀血的重要关系。肝经循于两胁，凡跌打损伤,恶血内留，肝之经络必致血瘀气滞，故常以胁痛腹胀为其见症。其柴胡为疏肝行气之要药，用之则有利通解瘀滞之经络。②引药直达病所。柴胡主入肝经，能引诸药作用于瘀滞部位。张秉成谓："夫跌打损伤一证，必有瘀血积于两胁间，以肝为藏血之脏，其经行于两胁，故无论何经之伤,治法皆不离于肝。"（《成方便读》）此即提出循经用药的重要性，当然，促进血液循环的恢复，与心主血、脾统血、肺朝百脉的功能亦相关联，但最终"恶血必归于肝。"因此，治跌打损伤所致的瘀血方中常配疏肝行气药，不仅理论如此，且临床证实确能收到更好的疗效。

（3）本方配伍天花粉目的何在？

本方配伍天花粉目的有二：①该药具有祛瘀消肿之功，对跌打损伤部位,因血瘀而造成的肿块有良好的消退作用,故《日华子诸家本草》谓其能"消扑损瘀血"。②该药有清热消肿之力。对急性内损因瘀结而化热之证，能清退其肿热。正如张秉成所

说："血瘀之处必有伏阳，故以花粉清之"。（《成方便读》）

77. 补阳还五汤

本方重用黄芪有何意义？

本方重用黄芪达 120 克，是本方的最大特点，其意义有二：①大补元气而起痿废，王氏认为本方的病机是气虚血瘀，治宜补气活血通络，其中宜重用补气，轻用活血之品。如此元气得充，络通瘀去，肢体得用。②补气行血以化瘀。因"气为血帅，血随气行"，气虚可以致瘀，瘀阻又碍元气运行，从而加重半身不遂，故取生黄芪力专而性走，周行全身，配伍少量的活血化瘀药，既能活血化瘀通络，又防苦寒活血之品伤气。

78. 失笑散

（1）本方用蒲黄有何意义？

本方原为妇女产后而设，主治瘀血停滞病证。产后瘀血，乃恶露不行，瘀阻体内而为患。但此瘀血又属一种出血性瘀血，不仅有瘀血待祛，而且还有出血倾向，因此用药时若只图活血而忽略止血，势必造成大量出血；相反，若为防出血而惧用活血，则瘀血难除。故遣方用药时必须考虑这两个方面，既要活血祛瘀，又要宁血止血。而蒲黄既具行血之力，又有止血之功，用之则能起两全其美之效。配伍五灵脂通利血脉，散瘀止痛，二者配合，活中寓止，止中有行，有推陈致新之效。

（2）蒲黄宜生用还是炒用？方中用黄酒或醋有何作用？

《大明本草》在蒲黄条下曰："破血消肿者，生用之；补血止血者，须炒用。"由此可以看出，本品依据炮制法不同，其治疗作用各异。那么在本方中究竟是生用还是炒用，同样应视

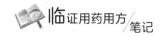

不同情况而定：用于瘀血疼痛证应生用；若用于瘀血出血证则宜炒用。因本方为活血祛瘀，散结止痛之剂。以黄酒或醋冲服，目的在于取其活血脉，行药力，化瘀血，加强原主治功效的作用。吴谦曾有解释："佐酒煎以行其力。庶可直抉厥阴之滞，而有其推陈致新之功。"（《名医方论》）

79. 温经汤

（1）本方用桂枝汤为什么要去大枣？

桂枝汤外可解肌发汗，调和营卫，内可温经助阳，调和气血，因冲任虚寒，气血不足而致瘀血内阻，故宜用桂枝温通血脉，协牡丹皮以祛瘀生新，但虑大枣质腻，有碍消化，且不利于祛瘀。故改用人参益气，使气行血行，伍半夏之和胃，以培生血之源，此即《内经》"食入于阴，长气于阳。"之意。

（2）本方中用半夏有何意义？

本方用半夏其意有四：①半夏辛温，辛能散，温能通，成无己曰："辛者散也，半夏之辛散逆气，……辛以散结气"。赵以德亦说："用半夏以解寒热之结。"《金匮玉函经二注》本方证系冲任虚寒，瘀血内阻。《内经》谓血气虚者，喜温而恶寒，寒则凝滞不流，温则消而去之，是故方中用半夏，取其辛散助桂枝、吴茱萸温经散寒，助川芎、当归活血。②正脾气，资血源。《主治秘要》云："半夏燥胃湿，化痰，益脾胃气……"张景岳说："调经之法，但欲得其和平，在详察其脉证耳。若形气脉俱有余，方可用清用利，然虚者极多，实者极少。故调经之药，贵在补脾胃以资血源，养肾气以安血之室。"（《景岳全书》）尤在泾亦曰："瘀久者，荣必衰，下多者，脾必伤也。"（《金匮心典》）

本方证原为治漏下之证,故方中用人参、生姜、甘草与半夏相伍,益气和脾胃,以资生化之源,阳生阴长,血源可充。③调阴阳,补气血。柯韵伯曾在论述竹叶石膏汤时说:"惟半夏一味,温中辛散,用之大寒剂中,欲其通阴阳之路也。歧伯治阴虚所目不瞑者,饮以半夏汤,覆杯则卧。今人以为燥而渴者禁用,是不明阴阳之理耳!"(《伤寒来苏集》)刘渡舟亦说:"温经汤的吴茱萸、桂枝、生姜以温寒通气为主;而阿胶、麦冬、牡丹皮、当归、川芎、芍药以润燥补血为辅;人参、甘草则甘温以扶正;半夏则调和阴阳,和胃而致津。此方集温、润不同之药,而能阴阳兼顾,故寒者温而燥者润……务使气血温和,任冲得养,肝胆得润,为制方之宗旨。"(《经方临证指南》)由此可见,本方中用半夏辛温体滑之品,化痰逐湿,通阴阳而和气血。④调药之滞,引药达下焦。张寿颐说:"半夏味辛,辛能泄散,而多涎甚滑,则又速降。"(《本草正义》)与人参、麦冬、阿胶相伍,能转输津液,活动脾气,且其辛散之性能使参、麦、胶补血而腻滞。而本品性滑肃降与吴茱萸相伍又能达药入下焦,温下而祛瘀。正如高学山所说:"血气得寒则凝,得温则畅也,以辛温之姜桂为主,而以善降之半夏,善敛之芍药佐之,则温下而适所,以去下焦之瘀也。"

（3）本方为冲任虚寒而设,为什么用寒凉之牡丹皮行瘀?

本方证虽以虚寒为本,但仍存燥热之标,若纯用祛瘀攻伐之品下瘀,则便伤气血,阳气愈虚,寒凝血滞愈重,进而犯"虚虚"之戒。故采用寒热并用的制方原则。牡丹皮性虽寒凉,但能活血行血,凉血退热,病虽冲任虚寒,方中已用姜、桂、吴茱萸温散寒邪恶,则牡丹皮寒凉之性锐减,在方中既可助桂、

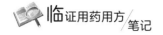

芎祛瘀通经，又可清血分之虚热，是专为腹痛成块而设，故而用之。

80. 生化汤

（1）本方服用时为什么用黄酒和童便同煎？

黄酒，性味甘苦辛而温，具有通血脉、御寒气、行药势之功。童便，性味咸凉，具有滋阴清热降火等功效。从本方主治来看，本方主治产后血虚受寒、瘀血内阻所致的恶露不行、小腹冷痛之症，方中用黄酒、童便煎服，是取黄酒能通血脉，加速血行，助归、芎、桃仁活血化瘀，助炮姜温经散寒止痛；用童便者益阴化瘀，并引败血下行，正如张秉成所说："用童便者，可以益阴除热，引败血下行，故道耳。"（《成方便读》）

（2）本方主治产后瘀血内阻，恶露不行之少腹冷痛，方中为何配用炮姜？

本方配伍炮姜的目的有三：①温经散寒止痛。血温则行，得寒则凝。本方主治产后血虚受寒，恶露不行，小腹冷静痛之证。故以炮姜辛温之性温经散寒止痛。符合《内经》"温则消而去之"之意。②引药入血分，温经化瘀。炮姜能引血药入血分，盖血得辛温之炮姜与活血化瘀之芎、桃等等，则可温通血脉，助活血化瘀药以祛瘀。《济阴纲目》云："盖干姜之辛热，能引血药入血分、气药入气分也，且能去恶养新。有阳生阴长之道。"③从阴引阳，达阴平阳秘。盖产后发热多因阴血暴伤，阳无所附，非热之有余，乃阴虚所生之虚热。此时单纯补阴养血，阴不易生，稍佐少许阳药，与补血养阴药同伍，从阴引阳，阴平阳秘，而血自退。故《医宗金鉴》曰："产后发热，多因阴血暴伤，阳无所附，大法宜四物汤加炮姜，从阴引阳为正治。"

81. 十灰散

（1）本方诸药烧灰存性有何意义？

本方为气火上冲，迫血上行所致上部出血证而设，寓降逆、化瘀、收敛之功。方中诸药皆炒炭存性，目的在于保持原药药性，又增加收敛性能，加强止血作用，冉雪峰曾曰："而十药烧灰，虽存性大减，惟取收敛、吸摄、填固，急则治其标，以为先止其呕、其吐、其嗽之扼要张本，收束危迫阶段，再商第二步疗法。"（《历代名医良方注释》）

（2）本方配伍大黄有何意义？

本方配伍大黄有其深义：①取其苦寒之性，清热泻火，导热下行，折其上逆之势，对于血热迫血妄行而致的上部出血，寓有釜底抽薪之意。正如唐容川所说："其妙全在大黄降气即以降血"。（《血证论》）②大黄烧炭存性，具有收敛止血的作用且兼有凉血化瘀，有止血不留瘀之特长。故唐容川说："大黄既速降之势，又无遗留之邪。"（《血证论》）

82. 四生丸

本方主治血热妄行之吐衄，为何方中反配性温之艾叶？

从本方主治、用药不难看出，本方主治血热妄行之吐衄证，生柏叶、生地黄、生荷叶皆寒凉之品，皆可清热凉血止血，属正治法，生用更能加强清热之力。而艾叶即为性温之品，于此用之，似有不合，然上述三药皆寒凉之品，寒凉太过亦有血止瘀生之弊，如此取艾叶为反佐之意，以防上述三药太过而凝滞成瘀。张秉成曾解释说："凡吐血一证，热伤阳络者，当清其

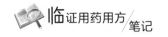

火，……有热伏阴分，用寒凉直折其热而热仍不解者，则必用辛温芳香之品，从血分以宣发其邪，使热自阴出阳，然后清之泻之，乃为得当。"（《成方便读》）

83. 槐花散

（1）本方主治肠风、脏毒下血证，为何用辛温之荆芥？

方中荆芥性微温而味辛，入肺、肝经，具有祛风解表之功，炒炭即具有止血之效。而本方主治肠风、脏毒下血，系因风邪火毒或湿毒壅遏于肠胃血分所致，用辛温之荆芥似有不妥，殊不知辛温之荆芥与苦寒之品配伍，在清肠胃之热、凉血止血之同时，又能疏散壅结于肠胃之风热、湿热邪毒；同时，荆芥亦能入肝经而理血，《本草求真》中说：荆芥"既入于肝经风木之脏，即属于藏血之地，故又能以通利血脉，俾吐、衄、肠风、崩痢、产后血晕、疮痛、痈肿、血热等证，靡不借其轻扬以为宣泄之具。"汪昂亦称其为"风病血病之要药"。（《医方集解》）

（2）方中行气为什么用枳壳而不用枳实？

枳实、枳壳均有行气作用，但枳壳行气之力较枳实平和。《本草衍义》曰："枳实、枳壳，一物也。小则其性酷而速，大则其性和而缓。"其作用部位，枳实主利胸膈，枳壳主利肠胃火。正如《本草纲目》所云："枳实、枳壳，气味功效俱同，……大抵其功皆能利气，气下则痰喘止，气行则痰痞消，气通则痛刺止，气利则后重除，故以枳实利胸膈，枳壳利肠胃，然张仲景治胸痹、痞满，以肠秘塞，里急后重，又以枳壳为通用……"本方证部位亦在肠，故符合方证之要。同时，枳壳能兼入血分，利血中之气。气为血帅，气行则血行，从而达到"气调则血调"

的目的，且本品与方中止血药配伍，寓行气于止血中，使血止而无留瘀之弊。

84. 黄土汤

本方主治阳虚便血证，方中为何配伍苦寒之黄芩？

本方证的病因病机是脾阳不足，脾气虚寒，全方旨在温阳止血，配伍苦寒之黄芩的作用是：一是反佐。历代医家认为诸药过于温燥，恐耗血动血，故以此苦寒之品防其太过，如尤在泾所谓："虑辛温之品，转为血病之厉，故又以黄芩之苦寒，防其太过，所谓有制之师也。"（《金匮要略心典》）二是苦寒坚阴。盖失血之人，阴血本亏，更加黄土、白术、附子之燥热，易致伤阴动血，更令阴血走泄，黄芩味苦性寒，寒以入阴，苦以坚阴，使阴血无走泄之虑。三是清肝止血。脾虚失血之人，肝木易旺，木旺火动而加重出血，亦可因木旺乘土，加重脾虚而增加出血，故用黄芩清肝泻热，肝热得清，则肝脾两安。

85. 独活寄生汤

（1）本方的配伍特点是什么？

本方是一首主治痹证日久，肝肾两亏，气血不足的常用方。在组方上对虚实并存的病理机制，采取了标本兼顾的用药原则。但在具体配伍上有三个方面的特点：①肝肾并养。盖肝主筋，肾主骨，痹证日久不愈，必致肝肾亏虚，筋骨失养。方中桑寄生、牛膝、杜仲，能补肝肾而健筋骨。②气血双补，痹证因邪滞经络，营卫不通，久而久之，因气血运行不畅，必致筋骨失荣，故方中选"四物"合"四君"去白术以双补气血，兼以行血活血。气血得充而筋脉自荣。③标本同治。本证始因风寒湿

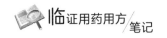

三气杂至，后之日久入深，肝肾、气血俱虚。故全方在补肝肾、养气血之同时，选用了独活、秦艽、细辛、防风、桂心等祛风寒湿系列药物，以图祛邪。全方配伍得法，选药得当，气血足而风湿除，肝肾强而痹证愈。

（2）本方宜用干地黄还是熟地黄？

本方中之地黄，原方注明为干地黄，吴昆、张秉成等认为用熟地黄适宜，究其原由，诚如徐大椿所说："古方只有干地黄、生地黄，从无用熟地黄者。熟地黄乃唐以后制法，以之加入温补肾经药中，颇为得宜。"（《本草经言百种录》）因此，根据方中干地黄补肝肾，益气血分析，似宜改用熟地黄，则疗效更佳。

86. 牵正散

牵正散系风痰阻于太阳、阳明两经，方中为何不用羌活、防风、秦艽之类疏风解表？亦不用南星、半夏、竹茹化痰？

本方主治中风、口眼㖞斜之证，其病机本系痰阻于太阳、阳明两经。因为此证之风，并非导致外感表证的风邪；太阳、阳明两经是指受病部位，而非指邪之在表。故此证无外风可疏，羌活、防风、秦艽之类均不宜。就本证之痰而言，为何不用南星、半夏、竹茹等化痰结之品？因为本证之痰，深凝经络之间，亦非脾虚湿盛而生，而是经络受阻，正虚所致，故星、夏等品，确不相宜。此即吴鹤皋所论："中风口眼㖞斜，无他证者，此方为主。艽、防之属，可以祛外来之风，而内生之风，非其治也。"（《医方考》）

87. 消风散

（1）当归、生地黄、胡麻仁在本方中的配伍意义是什么？

本证病因为风、热、毒等邪气浸淫肌肤、血脉，而风、热、湿热皆易耗伤阴血；且方中荆芥、防风等祛风药及苍术、木通等祛湿药有伤血之弊；加之血虚、血滞加重瘙痒，故用当归、生地黄、胡麻仁养血、活血滋阴润燥，既可制约诸祛风燥湿药伤阴之弊，又可养血活血以祛风，以取"治风先治血，血行风自灭"之意，故方中用当归、生地黄等养血活血滋阴药有重要的配伍意义。（《实用处方纲目》）

（2）本方清热不用黄芩、黄连，却用石膏、知母，为什么？

本方主证为湿热之邪恶客于肌表而未犯里，芩、连虽有较强清热燥湿之力，但于肌表之病无益。同时，芩、连苦寒之性甚强，与本方存在血虚的一面不利，故不宜用，而用石膏、知母清热泻火之性恰与本证病机相宜，寒而不甚，且知母清中寓养，故可入方。

88. 羚角钩藤汤

（1）羚角钩藤汤主治热盛动风，组方为何不选清热泻火药为主？

本方主治热盛动风证。组方时没有清热泻火药，因为清热泻火药，如芩、连、石膏、栀子、胆草、知母之属，都有较强的清热泻火作用，但只对气分实热，或湿热内蕴者适用，而无息风止痉作用，对本证之肝经热盛动风者，并不适宜，且其性苦寒，有耗阴血而助阳亢之弊。故对热盛动风之证，选药宜着眼既能清热又具有息风双向作用之药，如羚羊角、钩藤等。

（2）方中配伍川贝母又有何意义？

川贝母寒凉，有清热化痰，凉心解郁之功，因本方证为热

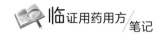

势亢盛之极期，热能灼痰，痰内扰，痉厥更甚。故本方用一味寒凉之川贝母，能防热盛尚未炼痰之先，又可治热盛已熬痰成之后，从而消去热盛病理中的又一致痉因素之痰，以利于本方的清热止痉作用的发挥。

89.镇肝息风汤

（1）镇肝息风汤中为什么重用牛膝，并以此为君药？

镇肝息风汤主治"类中风证"。其病机为肝肾阴虚，肝阳上亢，气血逆乱，并走于上所致。症见头目眩晕，目张耳鸣，脑部热痛，心中烦热，面色如醉，时常噫气，或肢体渐觉不利，口眼㖞斜，甚或眩晕颠仆，昏不知人，移时始醒，或醒后不能复原，脉弦长有力者。

牛膝"性善下行"，具有活血祛瘀、引血下行、补益肝肾的作用，故方中重用牛膝以引血下行，折其亢阳，并能滋养肝肾。《本草经疏》谓："走而能补，性善下行"。故为方中之君药。近代动物实验证明，牛膝有短暂的降压作用，故为治高血压、脑血管意外的理想药物。

（2）如何看待有人认为镇肝息风汤中用茵陈是青蒿之误？

关于方中茵陈与青蒿之争：有人认为此方用青蒿更为合适，因青蒿入肝禀春季肝木条达生发之气，用之可舒肝之郁。而认为茵陈味苦性寒，擅长清泄肝胆湿热，不宜于此方。但从张锡纯制方本意，对茵陈之辨析及方后所附医案来看，当是茵陈无误。因茵陈既有舒肝条达肝气之能，又能清泻肝热。从本证来看，故以用茵陈为是。

90. 杏苏散

（1）本方主治燥证，为何还配伍温燥的二陈汤？

本方主治凉燥证，关于凉燥的性质，《温病条辨》曾引沈目南《燥病论》曰："燥病属凉，谓之次寒，病与感寒同类。"可知凉燥系指感寒较轻，且有津气干燥见证者。本方主治除寒证和干燥证外，尚有"咳嗽痰稀"症。咳嗽、吐清稀白痰症的产生，是因外感风寒凉燥，使卫气郁闭，肺的宣肃功能失常，津液不能宣发和肃降，故水液聚而为痰。治疗时，除宣散外邪，润燥肃肺外，还应兼顾咳嗽，吐清稀白痰之兼证，配以二陈汤燥湿化痰止咳。张秉成对此亦有论述："凡邪束于表，肺气不降，则内之津液蕴聚为痰，故以二陈化之。"（《成方便读》）至于二陈汤的偏温燥之性，则由于本方证偏寒，同时燥邪亦不著，故用之一般无碍。

（2）本方是如何从参苏饮中衍化而来？

本方由参苏饮去人参、葛根、木香加杏仁而成，变治风寒外束，体虚气滞之方为治疗凉燥外袭、气逆咳嗽之剂。其一，去人参、葛根、木香的用意是：人参在参苏饮中是针对体虚气滞，兼有外感之证而用，本方证头痛、恶寒、发热无汗与参苏饮证同，但无气虚之象，故去人参；参苏饮所治体虚外感多有脾胃不和见症，故取葛根升发脾胃，散肌解表。本方证与秋令外感风寒表证虽同，但秋为燥令与脾气上逆则异，故去葛根；参苏饮因脾胃不和，气滞胸满之证，借木香行气破滞之功，以助枳、桔、陈宽中利膈。本方证为凉燥袭肺，肺气不宣，气逆咳嗽，无脾胃气滞，故去木香。其二，加杏仁的用意是：本方

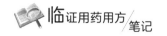

证为燥气伤肺，肺气不宣，故加质润之杏仁，润肺治燥，降逆止咳。《本草求真》曰："杏仁既有发散风寒之能，复有下气除喘之力，缘辛则散邪，苦则下气，润则通秘，温则宣滞行痰。杏仁气味俱备，故凡肺经感受风寒，而见咳嗽咳逆，……无不可以调治。"本方证同时兼有外感，故仍取苏叶。由此观之，凉燥一病，实乃秋之"小寒"犯肺，故治从风寒袭肺入手，所不同者，但易于伤津化热耳。

91. 清燥救肺汤

本方为何用煅石膏？

煅石膏目前多做外用，内服即有清热敛肺之功，既能清泄肺之燥热，又可敛降肺气，有清中寓敛之用。方中用煅石膏，因肺为娇脏，清肺不可过于寒凉。同时本证除有外燥（头痛，身热等）外，内燥（即肺燥热）亦明显。所以出现干咳无痰，气逆而喘，咽唇鼻干，心烦口渴等燥热耗伤气、阴，肺失清肃之证。当此内外皆燥，肺之气、阴大伤之际，治疗上选药既不可过寒，又不可过热，过寒则更伤其气，过热则助其燥热。鉴于此，故方中石膏要煅用，一者免伤肺气，二者以便与清燥救肺汤证相适应。另外脾胃为肺之母，肺之津、气皆来源于脾胃，即所谓"脾气散津，上归于肺"。今肺之气、津已为温燥重伤，若再复伤其胃，则化源断绝，肺之气、津失去来复之机，温燥不仅难除，且有病情加重之弊。故此，喻氏恐石膏大寒伤胃，故将其煅用，这与当时"近人因其寒，或用火煅，则不伤胃"（《本草备要》）之论颇为吻合。再则，取煅石膏与方中其他药相伍，容清、润、降、温补四法于一炉，共成冷热平和之剂。正如柯

琴所说：此方"用意深，取药当，无遗蕴矣。"(《古今名医方论》)

92. 麦门冬汤

（1）本方配伍有何特点？

本方配伍有两个显著特点：①润燥结合。本方用麦冬甘寒滋养肺胃之阴，为主药，但由于病机为肺胃阴虚气逆，故又辅以辛温性燥之半夏，取其降胃之逆气，又可制约麦冬滋腻碍胃的副作用。在剂量上也很有特色：麦冬七倍于半夏，使其方仍以滋阴为主，半夏不过起着监制作用。②贯彻了"培土生金"的原则。本方证虽有胃阴虚症状，但以肺阴虚为主，方中人参、大枣、粳米等扶助胃气，使脾胃强健，肺阴自易恢复。

（2）本方主治胃阴不足，虚火灼肺所致的肺痿，方中为何还用辛燥之半夏？

半夏在方中为佐药，其主要作用为：①下气降逆化痰。半夏既能燥湿化痰，又能降逆和胃止呕，可用于多种病证的呕吐，其配伍不同，则主治病证不同。②开通胃气，行津润肺。半夏性辛温，但用量很轻，麦冬七倍于半夏，在各甘润生津药的制约下，其温燥性已大减，且能起相辅相成的效果；此以辛燥之品，反佐润燥之功，使脾散精上归于肺，则肺津复而虚火平，逆气降而喘咳止。喻嘉言在论及半夏的作用时说："孰知仲景妙法，于麦冬、人参、甘草、大枣、粳米大补中气以生津液队中，又增入半夏辛温之味，以开启胃行津而润肺，岂特用其利咽下气哉！顾其利咽下气，非半夏之功，实善用半夏之功也。"(《医门法律》)费伯雄亦说："半夏之性，用于温燥药中则燥，用入清润药中则下气而化痰，胃气开通，逆火自降，与徒用清寒者

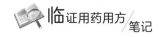

真有霄壤之别。"(《医方论》)

（3）本方麦冬用量为何数倍于半夏？

本方中麦冬与半夏的用量为 7 : 1，麦冬用量数倍于半夏是本方配伍的一个显著特点。盖本方证的主要病理系胃有虚热，其津不足，虚火上炎，灼伤肺阴所致。津液大亏，治宜急补。设若病重药轻，非方中大剂麦冬，就不能恢复已枯之津液。正如张璐所说："此胃中津液干枯，虚火上炎之证。凡肺病有胃气则生，无胃气则死。胃气者，肺之母气也，故于竹叶石膏汤中偏除方名二味，而麦冬数倍为君，兼参、草、粳米以滋肺母，使水谷精微皆得上注于肺，自然沃泽无虞。"(《张氏医通》)同时，又因本方证病理过程中还有气火上逆的一面，如果没有适量之半夏，亦不能平降逆气，但半夏性味温燥，足量将有伤阴之弊，故用量仅为麦冬的七分之一。而麦冬与半夏相伍，润可监燥，温可防凝，有利二者发挥有利的一面，而消除有弊的一面，在作用上起到相辅相成的效果，使津复逆平。

（4）本方治疗肺痿的机理是什么？

肺痿一证，病位虽在肺，然病源却在胃。盖胃虚有热，津液不足，胃津乏乏，则肺津无源，肺无津布，故肺叶枯焦而成痿。该方能滋补胃津，养其肺源。阴津复则虚火自降，火势平则生痰源绝，故可达到治疗肺痿的目的。正如张秉成所说："胃者肺之母气也，为水谷之海，后天之源，凡人有胃则生，无胃则死，故人之生气出胃中，虽阴虚火逆，不可纯用甘寒润降之品，有伤生气，故以参、甘、枣、米等药，甘温润泽，益气生阴，补而不燥，同麦冬即可大补中气，大生津液。"(《成方便读》)

93.增液汤

（1）本方为何以玄参为君药?

本方主治热病耗伤津液所致的津枯便秘证。津枯者，治以润为贵。本方以玄参为君者，盖该药味苦咸微寒，其养阴生津之力纯。《本草正义》说："玄参禀至阴之性，专主热病，味苦则泻降下行，故能治脏腑热结等证。"张秉成亦谓："元参味苦咸微寒，壮水制火通二便，启肾水上潮于天，其能治液涸，固不待言。"（《成方便读》）由此可见，玄参在本方中的地位是极其重要的，故以此为君。

（2）偏于"液干多而热结少"之便秘，为何不用承气汤?

"液干多而热结少"之便秘，在治疗时不能用承气汤。这是因为：①本方证缘于温病迁延日久或素体阴虚，热结阳明后，肠道津液进一步受到耗损，大肠传导失去正常功能。此时，若投下泻下的承气汤，如同力推停舟，无济于事。②承气汤皆苦寒之品所组成，盖苦寒之性，易耗阴液，尚若用之，其津更亏，其病愈甚。鉴于此，本证不能用承气汤治疗，惟有"增水行舟"之法，方为良策。

94.藿香正气散

（1）本方有何配伍特点? 祛湿采用了哪些方法?

本方选药总的指导思想是辛香温燥为主，辅以解表，其具体配伍有5个特点：①解表化湿，双管齐下。方中藿香、紫苏、白芷既解风寒之表，又化湿辟秽于里，其中藿香的作用更为突出，共奏化湿解表之功。②集芳香、苦温、淡渗于一炉。方中在突出以辛香温燥药为主的前提下，佐以淡渗之品。芳香药藿香、紫苏、白芷、厚朴、陈皮；苦温药除厚朴、陈皮兼有苦温燥湿作用之外，主要是白术；淡渗药如大腹皮、茯苓。集三类药于一炉，化湿中之效显著加强。③行气化湿，相得益彰。本方取"气化则湿化"之意，选用陈皮、厚朴、大腹皮等行气之品，其化湿之效尤增。④升降相配，分清泌浊。方中藿香、紫苏、白芷、桔梗化湿升清；茯苓、半夏、大腹皮导湿降浊。清浊各行其道，脾胃升降复常。⑤祛邪扶正，标本兼顾。本方在选用大量祛邪化湿解表药之中，还佐以白术、甘草、大枣益气和中，健补脾胃，二者合用，正盛以利祛邪，邪祛更促进正安。

根据以上组方配伍特点，本方祛湿的方法有 3 种：①发汗开鬼门，使湿从表解。即通过解表药微发其汗，先解在表之湿。②辛燥化湿浊，使湿浊从内消。即通过芳香化湿、苦温燥湿，使水湿得以气化或下行归于"州都"。③利尿洁净府，使湿从膀胱而出。即通过淡渗之品，使水湿从肠道小便而去，此乃"开支河，实大河"之法。

（2）本方证何以藿香为君？为什么说本方是夏月常用之剂，亦是四季常用之方？

本方主证之病机为外感风寒，内伤湿滞所致气机不畅，升降失常，临床以脘腹胀痛、吐、泻为主症。其治法当外散风寒，内化湿浊，兼以和中理气。陈修园认为："四时不正之气，由口鼻而入，与邪伤经络者不同，故不用大汗以解表，只用芳香利气之品。"（《陈修园医学全书》）藿香芳香化湿、辟秽止呕、理气和中、醒脾开胃，其辛散风寒之功恰到好处，故为方中君药。

鉴于本方所主之证，夏月患者居多，且本方配伍严谨，表里两解,凡夏月外寒里湿者,用之常获良效,故为夏月常用之方。但因饮食不调而致内伤湿滞兼有外感者,四季均可出现。临床中凡有脘腹胀满、腹痛吐泻之脾胃证,与恶寒发热的外感证同时具备者,若辨证准确,使用本方治疗,疗效甚捷,故亦为四季常用。

95. 茵陈蒿汤

本方配伍大黄有何意义?

目前对本方配用大黄的意义认识尚不够统一,一种认为,配用大黄是为了泻下,通利大便;另一种则认为配伍大黄是为了清热散瘀。我们认为本方中用大黄意在清热燥湿兼散血中瘀结,非用其下,其主要依据是:①本方后注云,服汤后"小便当利,尿如皂荚汁,色正赤,一宿腹减,黄从小便而去也。"说明大黄是使小便通利而腹满得减,黄从小便去,并无一字言大便之文,故知非用大黄泻下。②《伤寒论》第260条曰:"伤寒七八日,身黄如橘子色,小便不利,腹微满者,茵陈蒿主之",文中的"腹微满"症,继小便不利之后,是因水停于内所造成的,故小便一通,一宿腹减,绝非阳明里实腹满,用大黄之义不在泻下。③黄疸病因湿所致者居多,治黄疸要时时注意使小便通利,使邪有出路,所以张仲景曰:"诸病黄家,但利其小便",言外之意,不要轻易去通泻大便。茵陈蒿汤证本属湿热为患,一般来说此证是忌下的,"下之则洞泄",况且《伤寒论》由始至终体现着"保胃气"的精神,即使有可下之证时,运用下法仍是慎之又慎的,何况此湿热之患,张仲景岂能自悖其理而用大黄泻之。④从张仲景用大黄的规律看,凡取其下时,用

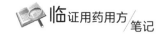

量均较大，调胃承气汤、小承气汤、大承气汤、厚朴三物汤、大黄硝石汤等方中，大黄皆用四两，大陷胸汤、厚朴大黄汤中大黄均用六两，并多配用芒硝、枳实、厚朴等行气消满之品，这些方后又多注明"得下余勿服"或"得快利，止后服"等语。茵陈蒿汤中大黄仅二两，又没有配伍行气消满之品，方后更无"得下"或"得快利"等注文，可见大黄之义不在泻下。⑤《伤寒论》和《金匮要略》两书中，活血化瘀的方剂有11首，其中配用大黄的就有7首，茵陈蒿汤中用大黄之义与此7首用大黄之义相同，均是取大黄入血活血、破瘀散结之用。据上所述，不难看出，茵陈蒿汤是在清利气分湿热的前提下，寓有破散血中瘀热之义，亦即取其活血以促利水之义。

96. 蚕矢汤

本方主治湿热内蕴之霍乱吐泻，为什么方中还用温热的半夏、吴茱萸？

本方主治湿热内蕴之霍乱吐泻，用温热之半夏、吴茱萸，此属本方配伍的一大特点，其用半夏、吴茱萸作用有三：①欲降先升。半夏、吴茱萸辛温宣散与苦寒降泄的黄芩、黄连配伍，能获"辛开苦降"之效，辛开脾胃气机，苦降肠胃湿热，升降得复，清浊分行。②以温制寒。本方以大量寒药为主要成分，凉遏太过不利湿热清除。有半夏、吴茱萸之辛温，即可制约。③土中疏木。吴茱萸辛散肝郁，苦降胃气，于土中疏木，可防苦降太过而不利于肝气的升发。半夏、吴茱萸其性温热，若纯用湿热之证，理该不合，但本方于大量寒性药中稍佐之，有温性去而功用存之妙，不但无害，反而有益，此即"去性取用"

之配伍法。

97. 二妙散

（1）本方为何使用苦温之苍术？

本方主治湿热下注之痿证等，仅选用苦温之苍术，苦寒之黄柏二味配伍，选药精要，取其药精功专之意，吴昆谓："二物皆有雄壮之性，亦简易之方也。"（《医方考》）盖湿热之邪为患，其湿尤甚，《内经》云："诸湿肿满，皆属于脾。"张秉成亦指出："湿热之邪，虽盛于下，其始未尚不从脾胃而起，故治病者必求其本。清流者，必洁其源。"（《成方便读》）由此不难看出，苍术在本方中的作用主要为燥湿健脾，脾得健运，则湿无以生，湿尽则热无所附。苍术虽属苦温香燥之品，但方中尚有苦寒之黄柏，寒可制温，二者相配，性味协调，阴阳相济。

（2）本方调服取姜汁有什么意义？

本方原为散剂，《丹溪心法》云："痛甚者加姜汁热辣服之。"取用姜汁治其痛甚，姜汁辛温，《本草从新》用治风湿痹证。本方取姜汁之用，在于辛以通络，温以散滞，且助苍术燥湿醒脾，共达止痛之效。

98. 五苓散

（1）本方证既有烦渴欲饮，为什么方中不用清热生津之石膏、知母，反而用桂枝、白术辛燥之品？

盖"烦渴"一证，乃口中缺乏津液，而津液亏之，有因热邪伤阴而致者，亦有气化不行，津液不能上承所致者。本方所主之"烦渴"，并非热邪伤津，阴液亏乏所致，而是水蓄下焦，影响膀胱气化，津液不能上承而成。若误用清热生津之石膏、

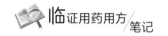

知母，不但不能除烦止渴，反致苦寒伤阴，烦渴更甚。而桂枝辛能温阳化气，可使膀胱之气化复利；白术燥能健脾祛湿，可使津液之输布复常，故此方主治烦渴欲饮，只宜桂枝、白术辛温之品。

（2）为什么说本方是"利水之专剂"？原方以散而服有何意义？

《伤寒论》原方治蓄水之证，王旭高称："五苓散为利水之专剂"，是指使用本方的适应证超越了"蓄水"范围。盖蓄水一证，根于表邪未解，阳不化气，其标在水，其本在脾，而本方之药物，既解未尽之表，又除内蓄之饮，功具表里同治，化气利水。后世除了用于治疗蓄水之外，对同一病机，脾虚不运所致之水肿、痰饮、泄泻等症，用之亦有佳效。故称"利水之专剂"。

本方以散而服，目的在于欲使药物停留胃中，以缓行其经络，取得输脾归脾，下达膀胱，水精四布，五经并行之效果。故徐灵胎指出："此乃散方，近人用以作汤，往往鲜效。"（《论伤寒类方》）说明本方用散之寓意，而目前临床多以汤剂为用，用汤剂或散剂，应该视病势的缓急而定。

99. 猪苓汤

（1）本方证既有阴亏，为何还选二苓、泽泻、滑石等利水伤津之品？

本方证虽有阴亏之证，如见烦渴、舌质红绛等症。但小便不利，或点滴而出，涩痛不已等症乃为其急。设若纯以滋阴之品必致恋邪之弊，且水热相搏不解，不仅有碍气化，加重小便不利，还将进而伤津，导致阴虚更甚。故二苓、泽泻、滑石等利湿行水之品，用在急务。且方中有养阴之阿胶相伍，亦可防淡渗伤阴之弊，正如张秉成所说："仲景治阳明，处处以存阴救阴为务。如此之证，热在膀胱，久而不解，则热伤津液，于是渴欲饮水，传胃之象已形，而小便仍不利，膀胱之邪，依然不化，若不先治其本，则热势终不得除。故以二苓、泽泻，分消膀胱之水，使热势下趋，滑石甘寒，内清六腑之热，外彻肌表之邪，通行上下表里之湿；恐单治其湿，以致阴愈耗热愈炽，故加阿胶养阴息风，以存津液，又为治阴虚湿热之一法也。"（《成方便读》）

（2）本方配伍阿胶有何意义？

本方系利水渗湿之剂，方中反佐滋阴之阿胶，是本方的一大特点，究其意义二：①滋阴润燥。赵羽皇说："仲景制猪苓汤，以行阳明、少阴二经水热，然其旨全在益阴，不专利水。……倘阴虚过于渗利，则津液反致耗竭？方中阿胶养阴生新去瘀，于肾中利水，即于肾中养阴；滑石甘滑而寒，于胃中去热，亦于胃家养阴；佐以二苓之淡渗者行之，即疏浊热而不留其瘀壅，亦润真阴而不苦其枯燥，源清而流有不清者乎？"（《名医方论》）王子接亦说："盖热邪壅闭劫阴，取阿胶即从利水中育阴，是滋养无形以行有形也。"（《古方选注》）②利小便。李时珍说："阿胶，和血滋阴，除风润燥……利小便，调大肠。"（《本草纲目》）成无己曰："甘甚而反淡，淡味渗泄为阳，猪苓、茯苓之甘以行小便，咸味涌泄为阴，泽泻之咸以泄伏水，滑利窍，阿胶、滑石之滑以利水道。"（《伤寒方论》）《汤液本草》亦云："仲景猪苓汤用阿胶，滑以利水道。"

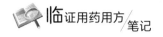

（3）本方用五苓散为什么要以滑石、阿胶易桂枝、白术？

五苓散证与本方证均有烦渴、小便不利之症。前者是因膀胱气化失职所致，渴喜饮热，舌苔白滑，故用桂枝、白术能温阳化气，健脾燥湿，使津液蒸发上承，烦渴自止；而本方为水热互结更伤津液，阴虚而气化不降，出现渴喜饮冷，舌亦无苔，所以改用阿胶养阴清热，滑石清热利水，使阴液足，烦渴止，小便利，而诸证自除。

（4）本方有热伤阴液，用阿胶、滑石，为什么不用麦冬、生地黄？

麦冬、生地黄滋阴清热，生津止渴，对阴虚口渴、小便不利之证，亦可使用。但本方不用麦冬、生地黄，而选用阿胶、滑石者，是取其既可滋阴清热，与地、麦同功，又能止血、补血，故对阴伤血尿之证要更妥。

100. 防己黄芪汤

（1）本方主治风湿表证，为什么不用麻黄、桂枝发表祛风，而用防己、黄芪祛风利水？

本方主治风湿表证，盖风湿之在表，就病情而言，有虚实之分，就治法而论，其实者，当以祛邪为主；其虚者，理应标本兼顾。而本方之证，乃因卫表不固，邪乘虚入而致。设若以实证治之，妄投麻、桂表散风湿之品，将会导致邪未解而表更虚，病不但不愈，反会倍增。而黄芪长于益气，既固已虚之表而止汗，又强机体之正而胜风，防己既祛风湿，又利水消肿。二药相伍，标本兼顾，用于本证，甚切病机，能收固实卫表，祛除风湿之效。

（2）本方益气为何独用黄芪？

本方益气固表，为何独选黄芪一味：一是归经所向，本方证属表虚湿滞，脾肺两经同病。然黄芪甘温，能入肺、脾两经，且作用趋向由脾到肺，由肺到膀胱，此正合风水、风湿之宜。故取黄芪补益卫外之阳而加速透达水湿之力；二是健脾之功，黄芪补气，尤能健脾，脾气健运则水湿自清；三是协助防己为君药，但防己必处第一位，善泻肌肤之水湿而利水下行，而黄芪既能达表，又能利水退肿，故两者相配则益气祛风利水之功更著。所以本方益气药选非黄芪则不能。

（3）本方为什么能一方统治风水、风湿二证？

盖水之与湿，同源异流，见二证病机均属表气虚而不固，外感风湿，水湿郁于经络。临床中仲景均以"脉浮、身重、汗出恶风"而为依据，故一方可治二证，由此说来，当以关节疼痛为主症，风水者，主论风水在表，当有面目肿，按手足下陷而不起为特征。此乃仲景省略之文，不可不知，此方之所以能统治二证，证中之别，一为水，一为湿，证中之同，同在水湿同源，一方统之，即为"异病同治"之法也。

101. 苓桂术甘汤

（1）方中用茯苓、桂枝有何意义？

方中用茯苓、桂枝，总的来说，是取其温阳化气，疏畅三焦水道作用。首用茯苓以伐水邪，茯苓色白入肺，能利肺气以行水，味甘入脾，又能助脾健运以化水，兼能入肾，有淡渗利湿之专长，能使水邪出于下窍，因利而解。因此茯苓为通利三焦水道之首选药物。此外茯苓尚可安神定悸，凡水饮上迫所致

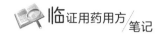

之心悸、头眩、咳喘等症，茯苓皆为不可缺少的药物。桂枝有降逆制冲之长，凡浊阴之邪上逆皆可用桂枝。因为桂枝其味芳香，其性轻扬，能使清阳舒展。桂枝配伍甘草，能够温振胸阳，以收"离照当空，阴霾自散"的效果；配伍茯苓，可以利膀胱而助气化，阳化气则水邪散，津液得以四布。这就是唐容川所谓："清气升而津液四布，浊气降而水道下行。"（《血证论》）本方证水热互结，膀胱气化不行，小便不利，故用二药相伍，利膀胱助气化，水湿祛，诸症自除。

（2）本方是如何从五苓散中衍化而来的？

本方系一首温阳化饮、健脾利水之方。其组方是由五苓散去猪苓、泽泻加甘草而成。为什么要这样衍化呢？盖此二方均为仲景所制立。其病理机制共具水湿内停的一面，鉴于证有轻重，势有缓急，故五苓散之后又有苓桂术甘汤。五苓散证为水蓄下焦，其人小便不利，小腹胀满，病重势急，利水当为急务，故方用泽泻配二苓以加强利水之功；而脾虚失运，中阳不振所致水停为饮，较五苓散病轻势缓者，其人仅咳吐痰涎，目眩心悸，或大便时溏，乃湿阻中焦，治宜健脾渗湿为主，无须大举利水，故在五苓散中去泽泻、猪苓，保留茯苓、白术，加和中之甘草，成苓桂术甘汤。本方对水饮内停之证，重在治本，故临床广泛应用于阳虚所致的痰饮病，是"病痰饮者，当以温药和之"的代表方。

102. 真武汤

（1）本方系温阳利水之剂，方中为何配伍白芍？

本方配伍白芍其意义有四：①敛阴摄阳，达阴平阳秘。附子大辛大热能温肾阳，化气行水；配白芍酸苦散寒，敛阴和营。前者为阳药，后者为阴药。两药相伍后，能使阴阳相济，互根互制。正如赵羽皇曰："更得芍药之酸，以收肝而敛阴气，阴平阳秘矣。"（《删补名医方论》）汪昂亦说："芍药酸收，敛阴和营而止腹痛，补阳必兼和阴，不欲偏胜。（《医方集解》）经曰："寒淫所胜，治以辛热，湿淫所胜，佐以酸平。"真武汤正是遵循经旨选白芍入伍以成其功。②酸苦阴柔，制术附之燥。方中附子大辛大热，生姜辛温，白术苦燥，三药能温阳、燥湿，亦能伤阴。白芍酸苦阴柔，与上述三药相伍，刚柔相济，能制其刚燥，使其温阳而不伤阴。且又防茯苓甘淡渗利伤阴之弊。正如张璐所说："至用芍药之微旨，非圣人不能。盖此证虽曰少阴本病，而实缘水饮内结，所以腹痛自利，四肢疼重，而小便反不利也。若极虚极寒，则小便必清白无禁矣，安有反不利之理哉！则知其人不但真阳不足，真阴亦已素亏，若不用芍药固护其阴，岂能胜附子之雄烈乎，即如附子汤、桂枝加附子汤、芍药甘草附子汤，皆芍药与附子并用，其温经护营之法，与保阴回阳不殊。后世用药，能茯仲景心法者几人哉。"（《伤寒论集注》）③入阴破结，通利小便。《本经》载芍药"能利小便"，《别录》用芍药"去水气，利膀胱大小肠"。《本经疏证》亦指出："芍药能滋阴、破阴凝、布阳和，盖阴气结，则阳不能入，阴结破则阳气布焉，是布阳和之功，又因破阴凝而成也……合附子以破下焦之结……其体阴则既破，而又有容纳之善，其用阳则能布化，而无燥热之虞。"可见芍药具有入阴破结，利小便的作用。但对于阳虚阴盛，水气凝结之重证，非用大辛大热之品，不足以破阴寒而振阳光。那么，既然阳虚水泛，用温热之

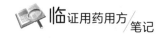

附子、生姜单刀直入以破阴凝之结，为何又配白芍阴柔之品呢？
《本草疏证》说得好："盖用阳药以破阴结，则有便厥、咽干、
脚挛急之患；徒通阳气，不破阴结，则有汗多亡阳之祸，兹则
芍药之功能，非他所替代矣。"由此可见，在补阳制水中佐以
酸敛护阴之品，使阴结破阳得布，水得制而小便利。④益阴和
营，缓急止痛。《本经》谓芍药"主邪气腹痛，……止痛。"《医
学启源》谓其"安脾经、治腹痛。"《本草思辨录》更明确指出：
"腹痛为太阴血中之气结，芍药以木疏土而破结，故为腹痛专
药。"可见芍药确有止腹痛之效，本方证腹痛系肾阳虚，寒湿
凝于里，水停气阻，肝络不舒所致。故用附子温阳散寒、白芍
和营缓急，两药相伍，共起温经散寒、缓急止痛之效。

103. 实脾散

（1）本方主治水肿，方中为何不以渗利之品作主药？而反
用酸收敛阴之木瓜？

水肿之病，成因不一，故选方用药理应有别。本方主治之
水肿，乃脾阳虚衰，土不制水，水溢肌肤之阴水。而按照方剂
的组成原则，针对病因或主证而起主要作用的药物才能为主药。
本方证的病因是脾阳虚衰，故温阳健脾才是关键，取其实土以
制水。此即体现了治病求本的原则，故脾阳得运，水湿自化，
非用淡渗，其肿亦退。所以本方不以利水药作主药。其立方符
合《内经》"诸湿肿满，皆属于脾"之旨，及张秉成所谓："治
水当以实脾为首务"的指导思想。（《成方便读》）关于本方为
何选用酸收敛阴之木瓜，这是因为方中使用了大量辛燥药，如
附子、干姜、草果、厚朴、木香、生姜等。辛易耗津，燥易伤阴，

木瓜味酸，既能敛阴生津，可使利水而不伤阴；又可醒脾化湿，助脾运而利水。双重作用，其用得当。

（2）本方用大量行气药有什么意义？

本方证为脾胃阳虚，水湿内停，且有中焦失运，气滞于中，胸腹胀满之症，故而配伍厚朴、草果、大腹皮、木香等大量行气药，一则通过行气燥湿，振奋脾阳，可增强苍术之类利湿消肿作用；二则行气导滞，畅行气机，使气行水行，气化则水湿俱化。从而体现行气利水的配伍法则，使水祛肿消。

104. 二陈汤

（1）二陈汤用乌梅的意义是什么？

对这个问题尚有不同认识，有的认为是"安胃化痰"，有的认为是"收敛胃气"，有的认为是"有欲劫之而先聚之之意"。考乌梅在本草中虽有治久咳的记载，但久咳必肺气耗散不敛，用乌梅主要是通过敛肺而达到止咳的目的（如在九仙散中的应用）。二陈汤所治之湿痰证，还未达到肺气不敛的程度，故用乌梅主要不是"收敛肺气"，而是以其酸敛生津的作用。制半夏、橘红燥散之性，当然亦有防止肺气耗散的作用，但敛肺不是主要目的。

（2）二陈汤原方配伍有乌梅，为何今多不用？

二陈汤出自《和剂局方》，原方由半夏、陈皮、茯苓、甘草、生姜、乌梅组成，有燥湿化痰、理气和中之效，是临床治疗湿痰的常用方。由于乌梅味酸而涩，能敛肺生津，有人疑于湿痰不宜，与半夏相抵触，故有方书如《医方集解》《成方切用》《医宗金鉴》等，多不予载述，现今临床亦多不用。其实，二陈汤

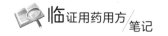

用乌梅，是属于中医组方的一种配伍方法。石寿堂曾说："用药治病，开必少佐以合，合必少佐以升，升必少佐以降，降必少佐以升。"（《医原》）二陈汤中，半夏辛散，乌梅收敛。半夏得乌梅燥湿化痰无伤肺气之忧；乌梅得半夏，收敛肺气而无碍祛邪之虑。两者合用，相反相成，独具匠心。用甘草与乌梅合用，又能甘酸化阴，亦可监制半夏、陈皮燥散之性。

（3）二陈汤以何为君？本方主治湿痰证，方中为何选用半夏与茯苓、陈皮配伍？

陈修园认为"此方为痰饮之通剂也。痰之本水也，茯苓制水以治其本；痰之动湿也，茯苓渗湿以镇其动。方中只此一味是治痰正药。"故陈氏认为茯苓乃本方君药。（《金匮要略浅注》）而汪昂则认为："此足太阴阳明药也。半夏辛温体滑，性燥，行水利痰为君。"（《医方集解》）以上二论，各有其理。盖半夏与茯苓就其功能而言，均有祛湿化痰的作用，但半夏为治痰之要药，已为古今医家之公认，观仲景，治疗痰饮的方剂均以半夏为主，如小半夏汤、小半夏加茯苓汤，是明证。再者，针对本方证之机理亦应以半夏为君。因本方之湿，该由脾失健运，气机阻滞而生，半夏辛温性燥，健脾燥湿之功优于茯苓。此即张秉成所论："半夏辛温，体滑性燥，行水利痰，为治湿痰之本药，故以为君。"（《成方便读》）

本方主治湿痰证。湿痰乃由脾不能运化水湿，湿困脾阳，运化失司，水湿凝聚而成。《本草纲目》说："脾无留湿不生痰，故脾为生痰之源。"《医宗必读》亦说："脾土虚湿，清者难升，浊者难降，留中滞膈，瘀而成痰。"因痰生于湿，故治痰当祛其湿，湿去则土燥，痰涎不生，此乃治本之图。

半夏、茯苓、陈皮均为脾肺经药，其中半夏辛温性燥，燥湿化痰；茯苓甘淡渗湿，既能使湿从小便而去，又能健脾和中，中焦健运，则湿自化，与半夏相伍，以杜绝生痰之源；陈皮为芳香行气之佳品，庞安常曰："善治痰者，不治痰而治气，气顺则一身津液随之而顺矣。"（《伤寒总病论》）因气郁易生痰，痰阻则气滞，半夏、陈皮相伍，以陈皮理气而助半夏化痰，使气通则痰易消，气化则痰亦化，合乎"治痰先治气"之说。根据湿痰宜燥之、温之、祛之的治则，半夏与茯苓、陈皮配伍，以达燥湿化痰、理气和中的目的。

105. 礞石滚痰丸

礞石滚痰丸是治老痰之方，方中为何要用苦寒之黄芩、大黄？方以何药为君？

本方主治实热老痰证。方中用苦寒泻火之黄芩、大黄，其理由是：①治痰必须降火。吴谦说："治痰者，以清火为主，实者利之，虚者化之。治饮者，以燥湿为主，实者逐之，虚者温之……王隐君制礞石滚痰丸，治老痰一方，用黄芩清胸中无形诸热，大黄泻肠胃有质实火，此治痰必须清火也。"（《删补名医方论》）汪昂亦说："热痰者，痰因火盛也，痰即有形之火，火即无形之痰，痰随火而升降，火引痰而横行，变生诸证，不可纪极……故治痰必降其火，治火者必顺其气也。"（《成方便读》张秉成论清气化痰丸。）②有正本清源之意。肺与大肠相表里，是方用大黄苦寒，荡涤实热，以开痰火下行之路；用黄芩清上焦之火，消除成痰之源，故二味用量独重。正如张成所说："夫痰之清者为饮，饮之浊者为痰，故痰皆因火灼而成，而老痰一证，其为火之尤盛者也，变幻诸病多端，难以枚举。然治病者必求其本，芟草者必除其根，故方中以黄芩之苦寒以清上焦之火，大黄之苦寒以开下行之路，故二味分量为独多。"(《成方便读》)

关于本方以何药为君，诸家看法不一，《丹溪心法附余》认为大黄、黄芩是君药。而多数医家则认为本方君药是礞石，其理由是：其一，本方既以礞石为名，足可见该药之重要；其二，礞石下气坠痰之力甚强，与本方病机相合。《本草经疏》谓：礞石"以消一切积聚痰结。"而大黄只是协助礞石泻火逐痰而已，故本方君药应是礞石。

106. 贝母瓜蒌散

（1）贝母瓜蒌散中所用橘红是否系陈皮之误？

关于方中橘红一药，系原书所载。而今医者，多以陈皮而论。实为误矣！盖橘红出于陈皮而全非陈皮，实乃新鲜陈皮用刀折其外层果皮，晾干所得。二者之作用均能理气、和中、燥湿、化痰，但橘红乃陈皮之外层红色部分，功偏于疏散，其性亦较陈皮为胜，此即张寿颐所云："新会皮，橘皮也……留白者通称橘皮，去白则曰橘红，降气和中，泄化痰饮，宜留白为佳，若专作疏散用，取其气胜，则宜橘红"。(《古今医案平议》)《药品化义》亦认为："橘红，辛能横行散结，苦能直行下降，为利气要药。盖治痰须理气，气利痰自愈，故用入肺脾，主一切痰病，功居诸痰药之上"。由此可见，本方用橘红乃取其疏散之功和气胜之力，以宣利肺气。设若理治脾胃者，才当选用陈皮。故凡用本方者，不可用陈皮代替橘红，否则不仅有失原方用药之旨，而且也难取得满意的效果。

（2）贝母瓜蒌散既治燥痰证，方中为何不用滋阴药？既燥有痰，为何又不用轻宣燥邪之品？

本方主治燥痰证。但此燥痰之作，乃为燥热伤金，肺阴被灼，炼津成痰，故燥热伤津为本，阴虚不足为标，若燥热不去，津皆灼炼为痰，焉有阴不虚之理，纵用滋阴之药，亦难补其灼烤之耗。且痰为阴邪，燥热熏灼，阻滞气道，黏稠难出。此时，滋阴厚腻之品早投，不但燥热难除，且致痰浊凝滞，更增胸膈满闷，其证必致缠绵难愈。故滋阴之药非本方所选。又因本方非外燥之证，系肺燥有虚火，故不用轻宣燥邪之品，只宜清畅其肺，以理其燥，肺得清肃，则咳痰自平。

107. 半夏白术天麻汤

半夏白术汤是如何从二陈汤中衍化而来？为什么说本方是治眩晕之良剂？

本方系《医学心悟》方。究其形成，即由二陈汤加白术、天麻所衍化。盖二陈汤原为治湿痰之方，方中夏、苓、橘、草善治痰涎壅盛所致的头眩心悸，其病位重心在脾。而本方证之病机，已不是单纯的脾虚生湿，而发展到湿痰上逆引动肝风，形成风痰上扰清空之局势，已属肝脾同病。故在二陈汤的基础上，加天麻化痰息风，而止目眩，加白术健脾燥湿、化痰。共奏化痰息风、健脾祛湿之功。

之所以赞本方为治疗眩晕之良剂，是基于该方作用而言。盖眩晕病皆与肝有关，《内经》云："诸风掉眩，皆属于肝"。然痰湿的确是导致眩晕的重要原因之一，所以古有"无痰不作

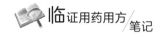

眩"之一说。盖脾阳不运，痰湿内生，湿痰上逆，引动肝风，故眩晕、头痛；痰湿阻遏，气机不畅，则胸膈痞闷，舌苔白腻，脉弦滑。

108. 保和丸

保和丸主治食积化热之证，方中清热药为何用连翘而不用芩连？既热，为何又用温燥之半夏？

本方所治食积生湿化热之证，其病轻，其势缓，临床仅有嗳腐吞酸，舌苔黄等内热不显之象。盖芩、连、连翘三者均有燥湿清热之功，但芩连之属，其性过于苦寒，其力过于峻猛，多用于食积化热或湿热泻痢之重证，如《内外伤辨惑论》枳实导滞丸即用此燥湿止痢，而连翘其气芬芳，质轻味辛，不仅透散郁热，能于凉中得功，而且宣畅气机，可从利中醒脾，故对食积停滞、湿郁生热之本方证，甚为合拍。正如《本草经百种录》所说："连翘气芳烈而性清凉，故凡在气分之郁热皆能已之。"此乃本方清热选用连翘而不选黄芩、黄连之故。

关于本方证既有热象为何用温燥之半夏，只因食积停滞之证，每多有胃失和降，气机不畅之故。同时，临床并见胸脘痞满，腹中胀痛，嗳腐吞酸，厌食呕恶，大便泄泻等症。因此，在治疗中，除消食导滞外，还当和胃止呕。故方中用了"呕家圣药"之半夏，配合陈皮理气和胃。再因食积内停，易致生湿酿痰，而半夏又是燥湿化痰之要药，配合陈皮、茯苓则祛湿化痰之力更强。半夏性温，虽不利食积化热的一面，但本证热象较轻，且方中有清热之连翘，故无虑于助热之弊。

109. 枳实消痞丸

本方治疗脾虚气滞、寒热互结之痞证，既然脾虚，为什么还要用苦寒之黄连？

《本草衍义补遗》云："黄连去中焦湿热而泻心火。若脾胃气虚不能转运者，则以茯苓、黄芩代之。"今脾虚为什么还要用黄连？其原因有：①用黄连倍干姜，辛开苦降并行，散降结合，能调寒热，解痞结。②方中用四君子汤补益脾土，扶助中州，不犯"虚虚实实"之戒。故可用黄连。

110. 健脾丸

本方既用于脾虚食积之证为何更用苦寒之黄连？黄连用"酒炒"的意义何在？

本方证主要适用于脾虚食积之证。但由于食积郁久化热，故在四君子汤补脾的基础上加上一味苦寒的黄连作为反佐，一为清泄食积之热，也有监制补药温性的作用。张秉成说："然痞坚之处，必有伏阳"（《成方便读》），保和丸用连翘，本方中用黄连都是此意。为了最低限度减少黄连苦寒之性，故其药后注明"酒炒"，即为了借酒辛热之性以制约黄连苦寒伤中之弊，也就是"炮制反佐"法之运用。

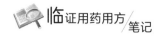

第 六 章

常用名方的类归及对比

　　临证时，经过辨析病因、明识病性、落实病位、确定病证、选择治法后，就是遣方用药。一名有经验的临床中医师，对方的选择至关重要，除了触类旁通，加减化裁外，还要掌握病证相同的用方对比、功效相似的用方对比，以及药物基本相同的用方对比，只有这样才能提高疗效，成为一名卓尔不凡的中医。

一、常用方剂类归

（一）麻黄汤类

　　古人用药用法象之义，麻黄之形，中空而虚，宛如毛窍骨节；麻黄之味，辛温而薄，空则能通腠理，辛则能散寒邪，为卫分祛风散寒第一品药。张锡纯论述麻黄汤时云："外感之在太阳者，间有由经入腑而留连不去者，以麻黄发其汗，则外感之在经者可解；以麻黄利其小便，则外感之由经入腑者，亦可分消也。且麻黄又兼入手太阴，能泻肺定喘，俾外感之由皮毛窜入肺者，亦清肃无遗。……仲景定此方时独取麻黄也。"（《医学衷中参西录》）

表1　麻黄汤方

方　名	功　效	主　证	药物组成	来　源
麻黄汤	散寒解表宣肺平喘	外感风寒表实证	麻黄、杏仁、桂枝、炙甘草	《伤寒论》
三拗汤	宣肺平喘止咳	风寒喘咳证	麻黄汤去桂枝加生姜	《太平惠民和剂局方》
麻杏苡甘汤	祛风散寒解表除湿	风湿身痛证	麻黄汤去桂枝加薏苡仁	《金匮要略》
大青龙汤	发汗解表清热除烦	表寒里热证	麻黄汤倍麻黄、炙甘草，加石膏、生姜、大枣。	《伤寒论》
麻黄连翘赤小豆汤	解表、清热、利湿	寒邪外束，湿热内蕴证。	麻黄汤去桂枝，加连翘、赤小豆、生姜、大枣、桑白皮	《伤寒论》
华盖散	宣肺解表祛痰止咳	肺感寒邪，痰阻气滞证	麻黄汤去桂枝，加桑白皮、紫苏子、赤茯苓、陈皮	《太平惠民和剂局方》
小青龙汤	发散表邪	表寒里饮证	麻黄汤去杏仁加芍药、细辛、干姜、半夏、五味子	《伤寒论》
麻杏石甘汤	宣泄肺热	邪热壅肺证	麻黄汤去桂枝加石膏	《伤寒论》
越婢汤	疏风解表宣肺利水	风水夹肺胃郁热证	麻杏石膏汤去杏仁加生姜、大枣	《金匮要略》

（1）麻黄汤为散寒解表的主方，主治外感风寒，表实无汗。

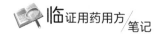

与其所衍变的三拗汤、麻杏苡甘汤、大青龙汤、麻黄连翘赤小豆汤、华盖散等五首方相比，虽均能解表，但发汗之力有轻有重，且主治病证亦有所不同。三拗汤为麻黄汤去桂枝加生姜，发汗之力显然不及麻黄汤，重在宣散肺中风寒而治喘咳；麻黄杏仁薏苡甘草汤因不用桂枝，而加薏苡仁，发汗之力缓，兼能利水除湿，故能治风湿身痛；大青龙汤为麻黄汤倍麻黄，发汗作用较强，因加石膏清热除烦，故治麻黄汤重证而兼有郁热烦躁者；麻黄连翘赤小豆汤单用麻黄散邪开表，并配伍连翘、赤小豆、桑白皮清热祛湿，故治黄疸初起而表证轻微者；华盖散不用桂枝之辛散，发汗之力逊于麻黄汤，加桑白皮、紫苏子、赤茯苓、陈皮泻肺行水消痰，故治肺感寒邪、痰阻气喘之喘咳。

（2）麻杏石甘汤系麻黄汤去桂枝加石膏而成，与麻黄汤、小青龙汤均能治喘咳，但各有不同的适应证。麻黄汤治外感风寒束肺之喘咳，有恶寒、无汗、苔白、脉浮紧之见症；小青龙治外感风寒，内有痰饮之喘咳，除有风寒表证的特征外，必兼有咳吐大量稀薄痰涎；麻杏石甘汤治邪热犯肺之喘咳，无恶寒，但有身热、口渴、舌红苔黄等症。

（3）越婢汤系麻杏石甘汤去杏仁加健胃逐水的生姜、大枣而成，主治风水夹肺胃郁热。其临床表现与麻杏石甘汤的"汗出无大热"症状相同，但见恶风，一身悉肿，脉浮不渴。

（二）承气汤类

何谓承气：汪昂云："承，顺也，十剂曰通可去滞，泄可去闭，使滞者利而闭者通，正气得舒，故曰承气。"（《医方集解》）吴鞠通说："承气者，承胃气也。盖胃之为腑，体阳而用阴，若在无病时，本系自然下降，今为邪气蟠踞于中，阻其下降之气，胃虽自欲下降而不能，非药力助之不可，故承气汤通胃结救胃阴，仍系承胃腑本来下降之气，非有一毫私智穿凿于其间，故汤名承气。"(《温病条辨》)

表2　承气汤方

方　名	功　效	主治证	药物组成	来　源
大承气汤	峻下热结通腑导滞	阳明腑实证	大黄、厚朴、枳实、芒硝	《伤寒论》
小承气汤	泻热通腑行气消满	阳明腑实气滞证	大黄、厚朴、枳实	《伤寒论》
调胃承气汤	泻热和胃兼以益气	阳明腑实轻证	大黄、芒硝、甘草	《伤寒论》
复方大承气汤	泻热通腑导滞消胀	肠腑热结气阻证	大黄、厚朴、枳实、芒硝、桃仁、赤芍、莱菔子	《天津南开医院方》
黄龙汤	攻下通便益气养血	阳明热结气血两虚证	大承汤加人参、甘草、当归	《伤寒六书》
新加黄龙汤	益气滋阴泻热通便	热结阳明气阴两虚证	调胃承气汤加人参、当归、生姜、麦冬、玄参、海参	《温病条辨》
承气养营汤	益血攻下	热结阳明阴血不足证	小承气汤加当归、麦冬、玄参、生地、海参、知母、芍药	《温疫论》
胆道排石汤	疏肝理气利胆排石	胆囊炎与胆石症	大承气汤去厚朴，加木香、黄芩、金银花、茵陈	《中西医结合治疗急腹症通讯》

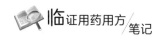

方　名	功　效	主治证	药物组成	来　源
陷胸承气汤	涤痰宽胸 泻热通便	阳明腑实 浊邪壅闭证	大承汤去厚朴，加瓜蒌、半夏、黄连	《通俗伤寒论》
三一承气汤	苦寒泻下	伤寒下后热证或杂火证	大承气汤加甘草	《宣明论方》
通幽解阻汤	攻下通腑 行气止痛	小儿急性肠梗阻。	大承气汤加木香、乌药、沉香	天津市儿童医院外科方《天津医药》
白虎承气汤	苦寒泻下	毒火郁炽 热结肠腑证	大承气汤加石膏、知母、薄荷、僵蚕、蝉蜕、桑叶	《温病刍言》
苦酒承气汤	清热利胆 行气止痛 通便驱蛔	胆道蛔虫证	大承汤加茵陈、苦酒	《辽宁中医杂志》
桃核承气汤	攻下瘀血	下焦蓄血证	调胃承气汤加桃仁、桂枝	《伤寒论》
大黄牡丹汤	泻热破瘀 解毒消肿	肠痈初起，瘀热邪毒凝结证	调胃承气汤去甘草，加牡丹皮、桃仁、冬瓜仁	《金匮要略》
增液承气汤	滋阴增液 通便泻热	津液干枯 燥热结肠证	调胃承气汤合增液汤去甘草	《温病条辨》
麻子仁丸	缓下燥热 润肠通便	肠胃燥热，津伤便结证	小承汤加麻仁、杏仁、芍药	《伤寒论》
调胃承气五仁汤	苦寒泻下 润肠通便	燥结肠枯证	调胃承气汤合瓜蒌仁、松子仁、麻仁、桃仁、郁李仁	《全国名医验案类编》

方　名	功　效	主治证	药物组成	来　源
凉膈散	凉膈通便清上泻下	热结胸膈、胃肠证	调胃承气汤加栀子、薄荷、黄芩、连翘、竹叶、蜜	《太平惠民和剂局方》
防风通圣散	外散风热内攻热结	表里热实证	调胃承气汤加防风、荆芥、连翘、麻黄、薄荷、川芎、当归、芍药、白术、栀子、黄芩、桔梗、滑石	《宣明论》
当归承气汤	缓下养血	里热火郁咽嗓、鼻、皮肤干燥、便秘	调胃承气汤加当归	《刘完素方》
导赤承气汤	苦寒攻下	阳明小肠之实热证	调胃承气汤去甘草,加赤芍、生地、黄连、黄柏	《温病条辨》
宣白承气汤	宣肺泻结	肺与大肠俱热证	石膏、大黄、杏仁、瓜蒌皮	《温病条辨》
牛黄承气汤	清心开窍攻下腑实	阳明腑实神昏高热证	安宫牛黄丸、生大黄末	《温病条辨》
解毒承气汤	解毒攻下	大头瘟及一切疮肿痈毒,大便秘结不通	金银花、栀子、黄连、黄柏、连翘、黄芩、枳实、大黄、西瓜霜、金汁、白头蚯蚓	《通俗伤寒论》

（1）大承汤、小承气汤、调胃承气汤、复方大承气汤四方,

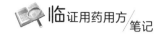

均为承气汤，均有通便泻下之功。大承气汤峻下热结，通腑导滞，主治阳明腑实证；小承气汤为大承气汤去芒硝，泻下泻热的作用不如大承气汤强，故以通腑行气消满为主，适应于阳明腑实证而偏气滞胀满者；调胃承气汤为大承气汤去枳实、厚朴行气消滞，加甘草护胃，专攻肠胃燥热内结，以治阳明腑实轻证而燥热偏甚者；复方大承气汤，为大承气汤加桃仁、赤芍以活血化瘀，加莱菔子破气导滞，使血活气畅，气行胀消，故适应于热结大肠，气阻不通，以腹部胀满为主的证候。

（2）黄龙汤、新加黄龙汤与承气养营汤，均能扶正攻下。在组方上，黄龙汤以大承气汤为基础，泻下之力最强，适宜于热结为主兼见气虚正弱之证；新加黄龙汤以调胃承气汤为基础，攻下之力较缓，但益气生津、养阴增液之功最大，故适宜于热结里实而气阴两虚之证；承气养营汤，以小承气汤为基础，合四物汤，以知母易川芎，除泻下外，兼有养血之功，无益气之效，适宜于热结血亏证。

（3）胆道排石汤、陷胸承气汤二方均由大承气汤去厚朴加药组成。前者加木香、黄芩、金银花、茵陈，擅长于疏肝理气、利胆，适用于胆囊炎、胆石症；后者合小陷胸汤，擅长于涤痰宽胸，适用于阳明腑实，浊邪壅闭证。

（4）三一承气汤、通幽解阻汤、白虎承气汤、苦酒承气汤四方均在大承气汤基础上加药组成，均有清热通腑的作用。加甘草，名三一承气汤，重在缓和攻下药性，治伤寒下后热证或杂证；加木香、乌药、沉香，名通幽解阻汤，重在行气止痛，治小儿急性肠梗阻；加石膏、知母、薄荷、僵蚕、蝉蜕、桑叶，名白虎承气汤，重在泻火散邪，治毒火郁炽，热结肠腑证；加茵陈、苦酒，名苦酒承气汤，重在清热利胆，治胆道蛔虫证。

（5）桃仁承气汤、大黄牡丹汤二方均有大黄、桃仁、芒硝，均有泻热破瘀之效。不同点是前者寒热相伍，长于攻瘀，故治瘀热互结的蓄血证；后者组方一派寒凉，长于清热解毒，消肿排脓，专治瘀毒凝集的肠痈病。

（6）增液承气汤、麻子仁丸、调胃承气五仁汤三方均有润肠通便之效，可治燥热结肠证。然增液承气汤为调胃承气汤合增液汤去甘草组成，以增液养阴，兼以攻下，泻下作用比麻子仁丸强；麻子仁丸为小承汤配润肠药组成，润养之中兼泻下燥热，宽肠行气，以治既有肠道津液不足，又有燥热内结之便秘；调胃承气五仁汤为调胃承气汤合五仁丸组成，五味果仁，富含油脂，最能润滑肠道，润下作用较麻子仁丸强。

（7）凉膈散、防风通圣散二方剂型相同，组成中均有调胃承气汤加栀子、黄芩、薄荷、连翘，都具有清泻作用。然凉膈散"清上泻下"，使上焦胸膈之热得清，中焦肠胃积热得泻，适用于热结胸膈、胃肠证；而防风通圣散除清泻作用之外，兼有宣补作用，是表里同治、气血均调，寓补养于散泻之中，适用于表里热实证。

（8）当归承气汤、导赤承气汤、宣白承气汤、牛黄承气汤、解毒承气汤系后世医家在张仲景承气汤的衍生方，运用通腑泻热治疗咽喉、皮肤、小肠、大肠、高热神昏、疮肿痈毒等疾病，极大地拓展了承气汤临床运用的范围。

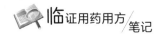
（三）四君子汤类

四君子汤由理中丸去干姜加茯苓而成。方名四君子者，是指人参、白术、茯苓、炙甘草药物四味不热不燥，扶助脾胃，不偏不倚；具健脾之功，和缓之德。正如王子接说："汤以君子名，功专健脾和胃，以受水谷之精气而输布于四脏，一如君子有成人之德也。"（《绛雪园古方选注》）

表3　四君子汤

方　名	功　效	主治证	药物组成	来　源
四君子汤	补气健脾	脾胃气虚证	人参、白术、茯苓、炙甘草	《太平惠民和剂局方》
异功散	健脾理气	脾胃虚弱，中焦气滞证	四君子汤加陈皮	《小儿药证直诀》
六君子汤	健脾止呕和胃化痰	脾胃虚弱，兼有痰湿	四君子汤加陈皮、半夏	《妇人良方》
香砂六君汤	健脾和胃理气止痛	脾胃虚弱寒湿滞中	四君子汤加陈皮、半夏、木香（原方为香附）	《医方集解》
七味白术散	健脾益气祛湿止泻	脾胃虚弱呕吐泄泻	四君子汤加藿香、木香、葛根	《小儿药证直诀》
参苓白术散	健脾益气渗湿止泻	脾胃气虚夹湿证	四君子汤加山药、白扁豆、莲子、薏苡仁、砂仁、桔梗	《太平惠民和剂局方》
资生丸	健脾开胃消食止泻	脾胃虚弱湿热内蕴	四君子汤加陈皮、山楂、山药、黄连、薏苡仁、白扁豆、豆蔻等	《先醒斋医学广笔记》

方　名	功　效	主治证	药物组成	来　源
健脾丸	健脾消食理气和胃	脾虚食积化热证	四君子汤加木香、黄连、神曲、陈皮、砂仁、麦芽、山药、肉豆蔻	《证治准绳》
人参启脾丸	健脾、消食、导滞	脾胃虚弱宿食停滞	四君子汤加神曲、麦芽、陈皮、木香、山药、白扁豆	《医宗金鉴》
枳实消痞丸	消痞除满健脾和胃	脾虚痞满证	四君子汤加生姜、半夏曲、厚朴、枳实、黄连	《兰室秘藏》
丁香透膈散	健脾益胃温中降逆	脾胃虚寒反胃证	四君子汤去茯苓，加丁香、木香、砂仁、蔻仁、麦芽、神曲	《太平惠民和剂局方》

（1）四君子汤补气健脾，主治脾胃气虚证。症见面色萎白，四肢无力，语音低微，不思饮食，或大便溏薄，舌质淡，脉缓弱。兼气滞者，加陈皮和胃醒脾，名异功散；加陈皮、半夏燥湿化痰，名六君子汤，有补脾益气，兼化痰湿之功；六君汤再加木香、砂仁，重在和胃理气，散寒止痛。七味白术散是四君子汤加藿香芳香化湿，木香行气止痛，葛根升阳而止泻，适应于脾胃气虚而湿浊内阻的呕吐泄泻。

（2）参苓白术散与四君子均能补气健脾，但四君子汤为治脾胃气虚轻证之方，而参苓白术散兼有祛湿之功，故为治疗脾虚较重，湿邪内阻之剂；参苓白术散与资生丸均能补气健脾祛

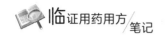

湿,但后者兼能消食滞,清湿热,多用于脾虚食滞,湿热内蕴者。

（3）健脾丸、人参启脾丸、枳实消痞丸、丁香透膈散均由补益脾胃的四君子变化而成,均为消补之剂。由于组成上的不同,各方功能主治是有区别的。健脾丸长于补脾、渗湿、止泻;人参启脾丸长于补脾、益气;枳实消痞丸长于消痞除满;丁香透膈散长于温中降逆治反胃。

（四）四物汤类

四物汤由《金匮要略》胶艾汤化裁而来,以取类比象而命名的。古人认为,春生、夏长、秋收、冬藏是四时万物生长变化的自然规律,而人身的气血也要依赖四时的规律而有升有降,当归因其甘辛温润,比作春日和融生化之气;川芎因其辛温而散,比作夏日壮盛繁茂之机;当归、川芎象征着生长的作用。但一切事物不能只有生长,"亢则害,承乃制,制则生化"。有生长而无收藏就不能成物,就会亢为害。因此,用白芍、地黄象征着收藏的作用。柯韵伯说:"当归甘温和血,川芎辛温活血,芍药酸寒敛血,地黄甘平补血,四物具生长收藏之用,故能使营气安行经隧也。"（《古今名医方论》）

表4　四物汤类

方　名	功　效	主治证	药物组成	来　源
四物汤	补血调血	血虚血滞证	当归、川芎、白芍、熟地黄	《太平惠民和剂局方》
桃红四物汤	养血活血祛瘀	妇女月经不调（瘀血停阻）证	四物汤加桃仁、红花	《医宗金鉴》
圣愈汤	益气、补血、摄血	血虚气虚失血证	四物汤加人参、黄芪	《医宗金鉴》

方 名	功 效	主 治 证	药 物 组 成	来 源
胶艾汤	补血调经安胎止漏	冲任虚损胎动不安证	四物汤加阿胶、艾叶、甘草	《金匮要略》
当归芍药汤	和血止痛健脾渗湿	妊娠血虚，脾失健运证	四物汤去熟地黄，加白术、茯苓、泽泻	《金匮要略》

以上各方均有补血行血之效。四物汤补行并重，是治营血虚滞的基本方。加桃仁、红花，名桃红四物汤，偏于活血化瘀，善治瘀血停阻之证；加入人参、黄芪，名圣愈汤，重在气血双补，益气摄血，用治血虚气弱之失血；胶艾汤汤中有四物，并配阿胶、艾叶、甘草，专用于安胎止漏；当归芍药散，不用四物之熟地黄，配白术、茯苓、泽泻，能养血健脾渗湿而安胎。

（五）八珍汤类

人参、茯苓、白术、甘草，熟地黄、白芍、当归、川芎，即四君汤与四物汤复合组方，药仅八味，功能气血双补，故名八珍汤。

表5 八珍汤类

方 名	功 效	主 治 证	药 物 组 成	来 源
八珍汤	补益气血	气血两虚证	人参、白术、茯苓、甘草、当归、白芍、熟地、川芎	《正体类要》
十全大补汤	温补气血	气血两虚偏寒证	八珍汤加黄芪、肉桂	《太平惠民和剂局方》
人参养营汤	益气补血养心安神	气血亏虚血不营心	八珍汤去川芎，加肉桂、陈皮、五味子、远志	《太平惠民和剂局方》

方　名	功　效	主治证	药物组成	来　源
内补黄芪汤	补养气血养阴生肌	痈疽溃后气血两虚证	八珍汤去白术，加黄芪、肉桂、远志、麦冬	《外科发挥》
独活寄生汤	补气血，益肝肾，祛风湿，止痹痛。	痹痛日久肝肾两亏气血不足证	八珍汤去白术，加独活、寄生、杜仲、牛膝、细辛、秦艽、桂枝、防风	《千金要方》

上述方均以八珍汤为基础加减组成，具有气血双补的作用。八珍汤是平补气血的主方；十全大补汤偏于温补气血；人参养营汤益气补血，又能养心安神；内补黄芪汤多用于外科痈疡，长于调补气血，生肌收口；独活寄生汤长于补气血，益肝肾，祛风湿，治痹证日久，以腰痛为主者。

（六）补肾阴类

肾阴为一身阴气之源，"五脏之阴气，非此不能滋"，能抑制和调控脏腑的各种机能，凉润全身脏腑形体官窍，进而抑制机体的新陈代谢，调控机体的气化过程，减缓精血津液的化生及运行输布，产热相对减少，并使气凝聚成形而为精血津液，所谓"无形化有形"。肾阴充足，脏腑形体官窍得以濡润，其功能活动得以调控而不亢奋，同时机体代谢减缓，产热减少，精神宁静内守。若肾阴不足，抑制、宁静、凉润等功能减退，则致脏腑机能虚性亢奋，新陈代谢相对加快，产热相对增多，精神虚性躁动，发为虚热性病证。补肾阴剂，常用地黄、枸杞子、桑葚、女贞子、黄精、鳖甲、龟甲等组成，阴虚内热者，

应配清虚热药；阴虚阳亢者，应配潜阳药，阴虚血亏者，应配
补血药。

表6　补肾阴类

方　名	功　效	主治证	药物组成	来　源
六味地黄丸	滋补肾阴	肝肾阴虚证	熟地黄、山茱萸、山药、茯苓、泽泻、牡丹皮	《小儿药证直诀》
都气丸	滋肾纳气	肾不纳气的气喘证	六味地黄丸加五味子	《医宗已任编》
知柏地黄丸	滋阴降火	阴虚火旺骨蒸潮热证	六味地黄丸加黄柏、知母	《医宗金鉴》
杞菊地黄丸	滋肾养肝明目	肝肾阴虚视物不明证	六味地黄丸加枸杞子、菊花	《医经》
明目地黄丸	滋肾养肝祛风明目	肝肾两虚目暗不明证	六味地黄丸加枸杞、菊花、白芍、蒺藜、石决明	《中国药典》
耳聋左慈丸	滋阴通窍、镇肝	阴虚阳亢耳鸣耳聋	六味地黄丸加石菖蒲、磁石、五味子	《中国医学大辞典》
滋水清肝饮	滋阴清肝	肝肾阴虚肝郁化火	六味地黄丸加栀子、柴胡、酸枣仁、白芍、当归	《医宗已任编》
生脉地黄汤	滋肾益肺生津	虚劳，久哮肺肾两虚证	六味地黄丸加生脉散（人参、麦冬、五味子）	《医宗金鉴》
左归饮	补益肾阴	真阴不足腰痛遗精	六味地黄丸去牡丹皮、泽泻加枸杞子、炙甘草	《景岳全书》

上述九方均有滋阴补肾的作用。六味地黄丸为滋补肾阴的主方，加五味子兼有纳气平喘的作用，治肾阴不足的虚喘；加黄柏、知母滋阴降火，治阴虚火旺，骨蒸潮热；加枸杞子、菊花养肝明目，治肝肾不足，视物不明；加枸杞子、菊花、白芍、蒺藜、石决明滋肾养肝，祛风明目，治肝肾两虚，目暗不明；加石菖蒲、磁石、五味子兼能通窍镇肝，治阴虚耳聋耳鸣；加当归、白芍、酸枣仁养血和营，柴胡、栀子疏肝泻火，治阴虚兼肝郁化火之证；加生脉散（人参、麦冬、五味子）益气生津，敛阴止汗，治虚劳，久哮肺肾两虚证；左归饮为六味地黄丸去泻火凉血之牡丹皮、泻肾利湿之泽泻，加枸杞子、炙甘草为"五补一泻"，补益肾阴，治真阴不足，腰痛遗精。

（七）温肾阳类

肾阳为一身阳气之本，"五脏之阳气，非此不能发"，能推动和激发脏腑经络的各种机能，温煦全身脏腑形体官窍，进而促进精血津液的化生和运行输布，加速机体的新陈代谢，并激发精血津液化生为气或能量，即促进"有形化无形"的气化过程。肾阳亢盛，脏腑形体官窍得以温煦，其功能活动得以促进和推动，各种生理活动得以正常发挥，同时机体代谢旺盛，产热增加，精神振奋。若肾阳虚衰，温煦、推动等功能减退，则脏腑功能减退，机体的新陈代谢减缓，产热不足，精神不振，发为虚寒性病证。温肾阳剂常用锁阳、淫羊藿、巴戟天、肉苁蓉、鹿角胶等组成，若兼有气虚者，多配补气之品，精血亏虚者，多配补血益精之药。

表7　温肾阳类

方　名	功　效	主治证	药物组成	来　源
肾气丸	温补肾阳	肾阳不足证	干地黄、山茱萸、山药、泽泻、茯苓、牡丹皮、桂枝、附子	《金匮要略》
济生肾气丸	温补肾阳利水消肿	肾阳不足，腰重脚肿，小便不利	肾气丸加川牛膝、车前子	《济生方》
右归饮	温肾填精	肾阳不足，腰膝冷，小便清长	肾气丸去茯苓、泽泻、牡丹皮，加杜仲、枸杞子、肉桂、附子、炙甘草	《景岳全书》
右归丸	温补肾阳填精补血	肾阳不足命门火衰	肾气丸去茯苓、泽泻、牡丹皮，加杜仲、枸杞子、肉桂、附子、菟丝子、鹿胶、当归	《景岳全书》
五子衍宗丸	补肾固精	肾气不足阳痿早泄	枸杞子、五味子、菟丝子、覆盆子、车前子	《医学入门》
十补丸	补肾阳益精血	肾阳虚损精血不足	肾气丸加鹿茸、五味子	《济生方》

　　肾气丸、济生肾气丸、右归饮、右归丸、五子衍宗丸、十补丸，均属温补肾阳之剂，其中肾气丸是温肾助阳药于众多滋阴之品中，意在阴中求阳，属平补肾阳之方；济生肾气丸，因加车前子、牛膝，故能温肾而利尿消肿；右归饮、右归丸二方，是在肾气丸的基础上去"三泻"，分别加入温肾壮阳、填精益血之品，纯属有补无泻之剂，均可用治肾虚不育及腰痛脚弱之

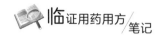

证；五子衍宗丸，药用五子，温肾尤能涩精，长于治阳虚精亏之不育；十补丸在肾气丸的基础上加鹿茸、五味子，既补肾阳，又益精血，可治肾阳虚损、精血不足之足膝酸软、耳鸣耳聋、小便不利、腰脊疼痛。

（八）活血祛瘀类

活血祛瘀之方，主要适用于瘀血证，这类方剂常以活血祛瘀药为主组合成方，诸如桃仁、红花、赤芍、丹参等，并根据形成瘀血的不同病因病情，随证配伍：寒凝者，配温里散寒、温通经脉之品；若热搏血分，热瘀互结者，宜配清热凉血、泻火解毒之药；风湿痹阻经脉不通者，配祛风湿药；癥瘕积聚者，配软坚散结药；久瘀体虚或因虚而瘀者，配补益药。如气虚血瘀者，配补气药，使气旺则血行，提高活血祛瘀之效；若血瘀而阴血亏虚者，用药性较强的破血逐瘀药，因其耗血伤阴动血，故宜配伍养阴补血药以纠其弊或兼顾其阴血之虚。此外，为了提高活血祛瘀之效，常与理气药配伍，因"气为血帅""气滞血亦滞""气行血亦行"。

表8　活血祛瘀类

方　名	功　效	主治证（部位）	药物组成	来　源
通窍活血汤	活血通窍	血瘀头窍	赤芍、川芎、桃仁、红花、老葱、红枣、麝香、黄酒	《医林改错》
血府逐瘀汤	活血逐瘀行气宽胸	胸中血瘀证	当归、生地、桃仁、红花、枳壳、赤芍、柴胡、甘草、桔梗、川芎、牛膝	《医林改错》

方 名	功 效	主治证（部位）	药 物 组 成	来 源
膈下逐瘀汤	祛瘀行气	血瘀膈下证	五灵脂、当归、川芎、桃仁、牡丹皮、乌药、延胡索、甘草、香附、红花、枳壳	《医林改错》
少腹逐瘀汤	祛瘀温经	血瘀少腹寒凝气滞	小茴香、干姜、延胡索、当归、川芎、官桂、赤芍、蒲黄、五灵脂	《医林改错》
身痛逐瘀汤	祛瘀通络	血瘀经络肩、腰、腿痛症	秦艽、川芎、桃仁、红花、甘草、羌活、没药、当归、五灵脂、香附、牛膝、地龙	《医林改错》
温经汤	温经散寒养血祛瘀	冲任虚寒，胞宫血瘀证	吴茱萸、当归、芍药、川芎、人参、阿胶、牡丹皮、炙甘草、桂枝、半夏、生姜、麦冬	《金匮要略》
桂枝茯苓丸	活血祛瘀缓消癥结	胞宫瘀血成瘤证	桂枝、茯苓、丹皮、桃仁、芍药	《金匮要略》
生化汤	活血化瘀温经止痛	产后恶露停滞证	当归、川芎、桃仁、干姜炭、炙甘草	《傅青主女科》

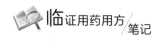

方　名	功　效	主治证（部位）	药物组成	来　源
黑神散	益血祛瘀温经止痛	产后恶露不下证	黑地黄、归尾、赤芍、桂心、蒲黄、黑姜、甘草、黑豆	《太平惠民和剂局方》
失笑散	活血祛瘀散结止痛	瘀血内阻所致的心腹疼痛证	五灵脂、蒲黄	《太平惠民和剂局方》
丹参饮	活血祛瘀行气止痛	血瘀气滞所致的心腹疼痛证	丹参、檀香、砂仁	《时方歌括》
复元活血汤	活血祛瘀消肿清热	外伤胸胁瘀阻证	柴胡、天花粉、酒制大黄、桃仁、红花、甘草、炮山甲	《医学发明》
补阳还五汤	益气活血化瘀通络	气虚血滞，脉络瘀阻证	黄芪、当归尾、赤芍、地龙、川芎、红花、桃仁	《医林改错》
活络效灵丹	活血祛瘀通络止痛	瘀血阻滞，心腹疼痛及癥瘕	当归、丹参、乳香、没药	《医学衷中参西录》
会厌逐瘀汤	活血祛瘀养阴利咽	热毒血瘀，咽喉不利证	桃仁、红花、甘草、桔梗、生地黄、当归、玄参、柴胡、枳壳、赤芍	《医林改错》
通幽汤	养血润燥活血通幽	幽门不通之噎塞、便秘证	生地黄、熟地黄、当归、桃仁、红花、甘草、升麻	《兰室秘藏》

（1）通窍活血汤、血府逐瘀汤、膈下逐瘀汤、少腹逐瘀汤、身痛逐瘀汤五方，皆以川芎、当归、桃仁、红花为基础，均有活血祛瘀止痛的作用，主治血瘀所致的病症。其中通窍活血汤配伍开窍通阳的麝香、老葱、黄酒等，故长于头面而治血瘀脑窍之证；血府逐瘀汤配行气宽胸、舒肝理郁的枳壳、桔梗、柴

胡及引血下行的牛膝等，故长于宣通胸胁之滞，主治血瘀胸中之证；膈下逐瘀汤配香附、延胡索、乌药、枳壳等，其疏肝理气止痛作用较强，故长于治血瘀膈下的癥积痞块痛；少腹逐瘀汤配温通的小茴香、干姜、官桂，偏于散寒温经，故用治血瘀少腹的痛经、闭经而兼有寒凝气滞之证；身痛逐瘀汤配通络宣痹之秦艽、羌活、地龙等，从而善治瘀血阻滞经络之痹证等。

（2）温经汤与桂枝茯苓丸均可治胞宫瘀阻，但温经汤能温经散寒，养血调经，化瘀之力较桂枝茯苓丸弱，以治寒凝血瘀之月经不调为主；桂枝茯苓丸祛瘀消癥之力较大，且用丸剂，以治瘀血久留胞宫所致积聚肿块为主。

（3）生化汤与黑神散均有祛瘀温经止痛之功，均可治产后恶露不下。然生化汤配有川芎、桃仁，活血祛瘀之力强，治产后恶露不下，腹痛较甚者；黑神散配有桂心、黑姜，温经散寒之力大，治产后恶露不下，腹冷较甚者。

（4）失笑散、丹参饮二方，组方中药仅二三味，药简效宏，均有活血化瘀之功，均可治疗心腹疼痛。然失笑散用五灵脂、蒲黄，活血化瘀作用强；丹参饮中用丹参、檀香、砂仁，理气宽中优，各有偏重。

（5）复元活血汤与血府逐瘀汤均治血瘀胸中证，但其功用、主治仍然有别。复元活血汤清泻瘀热的作用较强，兼有通络消肿之功，故常用于治外伤新血瘀积而有热者；血府逐瘀汤宽胸理气的功效较大，故常用治内伤杂病，瘀血久留不去之证。

（6）补阳还五汤与活络效灵丹，均有化瘀通络之功，但前者重在益气以化瘀，故用于治气虚血瘀之中风后遗症；后者重在化瘀以止痛，主要用治瘀血凝阻所致痛证。

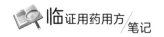

（7）会厌逐瘀汤、通幽汤、桃仁红花煎三方组成中均有桃仁、红花、当归、生地黄，均能活血祛瘀。然会厌逐瘀汤中配有玄参、桔梗，功擅清热养阴利咽，可治热毒血瘀之咽喉不利证；通幽汤中配有升麻、熟地黄，一升一润，幽门则通，可治幽门不通所致的噎塞、便秘；桃仁红花煎中配有香附、青皮理气，丹参、赤芍、川芎以活血通络，可治心血瘀阻之心悸证。

（九）祛痰类方

痰既是一种病理产物，又是常见的致病因素。痰病范围最广，脏腑经络、胸膈肠胃无处不到，故其症状亦较复杂，包括咳嗽气喘、恶心呕吐、痞满结胸、心悸、不寐、头目眩晕、肢臂酸痛以及中风、癫痫、痰核、瘰疬等症。痰有寒痰、湿痰、热痰、燥痰之分。治疗痰证时，应根据病证不同，有针对性地选择相应的祛痰药，本着"痰为阴邪，非温不化""病痰饮者，当以温药和之"的原则遣药，同时痰与气关系密切，随气而升、随气而降；痰阻则气滞，气顺则痰消，故常配伍调畅气机的药；痰涎夹风为病或痰邪流于经络者，往往多配祛风止痛及通络散结之品。

表9　祛痰类方

方　名	功　效	主治证	药物组成	来　源
二陈汤	燥湿化痰理气和中	湿痰证	制半夏、陈皮、茯苓、炙甘草、乌梅、生姜	《太平惠民和剂局方》
导痰汤	祛风痰降逆气	风痰上扰证	二陈汤加制南星、枳实	《济生方》

方　名	功　效	主治证	药物组成	来　源
顺气导痰汤	理气化痰解郁	痰结胸满喘咳上气	二陈汤加制南星、枳实、木香、香附	《李氏医案》
涤痰汤	益气祛痰化浊宣窍	中风，痰迷心窍	二陈汤去乌梅，加人参、石菖蒲、枳实、制南星	《济生方》
金水六君煎	滋养肺肾祛湿化痰	肺肾不足湿痰内盛	二陈汤去乌梅，加当归、熟地黄	《景岳全书》
温胆汤	清热化痰调和胆胃	胆胃不和，痰热内扰证	二陈汤去乌梅加枳实、竹茹、大枣	《三因极一病证方论》
十味温胆汤	清热化痰益气安神	痰热内扰，气血不足证	二陈汤去乌梅加枳实、竹茹、大枣、人参、熟地黄、酸枣仁、远志	《张氏医通》
杏苏散	温散肺寒化痰止咳	风寒犯肺咳嗽证	二陈汤去乌梅加杏仁、苏叶、前胡、桔梗、枳壳、大枣	《温病条辨》
金沸草散	温化寒痰止咳平喘	寒痰内停咳嗽气喘证	旋覆花、前胡、半夏、细辛、茯苓、荆芥、甘草、生姜、大枣	《类证活人书》

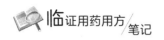

续表

方　名	功　效	主治证	药物组成	来　源
贝母瓜蒌散	润肺清热理气化痰	燥痰证	贝母、瓜蒌、天花粉、茯苓、橘红、桔梗	《医学心悟》
蒌贝养营汤	润燥化痰益血养营	肺燥痰阻证	瓜蒌、贝母、陈皮、紫苏子、天花粉、当归、白芍、知母	《温疫论》
止嗽散	止咳化痰疏风宣肺	咳嗽，风寒伤肺证	百部、白前、紫菀、桔梗、荆芥、陈皮、甘草、生姜	《医学心悟》
半夏白术天麻汤	健脾燥湿化痰息风	风痰眩晕头痛证	半夏、白术、天麻、茯苓、橘红、甘草、生姜、大枣	《医学心悟》
消瘰丸	化痰软坚养阴清热	瘰疬，痰火凝结证	玄参、牡蛎、贝母	《医学心悟》
海藻玉壶汤	化痰软坚消散瘿瘤	瘿瘤，痰凝气滞血结证	海藻、昆布、半夏、陈皮、青皮、连翘、贝母、当归、川芎、独活、海带、甘草	《医宗金鉴》

（1）二陈汤、导痰汤、顺气导痰汤、涤痰汤、金水六君煎等以上五方均能燥湿化痰。而二陈汤是燥湿化痰的主方，亦是治痰通剂，除主治湿痰证外，亦加减用于各种痰证；导痰汤兼能祛风降逆，且燥湿化痰之力大于二陈汤，故用于风痰上扰之

眩晕；顺气导痰汤长于理气解郁，故用于痰结胸满，喘咳上气之证；涤痰汤长于化浊宣窍，为中风痰迷心窍之专方；金水六君煎长于滋养肺肾，每用于肺肾不足而湿痰内盛证。

（2）温胆汤、十味温胆汤组成中均以二陈汤为基础，均有化痰理气的作用。但温胆汤中尚有枳实、竹茹，兼能清胆胃之热，故适用于胆胃不和、痰热内扰之证；十味温胆汤在温胆汤的基础上，另加人参益气，熟地黄补血，酸枣仁安神，远志开窍，适用于心胆虚怯而痰热内扰之证。

（3）杏苏散与金沸草散均用半夏、前胡、茯苓、甘草、生姜、大枣，都具有祛寒化痰、利气止咳的作用。但杏苏散配伍桔梗、枳壳、陈皮、杏仁、紫苏，宽胸利膈作用为胜，降气之力稍弱；金沸散则配伍旋覆花、细辛、荆芥穗，其降气止咳作用较强，且温肺逐饮作用亦较显著。

（4）贝母瓜蒌散与蒌贝养营汤均为润燥化痰之方，均可治疗燥痰为病者。前者用贝母、瓜蒌与天花粉、茯苓、橘红、桔梗配伍，祛痰止咳较强；后者贝母、瓜蒌与当归、白芍等合用，长于益血养营。因此，一治肺燥灼津之燥痰证，一治营血偏虚之燥痰证。

（5）止嗽散与半夏白术天麻汤组方配伍，均是治风与化痰并进，但止嗽散以疏风宣肺药与化痰药同用，用于风邪犯肺之久咳不止；半夏白术天麻汤则以平息内风药与化痰药共施，用于内风挟痰之眩晕证。

（6）消瘰丸与海藻玉壶汤均有化痰、软坚、散结的作用。两者的区别是：前者兼有滋阴降火作用，是治痰火凝结之瘰疬病的主方；后者兼有活血通络之功，为治瘿瘤的专用方。

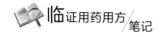

二、病证相同的用方对比

（1）清气化痰丸、麻杏石甘汤、苇茎汤、泻白散、定喘汤五方，均可用于肺热喘嗽气急之证，但应区别使用。清气化痰丸所治为邪热炽盛灼津，痰热交结引起，故治以清热化痰、下气止咳；麻杏石甘汤证为邪热内盛迫肺所致，故治以清肺泄热、平喘止咳；苇茎汤证为风热毒邪外侵，痰热内结，内外合邪所致，故治以清肺解毒排脓；泻白散证为肺有伏火，且肺阴亦伤所致，故治以泻肺清热以退伏火，兼以养胃和中；定喘汤主治风寒外束，痰热内蕴之证，故治以宣肺降逆、清热化痰。

（2）定喘汤与苏子降气汤、麻杏石甘汤可治喘咳，其同异在于：定喘汤与苏子降气汤皆有降气化痰之功，定喘汤清化热痰，苏子降气汤温化寒痰；定喘汤宣肺散外寒作用较强，但降气之力弱于苏子降气汤，苏子降气汤并有温肾纳气之效；故定喘汤用于外寒痰热之喘咳，而苏子降气汤偏治上实下虚之喘咳；定喘汤证以喘咳痰稠，兼见恶寒、舌苔黄腻为主，苏子降气汤证以喘咳痰稀，兼胸满气逆、舌苔白滑为主。麻杏石甘汤与定喘汤二方均能宣肺清热，二方均用麻黄以治喘。但麻杏石甘汤用麻黄在于宣泄肺热，定喘汤用麻黄在于宣散外寒；麻杏石甘汤证属肺热炽盛，故麻黄配石膏；定喘汤证属痰郁化热，故麻黄配桑白皮、黄芩、紫苏子、半夏等；麻杏石甘汤治喘咳身热不退，定喘汤治喘咳痰稠而黄。

（3）苏子降气汤与小青龙汤同治痰饮壅肺之喘咳。但苏子降气汤以降肺为主，降中寓宣，小青龙汤则以宣肺为主，宣中有收；苏子降气汤以化痰为主，小青龙汤则偏于化饮；苏子降气汤兼有温肾纳气之功，治上实下虚、痰阻气逆、肺失肃降之喘咳，小青龙汤则有发散外寒之效，治外感风寒、内有水饮、肺失宣发之喘咳。

（4）旋覆代赭汤与半夏泻心汤均可治呕吐、心下痞硬，均用人参、甘草、大枣、半夏，其不同处有二：①半夏泻心汤证为寒热互结，中焦升降失常所致，无痰浊中阻，胃气上逆之病理，故用干姜配半夏辛开寒结，黄芩配黄连苦降热结；旋覆代赭汤有痰浊中阻，胃气上逆，无寒热错杂，故不用干姜散寒，芩、连清热，而用生姜配半夏化痰浊，旋覆花配代赭石降逆气。②半夏泻心汤所治呕吐、痞硬必见舌苔黄腻或黄白相杂，兼见腹泻；旋覆代赭汤所治，多呕吐痰涎，舌苔白滑不黄，兼见噫气。

（5）清燥救肺汤与桑杏汤均治温燥伤肺证，但运用有别。桑杏汤轻宣外燥，兼以润养，故用于温燥伤肺之轻证，身热不甚，头痛不重；清燥救肺汤清燥宣散，养阴之力较强，兼能降逆益气，故用于身热较甚，且咳逆胸满，心烦舌干而无苔。

（6）川芎茶调散、散偏汤、淡婆婆根汤三方均为治偏头痛方，但各方主治不尽相同。川芎茶调散偏重于祛风散寒，适用于风寒偏重者；散偏汤兼能化痰行气，适用于痰浊偏重者；淡婆婆根汤有养血祛风的作用，适用于肝经有热而见血虚者。

（7）玉女煎与清胃散均可治牙痛、齿衄等症，均有清泻胃火之效。其不同点有二：①玉女煎有滋养肾阴之功，全方虚实兼顾，清降下行；清胃散则能凉血解毒，以治实为主，降中寓升。②玉女煎所治之牙痛，多伴有牙齿松动，舌红少苔等症；清胃散所治之牙痛，多伴有牙龈红肿、局部喜冷恶热、口臭口疮、舌红苔黄等。

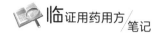

（8）瓜蒌薤白白酒汤、瓜蒌薤白半夏汤、枳实薤白桂枝汤均可治胸痹，均有通阳散结之效。但瓜蒌薤白白酒汤多用于胸痹轻证，其通阳散结之力较弱；瓜蒌薤白半夏汤祛痰散结之力较大，多用于胸痹而痰浊较甚者；枳实薤白桂枝汤则长于行气通滞，消痞除满，故用于胸痹气结较重之胸胁胀痞、逆气冲胸等症。

（9）一贯煎与逍遥散同治肝郁胁痛，其用有别。一贯煎所治证是因肝肾不足，气郁失舒所产生，并兼见肝木犯胃之吞酸吐苦；逍遥散所治证是情志不舒、肝气郁滞所引起，并兼见肝木犯脾之神疲食少，临床当区别使用。

（10）四逆汤与四逆散均可治四肢逆冷。然四逆汤为回阳救逆之剂，四逆散为调和肝脾之方。前者用于阳衰阴盛的真寒证，后者用于阳热郁闭的假寒证。肢厥性质完全相反，务必明辨。

（11）防风汤与独活寄生汤均是治疗痹证的常用方，但防风汤主治风胜之行痹，偏于邪实疼痛游走不定，且部位以肘、腕等上肢关节为多见；独活寄生汤适用于肝肾两亏之痹证，偏于正虚，痹痛偏于腰以下。

（12）防己黄芪汤与防己茯苓汤二方均为治疗水肿的常用方，防己黄芪汤偏重于固卫实表，用于风水表虚证，有汗出恶风，脉浮身重者；防己茯苓汤则用桂枝、茯苓通阳化气利水，且利水作用较黄芪防己汤为强，用于皮水而兼阳虚，四肢、肌肤肿甚者。

（13）猪苓汤、五苓散、春泽汤均治水湿内停之小便不利，均为利水方。猪苓汤用二苓、泽泻配滑石清热利湿，阿胶滋阴，为清热滋阴利水剂，治阴伤水热互结，小便不利；五苓散用二苓、泽泻配桂枝通阳化气，白术健脾运湿，为化气利水剂，治气化失运，水饮内停，小便不利；春泽汤为五苓散加人参而成，有益气行水之功，故适宜于中气亏虚、水湿内停之证。

（14）八正散、五淋散、砂淋丸三方均治淋证，但各有不同。八正散重在清热利湿，以治热淋为主；五淋散重在清热凉血，以治血淋为主；砂淋丸重在化石通淋，以治砂淋为主。

（15）三仁汤、藿朴夏苓汤、杏仁滑石汤三方均能治疗湿温。其中三仁汤利湿兼以清热，适用于湿温初起，湿重热轻者；藿朴夏苓汤利湿兼以疏表，适用于湿温初起，表证较明显者；杏仁滑石汤清热利湿，适用于湿温初起，热重湿轻之证。

（16）清带汤、易黄散、内补方三方皆治妇女带下。其中清带汤重在收涩止带，兼以通经活血，为治脾虚湿盛带下之方；易黄散健脾燥湿之中，尤能清热，宜于脾虚而湿热下注者；内补丸以温阳益精、固冲止带为主，补肾之功较大，宜于肾命火衰，阴寒内盛，带脉失约之带下。

（17）完带汤与龙胆泻肝汤均可治带下。但龙胆泻肝汤为清泻肝火利湿之方，适用于湿热下注之带下，以口渴、舌红、苔黄腻、脉滑数为使用要点；完带汤为化浊除湿之剂，适用于脾虚湿浊下注之带下，以带下色白、清稀无臭、舌质淡、脉濡弱为使用要点。

（18）萆薢分清饮与桑螵蛸散均治小便频数。但萆薢分清饮以分清化浊为见长，功在温肾利湿，所治之证，小便必见混浊；桑螵蛸散以固涩见长，交通心肾，所治之证，小便清长而不浊。

（19）小蓟饮子与阿胶散均可治小便下血，其用各异。前者有利尿通淋之功，主治血淋小便赤涩热痛；后者有育阴益血

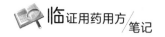

之效，主治尿血，小便无痛而咽燥，舌红少苔。

（20）玉屏风散与桂枝汤均可治表虚自汗病证。玉屏风散证的自汗，与桂枝汤的自汗不同，玉屏风散用药补散兼施，功专益气固表止汗，故宜治气虚卫表不固之自汗；桂枝汤用药以散邪为主，并能调和营卫，故宜治营卫不和之自汗。因此，《医方集解》在比较两方时说："此与伤风自汗不同，彼责之邪实，此责之表虚，故补散各异。"

（21）青蒿鳖甲汤、清骨散、秦艽鳖甲散三方均可清退虚热，均有滋阴之效。其不同之处在于：青蒿鳖甲汤多用于外感热病后期，邪热伏于阴分之夜热早凉；而清骨散与秦艽鳖甲散则多用于内伤杂病之骨蒸潮热，其中清骨散偏治潮热心烦；秦艽鳖甲散偏治潮热盗汗等。

（22）葛根黄芩黄连汤、半夏泻心汤、黄连汤均可治泄泻，其不同之点是：葛根黄芩黄连汤治无寒热错杂、升降失常与脾胃受损之病理，而以肠热为病变焦点，故其证以身热、腹泻、肛门灼热、舌红苔黄等一派热象为主的表现；半夏泻心汤治胃寒肠热之泻，其证上有心下痞满、呕吐，下有肠鸣腹泻，寒热错杂，升降失和；黄连汤治上热下寒之泻，有呕吐、腹痛、苔腻等兼症，寒热错杂，脾胃已伤。

（23）白头翁汤与芍药汤同为治痢之方，但白头翁汤主治热毒深陷血分之痢疾，有清热解毒、凉血止痢之效，其证以身热、便脓血为主，且便血偏多；芍药汤治湿热积滞肠道气血之痢疾，有清肠去湿、调气理血之功，包含"通因通用"之法，使"行血则便脓自愈，调气则后重自除"，其证痢下赤白相兼，且腹痛、时急后重较明显。

（24）大黄牡丹汤与红藤煎均可治肠痈。前者泻下作用大于后者，后者解毒消肿功用强于前者；前者偏治肠痈初起热毒不盛、包块不明显者，后者偏治肠痈热毒较盛、包块形成者。因红藤煎解毒作用强，还可治疗疮疡肿毒属于阳证的疾患。

三、功效相似的用方对比

（1）参苏饮与败毒散均有益气解表的作用，但败毒散方内有羌活、独活、川芎、柴胡等，性偏温燥，其开肌腠、祛风寒湿邪优于参苏饮；参苏饮有紫苏、葛根、陈皮、半夏等药，却无羌活、独活、川芎、柴胡，故温而不燥，其理气化痰之功强于败毒散。因此，败毒散治虚人外感风寒湿邪之证；参苏饮治虚人外感风寒，内有痰湿之证。

（2）苓甘五味姜辛汤与小青龙汤二方均用干姜、细辛温肺化饮，以五味子温敛肺气，组方中体现散中有收，开合相济的配伍特点，皆可治水寒停肺之痰饮咳嗽。但苓甘五味姜辛汤重用茯苓健脾利湿，温化之中兼以渗利，故适宜于脾虚湿聚成饮，复因肺寒之痰饮证；小青龙汤中则有麻黄、桂枝外散风寒，温化之中兼有解表，故适宜于风寒客表，水饮内停之痰饮证。

（3）止嗽散、杏苏散、桑菊饮均为治咳常用方，都有散邪止咳作用。但止嗽散突出一个"止"字，其止咳之力颇著，适用于久咳不止风痰证；杏苏散以温肺散寒为主，适用于寒饮停肺之寒痰证；而桑菊饮则以透散肺中风热为优，适用于风热在肺之咳嗽。

（4）大柴胡汤与小柴胡汤均具和解少阳的作用，都用柴胡、

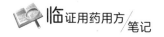

黄芩、制半夏、生姜、大枣五药，由于大柴胡汤证中有呕不止，心下满痛，或心下痞硬，郁郁微烦，便秘等症，比小柴胡汤证的心烦喜呕者，病已深入一层，是少阳、阳明合病的表现，故二方功用及用药有别。大柴胡汤兼能内泻热结，所以取大黄、枳实、白芍配伍之；小柴胡汤则能益气和胃，所以用人参、甘草。由此可见，大柴胡汤是和而兼下之方，小柴胡汤是和而兼补之剂。

（5）贝母瓜蒌散与咳血方都用瓜蒌，都有清热润肺化痰作用，但二方运用有区别。贝母瓜蒌散以润肺化痰为主，方中贝母、瓜蒌、天花粉、桔梗四药，皆属清润之品，故宜于肺燥有痰之证；咳血方旨在清肝火而保肺，方中青黛、山栀清热降火，故宜于肝火伤肺络之证。

（6）桑杏汤与沙参麦冬汤均有润燥宣邪作用，均能治外感温燥之证，但效用各别，桑杏汤轻宣外燥之力比沙参麦冬汤强，多用于秋燥邪在肺卫，燥邪不甚之轻证；沙参麦冬汤润燥生津的作用比桑杏汤强，多用于温燥津伤较甚，以肺胃阴亏为主的证。

（7）羚角钩藤汤、阿胶鸡子黄汤均为息风之方。但羚角钩藤汤重在息风凉肝，增液舒筋次之，病属实属热，治则标本兼顾，适用于温热病，热盛动风之证；阿胶鸡子黄汤重在滋养阴液，平肝潜阳次之，病属虚多实少，治则以滋为主，适用于阴虚余热未清之虚风内动之证。

（8）镇肝息风汤、建瓴汤、天麻钩藤饮都有息风潜阳的作用，均可用于治疗阳亢风动证。由于各方组成上的特点，三方作用及主治同中有异。镇肝息风汤重镇为主，兼滋肾育阴，舒肝泄热等，适用于肝肾阴亏、肝阳偏亢之证；建瓴汤重镇之中，偏重于滋阴安神，适用于肝风内动又见心神不宁之证；天麻钩藤饮重镇之力不及前二方，但镇肝泻热之功却较之为甚，适用于肝阳偏亢，阳热内扰之风阳内动。

（9）羌活胜湿汤与九味羌活汤均可祛风除湿，治头身疼痛。但九味羌活汤解表之力较强，兼能清内热；羌活胜湿汤善祛周身风湿，而长于止头身重痛。

（10）实脾饮与真武汤功效近似，均有温阳利水之功，其组成乃真武汤去芍药，减生姜用量，再加木瓜、木香、草果仁、大腹皮、炙甘草、干姜、大枣而为方，偏于暖脾，兼能行气导滞；真武汤偏于温肾，兼以敛阴缓急。

（11）五皮饮与五苓散均有利湿消肿之功，但五皮饮消散水气作用较佳，兼能肃肺行气，故宜于治气滞水停之证；五苓散健脾利水作用较强，兼能通阳化气，适用于治膀胱蓄水证。

（12）甘露消毒丹、连朴饮、黄芩滑石汤三方，都是清热利湿之剂，均可治湿温病湿热并重证。但甘露消毒丹偏治湿热黄疸、淋浊、咽痛；连朴饮偏于和胃而治呕吐、腹泻；黄芩滑石汤偏于利尿泄热，善治汗出热不退者。

（13）平胃散与藿香正气散均能化湿和中。但平胃散专于苦寒燥湿，行气消胀，宜治湿阻气滞之脘腹胀满；藿香正气散内外兼治，外以散寒邪，内以除湿浊，宜治内外合邪之腹痛吐泻。

（14）咳血方与补络补管汤均有止血之效。但咳血方以清热止咳嗽达到止血，并无止血专药；补络补管汤着重收敛止血，既用龙骨、牡蛎止涩，又用山茱萸酸收补益，更用三七止血而行瘀，故多用于久血不止之证。

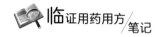

（15）清胃散与泻黄散，均能清泻胃热，但各有所长。清胃散兼凉血解毒之功，清降之中寓升散，以治胃热为主，偏治牙痛、齿衄；泻黄散清热与升发并用，有发散郁火伏热之功，脾胃兼顾，偏治在脾，多主治口疮唇烂。

（16）清营汤与犀角地黄汤均由治血分药组成，以凉血散瘀、止血为主，用治血分热盛、迫血妄行之证。但清营汤因配伍部分清气泄热之品，能透营分之热转出气分，多用治热入营分尚未动血之证；犀角地黄汤以清血分热为主，多用治吐血、衄血、便血、溲血、斑疹紫暗、舌绛起刺等症。

（17）丁香柿蒂汤与吴茱萸汤均有温中、益气、降逆之效，均可治呕吐，均用人参与生姜，其不同点是：丁香柿蒂汤所治之证有胃寒气逆而兼气滞，故配丁香、柿蒂散寒理气，并以治呃逆为主，兼治胸脘胀满；吴茱萸汤所治之证属肝胃虚寒、浊阴上泛，故配吴茱萸温降痰浊，并以治呕吐涎沫为主，兼治巅顶头痛。

（18）橘皮竹茹汤与旋覆代赭汤均有益气健胃之效，均用人参、生姜、甘草、大枣，均可治疗呕吐。但橘皮竹茹汤以理气清热而降逆止呕，故配橘皮、竹茹；旋覆代赭汤以化痰平冲而降逆止呕，故配旋覆花、半夏、代赭石。

（19）金铃子散、百合汤、延胡索散、良附丸四方均有行气止痛作用。所不同者，金铃子散兼清肝经郁火而活血，偏治胸痛；百合汤兼有滋阴益胃之功，偏治胃脘疼痛而属阴亏气滞者；延胡索散活血祛瘀之力较强，兼能调经，故偏治妇科痛经及闭经腹痛；良附丸有散寒作用，长于治胃脘痛属气滞挟寒者。

（20）枳实消痞丸、四君子汤、枳术丸均有健脾和胃的作用。

但主治不一：枳实消痞丸兼能消痞宽中，化食导滞，适用于脾虚伤食证；四君子汤健脾作用专一，适用于脾胃气虚证；枳术丸健脾消痞，以补为主，以消为辅，适用于痞满而脾虚较重者。

（21）养脏汤与桃花汤均属固肠止痢剂，均用于久泻久痢证。但养脏汤用药脾肾兼顾，重在养脏，故宜于脾肾两虚，滑脱不禁之痢；桃花汤用药涩肠固脱之中，偏重于温中养胃，故宜治脾胃虚寒，肠失固涩之痢。

（22）固冲汤、治崩证极验方、固本止崩汤三方都是固经止血之方，均能治月经过多或血崩证。但固冲汤所治之证因于脾虚气弱，不能摄血，用药以补气固涩为主；治崩证极验方证，因血热迫血妄行，用药以清热固涩兼顾；而固本止崩汤所治之证是因气血俱虚所致，用药以双补气血为先。

（23）泰山磐石散、寿胎丸、胎元饮三方均是常用的安胎保产之剂，相同的是都具有养血、补肾的作用，区别主要在于：泰山磐石散尚有补气和胃之功，故方内用砂仁、白术、糯米；寿胎丸补血作用较大，故取阿胶滋补；胎元饮功兼补气理滞，故方用人参、白术与陈皮配伍。

（24）桑螵蛸散、缩泉丸、固脬汤三方均有补肾缩尿之功，都用于尿频或遗尿证。但桑螵蛸散兼治心肾不足者；缩泉丸偏重于温通散寒，但药简力薄，宜于膀胱虚冷，不能约束水液之遗尿轻证；固脬汤则温肾之力较大，且能补气举陷，故适宜于肾虚又见元气下陷者。

（25）朱砂安神丸与归脾汤均有安神之功，均用治心悸失眠之证。但归脾汤兼益心脾，全方用药突出于补，故宜治心脾两虚者；朱砂安神丸虽可养心，但主要是镇心，并兼以清热，

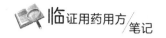

故其用药以朱砂重镇为主，因而适用于心阳浮越者。

（26）补心丹与柏子养心丸都具有养血安神的作用，均可治心悸失眠。但补心丹方中配伍人参、茯苓，兼能益气健脾养心；柏子养心丸方中则有枸杞子与熟地黄、麦冬配合，其滋肾养阴之力似较补心丹为强。

四、药物基本相同的用方对比

（1）逍遥散、加味逍遥散、黑逍遥散三方，药物基本相同，作用亦近相似。但逍遥散主治肝郁脾虚证；加味逍遥散所治既有肝郁证，又有血虚化火生热之证，故加栀子、牡丹皮清热泻火；黑逍遥散即逍遥散加地黄，其滋阴养血之功显然强于逍遥散，故宜于逍遥散证而血虚偏重者。

（2）半夏泻心汤、生姜泻心汤、甘草泻心汤，都叫泻心汤，均用以治疗痞证，用药稍有差异，主治亦同中有异。半夏泻心汤用药寒热并重，苦辛平等，故宜于寒热交结之痞；生姜泻心汤重用生姜辛散水气，故宜于水热互结之痞；甘草泻心汤加重甘草补中益气，故宜于胃气更虚，寒热互结之痞。总之，三方虽苦降辛开，调治寒热之旨皆不变，而方治却有侧重。

（3）白虎加人参汤、白虎加桂枝汤、白虎加苍术汤、化斑汤四方，均白虎汤加味而成，均有清气泄热之效。白虎加人参汤，因加人参，大益气阴，故治气分热盛而兼见气阴两虚之证，与白虎汤证相比，其证当汗出更甚而又有神疲体倦；白虎加桂枝汤与白虎加苍术汤，在组成上均是寒温相伍，均可治痹证，但前者治热痹，较白虎汤证而恶风、关节红肿疼痛；后者治湿痹化热，当兼身重胸闷、苔腻等；化斑汤为白虎汤加犀角、玄参，治温病气血两燔证，既清气泄热，又凉血解毒。还可治神昏抽搐。

（4）附子理中丸、理中化痰丸、丁萸理中汤、连理汤四方均由理中丸演变而来，均具温中散寒作用。脾胃虚寒，腹痛吐泻较轻者，可用理中丸；若阴寒较甚，病情偏重者，可用附子理中丸，方中附子、干姜同用，温力之大；理中化痰丸更用半夏、茯苓，燥湿而除痰，故宜于中寒而见痰饮者；丁萸理中汤配伍丁香、吴茱萸，温中并能降逆，故用治脾胃虚寒而浊阴上逆之呕吐；连理汤中干姜与黄连为伍，温中和胃制酸，故常用于脾胃虚寒之腹痛吐酸。

（5）小建中汤、黄芪建中汤、当归建中汤、大建中汤四方，皆名"建中"，都有温里散寒、建立中阳的作用。但小建中汤治虚劳杂病，以温中补虚为主；黄芪建中汤所治，虚的程度比小建中汤证更甚，故加甘温益气的黄芪，重在益气建中；当归建中汤治产后虚弱之证，加当归尤重在补血和血；大建中汤治阳虚寒甚之腹痛，故纯用辛甘之品温建中阳，其补虚散寒之力，远较小建中汤为峻。

（6）附子汤、真武汤二方药物只差一味，主治则完全不同。附子汤倍加白术、附子，加人参，重在温补而祛寒湿，治阳虚寒湿内侵引起身体骨节疼痛；真武汤用生姜而不用人参，意在温散，以祛水气，治阳虚，水气内停证，小便不利，肢体浮肿等。

临床辨证施治指南

学 临证施护
护病求本，
识记常见病辨证施护措施

查 用药经验
经验分享，
盘点老中医临证用药特色

看 中医典籍
视频详解，
揭秘《黄帝内经》蕴藏的精髓和玄妙

知 药性功效
在线教学，
掌握基本病症的辨证用药

扫码研习